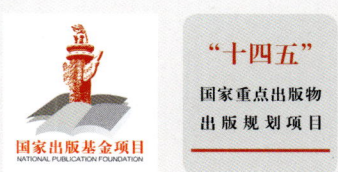

名誉主编　梁廷波　梁　萍

脉冲电场的医学应用

主编　蒋天安　肖越勇

浙江科学技术出版社·杭州

版权所有　侵权必究

图书在版编目(CIP)数据

脉冲电场的医学应用 / 蒋天安，肖越勇主编.
杭州：浙江科学技术出版社，2024.12. -- ISBN 978-7-5739-0079-1
Ⅰ. R312
中国国家版本馆CIP数据核字第2024CL5952号

书　　名	脉冲电场的医学应用				
主　　编	蒋天安　肖越勇				
出版发行	浙江科学技术出版社				
	杭州市拱墅区环城北路177号　　邮政编码：310006				
	办公室电话：0571-85176593				
	销售部电话：0571-85176040				
	E-mail：zkpress@zkpress.com				
排　　版	济南睿诚文化发展有限公司				
印　　刷	浙江海虹彩色印务有限公司				
开　　本	880 mm×1230 mm　　1/16		印　　张	19.5	
字　　数	390千字				
版　　次	2024年12月第1版		印　　次	2024年12月第1次印刷	
书　　号	ISBN 978-7-5739-0079-1		定　　价	240.00 元	

责任编辑　刘丹　**文字编辑**　李成　**责任校对**　贾小焓
责任美编　金晖　**责任印务**　吕琰

如发现印、装问题，请与承印厂联系。电话：0571-85095376

《脉冲电场的医学应用》编委会

主　编　蒋天安　肖越勇

副主编　匡　铭　王忠敏　姚陈果　牛立志

编　委（按姓氏笔画排序）

于海鹏（天津医科大学肿瘤医院）

马洋洋（广州复大肿瘤医院）

王卫东（中国人民解放军总医院）

王忠敏（上海交通大学医学院附属瑞金医院）

王宝华（浙江大学医学院附属第一医院）

王海峰（同济大学附属东方医院）

王辉阳（浙江大学医学院附属第一医院）

牛立志（广州复大肿瘤医院）

孔海莹（浙江大学医学院附属第一医院）

叶争渡（浙江大学医学院附属第一医院）

田　果（浙江大学医学院附属第一医院）

田锦林（厦门大学附属第一医院）

包家立（浙江大学医学院）

匡　铭（中山大学附属第一医院）

刘景琪（浙江大学医学院附属第一医院）

许　敏（浙江大学医学院附属第一医院）

许丹霞（浙江大学医学院附属第一医院）

许林锋（中山大学孙逸仙纪念医院）

杜端明（深圳市第二人民医院）

李升平（中山大学肿瘤防治中心）

李成利（山东省立医院）

李茂全（同济大学附属第十人民医院）

杨　坡（哈尔滨医科大学附属第四医院）

肖越勇（中国人民解放军总医院）

吴沛宏（中山大学肿瘤防治中心）

何晓锋（中国人民解放军总医院）

张晓明［树兰（衢州）医院］

陆林国（鱼跃集团意大利百胜医疗）

陈　光（天津市第一中心医院）

陈　强（浙江伽奈维医疗科技有限公司）

陈新华（浙江大学医学院附属第一医院）

周志刚（郑州大学医学院第一附属医院）

孟凡银（中国人民解放军总医院）

孟亮亮（武警北京市总队医院）

赵　俊（华中科技大学基础医学院）

赵齐羽（浙江大学医学院附属第一医院）

胡　瑛（浙江大学医学院附属第一医院）

胡效坤（青岛大学附属医院）

姚陈果（重庆大学电气工程学院）

柴玮璐（浙江大学医学院附属第一医院）

倪才方（苏州大学附属第一医院）

黄　敏（浙江大学医学院附属第一医院）

黄凯文（台湾大学癌症微创介入治疗中心）

黄学全（陆军军医大学第一附属医院）

蒋天安（浙江大学医学院附属第一医院）

谢丽婷（浙江大学医学院附属第一医院）

谢晓燕（中山大学附属第一医院）

赖仁纯（中山大学肿瘤防治中心）

翟　博（同济大学附属东方医院）

黎　升（中山大学肿瘤防治中心）

黎海亮（河南省肿瘤医院）

魏颖恬（中国人民解放军总医院）

主编简介

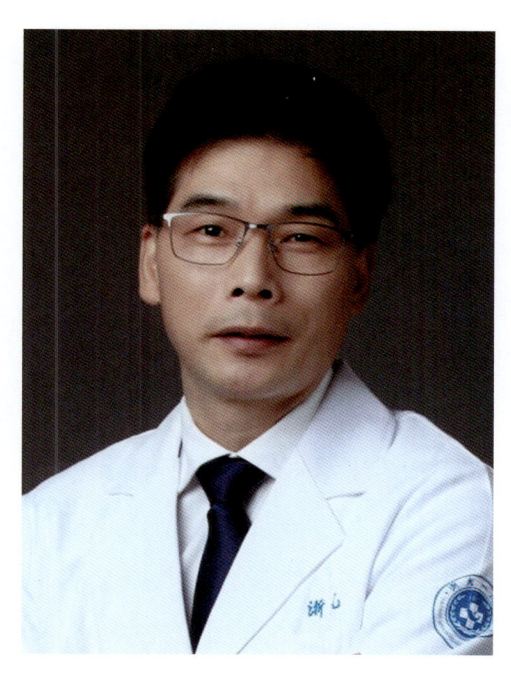

蒋天安

主任医师，教授，博士研究生导师，"国家杰出医师"，浙江大学求是特聘医师，浙江大学医学院附属第一医院超声医学科主任兼肝胆胰诊治中心副主任。

现任中华医学会超声医学分会副主任委员，《中华医学超声杂志（电子版）》总编辑，中国医药教育协会甲状腺微创消融分会主任委员，中国医院协会医学影像中心分会副主任委员，中国医药教育协会介入微创治疗专业委员会副主任委员、纳米刀肿瘤消融学会副主任委员，中华医学会超声医学分会介入诊疗学组组长，国家超声医学质量控制中心介入学组组长，浙江省医师协会超声医师分会会长。

擅长多种疑难杂症的超声诊断和介入治疗，尤其在肝脏、胰腺、甲状腺和前列腺等部位疾病的诊治方面积累了丰富的临床经验。系列成果荣获国家级、省部级奖项7项；主持国家自然科学基金重大科研仪器研制项目、国家自然科学基金面上项目等20余项课题；发表SCI论文150余篇，最高影响因子41分；牵头制定国内外指南和共识10余项；编写中英文专著20多部；培养硕博研究生100余名。申请国内外发明专利20余项，成功实现3台消融设备临床转化，包括全球唯一的电热复合消融仪，该设备已获美国食品和药物管理局（FDA）认证。

主编简介

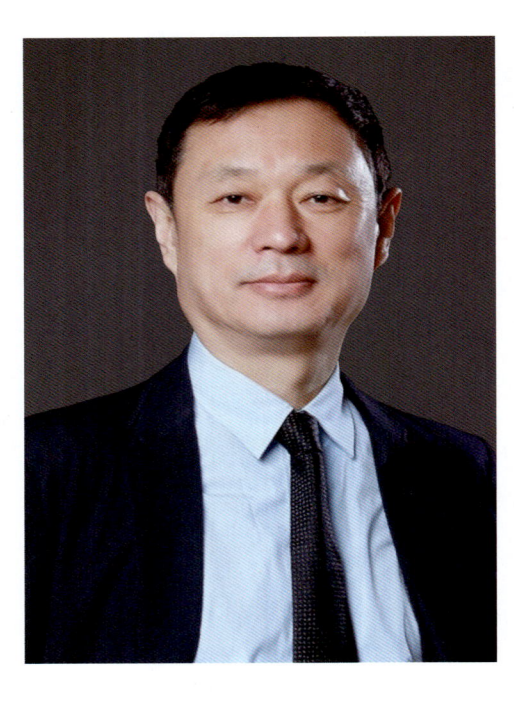

肖越勇

医学博士，中国人民解放军总医院第一医学中心主任医师、教授、博士研究生导师，"亚洲消融大师"，荣获"国之名医·卓越建树"荣誉称号。

现任中国医药教育协会副会长，国际冷冻治疗协会名誉主席，亚洲冷冻治疗学会名誉主席，中国抗癌协会肿瘤微创治疗专业委员会主任委员，中国医药教育协会介入微创治疗专业委员会前任主任委员、纳米刀肿瘤消融学会主任委员、磁共振介入专业委员会副主任委员，中国研究型医院学会肿瘤介入专业委员会副主任委员，中国医师协会介入医师分会常务委员，《中国介入影像与治疗学》杂志主编，《Med-X》期刊副主编，《Frontiers in Oncology》期刊消融免疫专题客座主编，国家卫生健康委员会制订《肿瘤消融治疗技术管理规范》专家组副组长。

从事影像诊断与微创介入治疗工作40余年，长期坚守一线，设计了多种微创介入手术方法，尤其擅长肿瘤消融治疗的临床应用。承担国家自然科学基金面上项目4项、科技部重大课题1项；牵头制订并发表"肿瘤微创消融治疗"相关共识与指南10余项；发表论文200余篇，其中SCI论文40余篇；主编著作5部、副主编著作6部、主审著作5部。

序 一

古希腊医学之父希波克拉底曾经说过："药物治不好的，要用铁；铁治不好的，要用火。"我亦认为，21世纪如何利用和驾驭好"能量"，一定将会是医学界中永恒的课题和方向。例如，在肝癌治疗中，"能量"治疗的射频消融、微波消融、激光消融等热消融技术，从20世纪80年代蹒跚起步，经过两三代医学人的不懈努力，终于成功地被医学界认可，从而登堂入室，顺利地被纳入世界范围内的肝癌治疗指南中。肝癌热消融技术的进展，充分说明了一些医学新手段，若确有价值，自然会有一批批学者为之研究，为之奋斗，为之奉献。而医学的选择，只要在时间检验下，终究不会成为被埋没在沙砾中的明珠。

很欣喜一本介绍最新"能量"治疗手段的新著作——《脉冲电场的医学应用》即将结集出版，我非常欣慰这部新技术专著由蒋天安与肖越勇教授联袂主编，同时也惊喜地发现国内已经有如此多的医师、学者从事这项新兴的医学技术。

自然界和生物体内每时每刻都存在能量的变换和互动，机体内几乎无一活动不伴随着电现象。不可逆电穿孔即利用高压电场、超高压电场在细胞膜上形成不可逆的纳米级微孔，从而诱导肿瘤细胞凋亡。不可逆电穿孔自20世纪中期被发现并深入研究，基础成果丰厚，21世纪初终于实践应用于临床，属于一项新兴技术。其核心优势与常规热消融不同的是，不可逆电穿孔在导致肿瘤细胞凋亡的同时，却可维持肿瘤周边（甚至被肿瘤包绕）的正常重要结构成分，如血管、胰管、胆管、神经等不受损伤，也易促进周边健康的组织再生。这种对细胞膜的相对组织选择性，以及对包括血管在内的组织支架的保留，是不可逆电穿孔治疗的一个独特特征。本书是当前国内外不可逆电穿孔专著中，全面且系统地介绍不可逆电穿孔的历史概况、作用原理、基础研究以及临床实践，并涉及各脏器系统最全面的一部，同时也是展示临床治疗病例数量最多的一部。更可贵的是，本书也是举全国众多专家在不可逆电穿孔全新技术医学探索的集体智慧结晶，期待这一"能量技术"的研究成果能够为人类医学事业的进步把薪助火。

最后，借用和改编北宋时期著名的横渠四句与读者共勉："为天地立心，为生民立命，为往圣继绝学，为医学谋创新！"

是为序。

中国工程院院士 郑树森

2024年3月

序 二

近年来，随着影像技术的发展、外科水平的提高及新技术的应用，我国在肝癌诊断、治疗和研究水平均取得了长足进步，肝癌治疗由早期的单纯手术切除，发展为以手术切除为主，联合介入治疗、消融治疗、放射治疗、化学治疗、免疫治疗、靶向治疗、基因治疗及中医中药治疗在内的综合治疗。其中，影像引导的消融治疗，凭借创伤小、疗效确切、恢复快和可重复等优点，已发展成为肝癌局部治疗的重要手段之一。

自20世纪70年代无水乙醇等化学药物用于治疗小肝癌，到20世纪90年代射频消融和微波消融等热消融技术走上临床，再到21世纪初冷冻消融得到快速推广，我国消融技术日臻成熟，安全性和有效性显著提升。随着物理工程学、生物工程学与医学的交叉融合，消融技术日新月异，不可逆电穿孔应运而生，开启了肿瘤消融治疗的新篇章。不可逆电穿孔基于高压脉冲电场生物效应理论，通过释放高压陡脉冲电场，使细胞膜脂质双分子层表面形成不可恢复的纳米级微孔，破坏细胞结构稳定性，诱导细胞凋亡，而构成血管、胆管和神经等的支架成分因不含脂质双分子层得以保留。这种"选择性损伤"的特点使其在局部灭活肿瘤的同时保护正常结构，在不适合热消融的高风险部位肿瘤局部治疗中展现出独特的优势。近些年，随着临床研究的深入，不可逆电穿孔逐渐被应用在胰腺癌、前列腺癌、肾癌和肺癌等多癌种的治疗中。

本书是当前国内外少有的不可逆电穿孔临床应用专著，全面且系统地介绍了不可逆电穿孔的历史概况、作用原理、基础研究以及临床实践等内容，图文并茂、内容翔实，是一部以不可逆电穿孔治疗为核心、多学科知识渗透交叉的临床著作，也是举全国众多专家在不可逆电穿孔全新技术医学探索的智慧结晶。希望并祝愿本书的出版能带给国内从事影像引导消融治疗的工作者以启发，对推动我国影像引导肿瘤不可逆电穿孔治疗的快速发展起到积极作用。

中国科学院院士 樊嘉

2024年3月

序 三

20世纪70年代，随着CT、MRI、超声等现代影像技术的问世和进步，肿瘤消融治疗初登历史舞台。近30年来，消融技术蓬勃发展，已被广泛应用于肝、肺、肾、甲状腺、乳腺和前列腺等实体肿瘤的治疗中，展现出微创、安全、可操作性高、重复性好和术后恢复快等优点，无论作为根治性治疗手段还是姑息性治疗手段，均取得良好的疗效，广受临床医师和患者认可。

近些年，生命科学飞速发展，生物医学和物理工程精彩联合，消融治疗的新技术也不断涌现。其中，不可逆电穿孔是目前最受瞩目的消融方法之一，其利用高压陡脉冲在细胞膜上形成不可恢复的纳米级微孔，进而破坏细胞内外平衡诱导细胞凋亡，而构成血管、胆管、胰管和神经等的支架成分因不含脂质双分子层得以保留，这种"选择性损伤"的优势使其在不适合热消融的高风险部位肿瘤局部治疗中展现出广泛的应用前景。

2015年，不可逆电穿孔在我国获批应用于临床，此后，以肖越勇、蒋天安、王忠敏、牛立志等为代表的我国学者不断努力拓宽其临床适应证、优化治疗方法、改良仪器设备，较短时间内在肝癌、胰腺癌、前列腺癌、软组织肿瘤和门静脉癌栓等多瘤种中取得了令人欣喜的疗效，积累了较丰富的经验。2020年，中国医药教育协会介入微创治疗专业委员会成立了纳米刀肿瘤消融学会，开展了不可逆电穿孔消融规范化培训及普及工作，并制订了《影像学引导胰腺癌不可逆电穿孔消融治疗专家共识》，促进了不可逆电穿孔的积极发展。

为进一步推广不可逆电穿孔肿瘤消融治疗技术，蒋天安和肖越勇两位教授联袂牵头，组织国内该领域顶尖专家参与编写本书。本书全面介绍了不可逆电穿孔技术的原理与方法，对各系统肿瘤治疗进展进行了认真的梳理，不同中心都毫无保留地分享了自己的先进技术、成功经验和临床病例，图片资料丰富，均为编者临床实践的第一手资料，理论与实践紧密结合，相得益彰。在不可逆电穿孔专著稀缺、不可逆电穿孔技术还在不断发展和完善的今天，本人相信，该书可以成为已开展或准备开展此项技术的医师的案头参考书，必将为我国不可逆电穿孔技术的健康发展发挥积极的作用，因此，我欣然推荐这本书。

中国科学院院士

2024年3月

前 言

脉冲电场是一门新兴的交叉学科技术，在18世纪中期被发现，现在已经广泛应用于食品加工、医疗等领域。仪器利用微秒、纳秒甚至皮秒级电脉冲作用于细胞，会引起细胞膜的通透性发生改变，随着电压振幅的增加，跨膜电位发生改变，从而导致大分子物质自由地进出细胞。等电场撤离后，如果细胞可以恢复自然状态，则称为可逆电穿孔；如果细胞不能恢复自然状态，并且发生死亡，则称为不可逆电穿孔。目前，关于脉冲电场消融细胞在医学上的应用是指细胞的不可逆电穿孔。

最早获批准入肿瘤消融临床应用的不可逆电穿孔技术为美国的"纳米刀"，该技术可以快速、安全地对实体肿瘤进行消融，同时不损伤肿瘤周围组织的血管、神经、胆管等重要结构。这一技术以往主要被西方国家垄断，但是随着科研与临床技术的不断进步，目前我国利用不可逆电穿孔原理研发的肿瘤消融设备，以及纳秒脉冲电场消融和复合脉冲电场消融等技术，不少已进入临床试验或获批上市。

迄今为止，国内外对这一领域进行系统研究和归纳总结的专著极少，该领域的知识脉络也有待进一步细致梳理。为此，本书编者对国内外脉冲电场消融技术的研究现状进行总结，系统地归纳了脉冲电场消融技术在医学领域的应用。

本书主要介绍了脉冲电场的发展历史、原理、仪器技术，消融引起的免疫应答以及电场分布特点，体外的细胞研究、动物实验到临床研究的进展；详细地阐述了肝肿瘤、门静脉癌栓、胰腺肿瘤、肾肿瘤、前列腺肿瘤、肺肿瘤及甲状腺和乳腺肿瘤等诸多疾病的不可逆电穿孔应用。

本书作者队伍包括一线的临床和科研人员，以及国内多位在脉冲电场领域做出重大贡献的专家学者。本书为临床工作者、科研工作者提供了一份有据可依的高质量参考资料，对肿瘤消融和仪器应用等相关领域具有重要的参考价值。

不可逆电穿孔肿瘤治疗属于新兴发展的领域，技术改进、理论研究、临床实践等诸多方面日新月异，本书难免存在不尽完善之处，望读者不吝指正，以便再版时更新提高。

蒋天安　肖越勇
2024年6月

目 录

第一章 肿瘤消融治疗 / 1
- 第一节 化学消融 / 3
- 第二节 热消融 / 4
- 第三节 电场消融 / 7

第二章 不可逆电穿孔的历史与发展 / 15
- 第一节 电穿孔的历史与现状 / 17
- 第二节 不可逆电穿孔的发展与现状 / 23
- 第三节 高频不可逆电穿孔的兴起 / 30
- 第四节 纳秒电穿孔的研究与发展 / 37

第三章 脉冲电场的电极电场分布研究 / 45
- 第一节 脉冲电场的电场分布及影响因素 / 47
- 第二节 脉冲电场消融参数的合理选择 / 48
- 第三节 脉冲电场作用范围评估及其影响因素 / 49
- 第四节 脉冲电场的安全性研究 / 53
- 第五节 脉冲电场消融术中的注意事项 / 55

第四章 不可逆电穿孔的动物实验研究 / 59
- 第一节 不可逆电穿孔的细胞实验研究 / 61
- 第二节 不可逆电穿孔治疗荷瘤BALB/C小鼠的实验研究 / 69
- 第三节 不可逆电穿孔的动物实验研究及转归——山羊肝脏组织 / 74
- 第四节 不可逆电穿孔的动物实验研究及转归——猪肝脏组织 / 80
- 第五节 不可逆电穿孔的动物实验研究及转归——猪肾脏组织 / 85
- 第六节 不可逆电穿孔的动物实验研究及转归——猪肺组织 / 91
- 第七节 不可逆电穿孔对肿瘤周边结构的影响分析 / 93

第五章 不可逆电穿孔在免疫治疗中的作用 / 101
- 第一节 常见消融技术的免疫效应 / 103
- 第二节 不可逆电穿孔的免疫应答种类及机制 / 105
- 第三节 不可逆电穿孔联合免疫治疗的基础和临床研究 / 108

第六章 不可逆电穿孔的麻醉与护理 / 115
- 第一节 麻醉选择与术前评估 / 117
- 第二节 麻醉管理与术后镇痛 / 118
- 第三节 并发症 / 119

第七章 不可逆电穿孔在肝肿瘤中的应用 / 123
- 第一节 总论 / 125
- 第二节 适应证与禁忌证 / 132
- 第三节 术前准备 / 133
- 第四节 操作规范 / 135
- 第五节 病例展示 / 138
- 第六节 术后管理 / 151
- 第七节 并发症及其处理 / 152
- 第八节 疗效评估 / 154

第八章 不可逆电穿孔在门静脉癌栓中的应用 / 159
- 第一节 总论 / 161
- 第二节 适应证与禁忌证 / 163
- 第三节 术前准备 / 164
- 第四节 操作规范 / 164
- 第五节 病例展示 / 165
- 第六节 术后管理 / 169
- 第七节 并发症及其处理 / 169
- 第八节 疗效评估 / 170

第九章 不可逆电穿孔在胰腺肿瘤中的应用 / 173
- 第一节 总论 / 175
- 第二节 适应证与禁忌证 / 178

第三节　术前准备　/ 179
第四节　操作规范　/ 180
第五节　病例展示　/ 184
第六节　术后管理　/ 189
第七节　并发症及其处理　/ 189
第八节　疗效评估　/ 191

第十章　不可逆电穿孔在肾肿瘤中的应用　/ 195

第一节　总论　/ 197
第二节　适应证与禁忌证　/ 200
第三节　术前准备　/ 201
第四节　操作规范　/ 201
第五节　病例展示　/ 202
第六节　术后管理　/ 204
第七节　并发症及其处理　/ 205
第八节　疗效评估　/ 206

第十一章　不可逆电穿孔在前列腺肿瘤中的应用　/ 209

第一节　总论　/ 211
第二节　适应证与禁忌证　/ 216
第三节　术前准备　/ 217
第四节　操作规范　/ 218
第五节　病例展示　/ 219
第六节　术后管理　/ 225
第七节　并发症及其处理　/ 225
第八节　疗效评估　/ 226

第十二章　不可逆电穿孔在腹腔及腹膜后肿瘤中的应用　/ 233

第一节　总论　/ 235
第二节　适应证与禁忌证　/ 238
第三节　术前准备　/ 238
第四节　操作规范　/ 239
第五节　病例展示　/ 240

第六节　术后管理　/ 243

第七节　并发症及其处理　/ 243

第八节　疗效评估　/ 244

第十三章　不可逆电穿孔在肺肿瘤中的应用　/ 247

第一节　总论　/ 249

第二节　适应证与禁忌证　/ 252

第三节　术前准备　/ 253

第四节　操作规范　/ 254

第五节　病例展示　/ 254

第六节　术后管理　/ 258

第七节　并发症及其处理　/ 258

第八节　疗效评估　/ 259

第十四章　不可逆电穿孔在甲状腺及乳腺肿瘤中的应用　/ 263

第一节　甲状腺肿瘤总论　/ 265

第二节　乳腺肿瘤总论　/ 267

第十五章　不可逆电穿孔在骨骼及软组织肿瘤中的应用　/ 275

第一节　总论　/ 277

第二节　适应证与禁忌证　/ 279

第三节　术前准备　/ 280

第四节　操作规范　/ 280

第五节　病例展示　/ 282

第六节　术后管理　/ 284

第七节　并发症及其处理　/ 285

第八节　疗效评估　/ 285

第十六章　不可逆电穿孔在医学应用中的进展与展望　/ 289

第一节　最新进展　/ 291

第二节　技术展望　/ 293

第一章
肿瘤消融治疗

PULSED ELECTRIC FIELD IN
MEDICAL APPLICATIONS

肿瘤是影响人们生命健康的主要因素之一，严重威胁广大人民的身体健康和生命安全，加重我国的经济负担并成为棘手的社会问题，因而肿瘤的治疗成为医学领域探索和研究的重点。手术切除是目前绝大多数肿瘤首选的治疗方法，但多数患者在确诊时已属中晚期，丧失了手术机会；化学治疗（化疗）和放射治疗（放疗）也在肿瘤的治疗领域体现了重要价值，但其严重的全身毒副作用、对部分肿瘤的不敏感性以及高昂的费用会让很多患者望而却步；靶向治疗和免疫治疗成为近年来肿瘤治疗的新方法，但也同样面临着敏感性不高、耐药或费用昂贵等困境。

近些年，随着医疗理念的更新、影像诊断和引导技术水平的提高，肿瘤治疗朝着更加微创和精准的方向发展，消融治疗应运而生。肿瘤消融是指利用物理或化学方法原位灭活肿瘤，且最大限度保护周围正常组织，具有操作简便、创伤小、疗效好的特点，适用于多脏器肿瘤的复发病灶、多发病灶、位置复杂无法切除病灶和放化疗不敏感病灶等。已有越来越多的循证医学证据显示，肿瘤消融与手术切除的生存率相近，而且具有微创、可多次重复等临床优势，因此消融技术已在世界范围内改变肿瘤治疗的原有理念和格局，为传统肿瘤治疗提供了新方法和新思路。

肿瘤消融治疗的手段多种多样，根据治疗原理，大致可概括为三类：化学消融、热消融、电场消融。

第一节　化学消融

一、无水乙醇注射治疗

1983年，日本Sugiura首先报道了经皮无水乙醇注射治疗小肝癌并取得较好的疗效，使该技术得到广泛的应用和推广。此后，由于无水乙醇具有价廉、方便、疗效确切和相对安全等优点，无水乙醇注射治疗逐渐被用于肝脏肿瘤外的其他领域，如各脏器囊肿、血管瘤和甲状旁腺增生等。然而，无水乙醇具有瘤体内弥散不均、局部刺激症状强、需反复多次注射等不足，而且国内无水乙醇多无国家药品监督管理局认证的生产批号，因此在一定程度上限制了无水乙醇注射治疗的广泛应用。

二、聚桂醇注射治疗

聚桂醇是一种具有表面活性的硬化剂，能使细胞蛋白质析出，破坏细胞膜，产生无菌性炎症，进而使组织纤维增生、粘连。聚桂醇具有良好的起泡性，与同等剂量的液体硬化剂比较，其治疗范围大、变态反应发生率低、不良反应少且具有麻醉作用，不会引起机体强烈的刺激反应，故成为目前一种较为常用的介入注射硬化剂。聚桂醇在早期主要应用于血管类疾病的硬化治疗，随着国内外学者的不断探索，已逐渐被应用到囊肿类疾病、良性肿瘤类疾病（如子宫肌瘤、肝血管瘤等），目前罕有恶性肿瘤治疗的临床报道，但已有一些基础动物实验研究表明聚桂醇对于恶性肿瘤的治疗也存在一定的效果。

但聚桂醇在硬化治疗过程中会存在一定的不良反应，诸如可出现暂时胸痛、烧心、反酸、便秘，也可出现局部组织坏死，偶见头晕、呼吸困难、胸闷、恶心、视力障碍、局部感觉损害等。若使用泡沫化治疗，还要避免空气栓塞等严重并发症。此外，药物说明书中对于药物代谢动力学、药物过量反应、儿童用药、老年用药等重要内容均认为"尚不明确"，亦需要进一步研究。

除上述2种化学消融药物外，其他尚有平阳霉素注射、50%高渗葡萄糖溶液注射等方法，但因疗效欠稳定等问题，上述药物已逐渐退出主流应用行列。至于使用热盐水、稀盐酸、冰醋酸等进行注射治疗的方法，更是由于医学的不断发展逐渐被替代。

第二节　热消融

热消融是指利用热效应引起病变组织凝固、坏死、气化、碳化而达到灭活肿瘤的目的。目前，热消融治疗中三大主流技术为射频消融、微波消融和激光消融。当然，从广义角度而言，高强度聚焦超声和冷冻消融也可列为热消融术行列。

一、射频消融

射频消融是通过射频发生器在组织内释放频率为 200～750 kHz 的射频交变电流，主要激发组织内离子的高频振荡，使之相互摩擦产热，从而将消融区组织细胞加热破坏的技术。1990 年，意大利学者 Rossi 等利用射频电极进行动物肝脏热疗实验，并于 1993 年首先报道了肝癌射频消融治疗的临床研究。但当时由于消融范围过小仅作姑息辅助治疗，直到 20 世纪 90 年代中后期，随着射频消融技术的不断改进，消融范围增大后，射频消融效果提高才逐渐被广泛应用。尤其是内部冷却电极的出现，进一步提升了射频消融的临床应用价值。

当然，射频消融也存在一些不足。如存在较为明显的热沉效应，治疗大血管旁的癌灶容易残留复发；消融时体内存在射频波和电流循环，对于孕妇及严重心律失常患者需高度警惕；针道种植转移报道时有发生，前期的报道中发生率甚至有 12.5%；射频消融热效率及热密度不如微波消融高，消融耗时略长，因此也部分影响了射频消融的临床应用。

二、微波消融

医用微波消融主要采用 915 MHz 和 2 450 MHz 的高频率电磁波，前者穿透力强，形成的消融坏死区大，后者消融相对精准，也是目前临床最常用的微波频段。靶区组织中水、蛋白质等极性分子和带电粒子吸收微波能后剧烈振动摩擦，产生热效应，使局部温度短时间内升至 100 ℃，导致蛋白质变性，组织细胞凝固、脱水、坏死，从而达到治疗的目的。

1986 年，日本学者 Tabuse 等率先进行了微波消融在肝癌治疗中的研究。1994 年，日本 Seki 报道了超声引导经皮将微波天线植入瘤体内消融小肝癌的临床研究。20 世纪 90 年代，中国学者董宝玮、梁萍等合作开发了中国第一台微波消融仪器，并在国内首先开展微波消融肝癌的研究，积极推动了我国微波消融事业的发展。

超声引导经皮微波消融治疗肝癌已十余年，已累积大量病例和研究，不少学者研究认为微波消融同样能取得良好的治疗效果。如董宝玮报道的 234 例肝癌患者经过微波消融治疗后 1 年、3 年、5 年的生存率分别为 92.7%、72.9% 和 56.7%；梁萍等报道的 74 例肝脏转移癌患者经微波消融治疗后 1 年、3 年、5 年的生存率分别为 91.4%、46.4% 和 29.0%。

至今，我国的微波消融技术已经成功运用于肝、肾、肾上腺、甲状腺、子宫、脾脏、乳腺等多种脏器肿瘤和病变的微创治疗。在过去 30 年的微波消融发展历程中，中国学者进行了大量开创性基础和临床研究，使中国成为微波消融第一大国。由于单针消融范围大、热转化效率高等优点，微波消融亦已引起国外医学者的关注和应用，未来微波消融将向着更精准化、智能化以及前沿化的方向发展。

不过微波消融也存在穿刺针粗、消融范围可控性相对偏弱等不足，医师宜针对不同的患者、不同的情况，选用不同的消融手段。

三、激光消融

激光消融的概念，是由英国学者 Bown 于 1983 年率先提出的，是指用激光辐射生物组织，对其加热，并通过热损伤、气化、高温分解等作用，达到凝固或切割组织的目的。激光消融的理念和技术得到了迅速推广和普及。随着医学理念的不断推进、石英光纤的研制成功和激光技术的不断发展，激光消融的运用更加广泛。日本学者 Hashimoto 于 1985 年开始运用 Nd∶YAG 激光消融治疗肝癌，于 1987 年报道了相关消融研究。1986 年，我国上海中山医院余业勤、汤钊猷院士等报道高功率 Nd∶YAG 激光消融治疗肝癌的实验研究和临床研究，亦属于世界开展肝癌激光消融的里程碑。

相较于其他消融，激光消融具有其独特的优势：①对周围正常组织损伤小，术后反应轻，伤口愈合快，瘢痕小。②激光可用光纤传输，可与各种内镜或穿刺针联合使用。③激光消融时，电流不导入人体组织内，射频消融、微波消融均采用将电流、电磁波导入人体进行作用，尤其是单极射频消融，需要在体表贴上电极片，将人体和消融仪器形成一套电流循环系统，因此孕妇和严重心脏疾病、心律不齐、安装心脏起搏器等患者均需慎重接受此治疗。④激光消融的输入能量值精准可控。对于肿瘤消融，总体而言并非输入更多能量便可获得更多收益。激光消融通常采用 5 W 功率，且能量输入可以精确到 1 J，故可最大限度控制能量的输入。

当然，激光消融也存在着一定的不足之处。诸如单针消融范围较小，对于一些较大肿瘤的消融不如射频消融、微波消融更具效率；多针联合治疗时，耗材费用较高且对布针技术要求高；消融时，激光消融对组织气化现象相较于射频消融、微波消融更明显，有时会影响手术视野，等等。

四、高强度聚焦超声

高强度聚焦超声是另一种肿瘤热消融术，是指将超声波聚焦声能部分转化为热能，在肿瘤内聚焦点处产生瞬态60 ℃以上的温度（属热消融范畴），但同时也具有空化效应、机械作用等生物学效应。超声的生物学效应早在其应用于诊断成像之前就已经被发现。第一次世界大战期间，法国物理学家Paul致力于一种潜艇的探测方法。他发现鱼在超声波发射装置附近会立即被杀死，某些观察者在这个区域时也会产生痛苦的感觉。1942年，John首次将高强度聚焦超声应用于人体内病灶消融。20世纪50年代末，William和Francis开发了一种新型高强度聚焦超声装置；Russell于1958年首次将其应用于帕金森病的临床治疗。20世纪80年代末，当超声成像被广泛应用时，超声引导下高强度聚焦超声对肿瘤的消融治疗得到了广泛研究。然而，尽管高强度聚焦超声具有路径无创、无辐射等优点，但也深受空腔脏器、骨质、空气等干扰，当消融目标前方有空气、骨等组织时会严重影响其聚焦效果，故也影响其使用领域的拓展。

五、冷冻消融

运用低温技术治疗疾病已有4 000多年的历史。在古代，古埃及人常常利用低温来减少炎症和缓解疼痛。19世纪，英国医师James使用冰和盐的混合物来治疗宫颈癌和乳腺癌，可使肿瘤组织发生坏死。空调的制冷原理是当气体被压缩时，温度升高；而气体膨胀时，温度降低。基于此，1961年Cooper开始用液氮作为冷冻剂治疗中枢神经系统疾病，此后冷冻消融成功地应用于肝部原发性恶性肿瘤和继发性恶性肿瘤的治疗。1968年，超低温手术首次应用于前列腺癌的治疗。早期的冷媒主要是液氮，直接将冷媒倾注到病变组织表面进行冷冻，多用于开放性手术过程中。

从1990年起，美国医师开始用氩气作冷媒，成功地为前列腺癌患者施行了超低温手术。1994年，有2位医师对这种超低温手术进行了技术改造，可在超声波下进行这种前列腺癌手术，深受广大患者的好评。1998年，美国的一种新型超低温冷冻介入热疗设备——氩氦超导靶向手术系统（简称"氩氦刀"），通过美国食品和药物管理局（FDA）认证、电磁兼容性（EMC）认证和欧盟CE认证并进入医疗市场，极大地促进了肿瘤低温医学的发展。氩氦刀应用于临床，特别是在前列腺癌、肝癌、肺癌的治疗等方面取得成功，使微创冷冻外科技术取得了革命性的进步。其基本原理是：当氩气在针尖急速释放时，可在十几秒内冷冻病变组织至−165 ℃～−120 ℃；当氦气在针尖急速释放时，将产生急速复温和升温，快速将冰球解冻，"冰火两重天"破坏细胞，消除肿瘤。现已开发出更细的冷冻探针，使其可在经皮影像学引导下，直达肿瘤内部，一方面大大缩短了治疗时间，另一方面可以实时监测消融范围。目前冷冻消融技术主要用于肾脏、肺和骨等恶性肿瘤。但其操作复杂、需要钢气瓶等不足也限制了其临床的广泛使用。

第三节　电场消融

电穿孔是将细胞暴露于高压电场，造成细胞膜上形成纳米级孔隙，从而增加细胞膜的通透性的一种技术。

1967 年，Sale 和 Hamilton 通过实验发现电场作用后细胞死亡与温度升高无关，而是与电场参数有关，从而建立了不可逆电穿孔的基本原理。此外，他们通过检测细胞内容物的泄漏证明了细胞膜通透性增加。1972 年，Neumann 和 Rosenheck 观察到细胞膜通透性增加只是暂时的，细胞膜的完整性会最终恢复，这种现象称为可逆电穿孔。1982 年，Neumann 等人证明可以通过使用高压电脉冲将 DNA 转移到细胞中，这一技术被称为基因电转移。同时，Zimmerman 等将可逆电穿孔应用于细胞间融合，称该技术为电融合。1987 年，Okino 等人首次利用可逆电穿孔技术，将细胞毒性药物引入恶性肿瘤细胞内，用于杀伤肿瘤，这标志着电穿孔技术在肿瘤学上的首次运用，该技术称为电化学疗法。在电化学疗法中，细胞膜的不可逆电穿孔一直被认为是不应该发生的，因此，长期以来，不可逆电穿孔在癌症治疗中的作用一直被忽视和刻意避免。

直到 2003 年，Davalos 和 Rubinsky 首次向美国申请了一项临时专利，内容是关于使用一种会导致细胞发生不可逆电穿孔的陡脉冲（5 微秒或更长），作为组织消融的新方法。随后，在 2005 年，他们率先在国际上发表了一篇关于不可逆电穿孔消融技术的论文，文中指出：不可逆电穿孔会诱导细胞死亡，能有效地消融组织，同时其能够避免热效应的发生，并保留重要的组织结构和框架，以促进健康组织的再生。这标志着不可逆电穿孔应用于治疗肿瘤的一系列研究的开始。2007 年，Rubinsky 等发表了一篇论文，通过动物模型证实了不可逆电穿孔可用于治疗肝癌。2010 年，Onik 和 Rubinsky 报道了世界首个不可逆电穿孔人类肿瘤消融临床试验，将不可逆电穿孔消融技术成功运用于 16 例前列腺癌患者，试验结果令人鼓舞，所有患者在术后立即苏醒，并在治疗后的第 3 周，进行了经超声引导下的穿刺活检，病理结果提示标本中没有任何存活的癌组织。

美国 Angio Dynamics 公司推出的首台不可逆电穿孔肿瘤治疗仪 Nano Knife（纳米刀），在 2009 年获得美国 FDA 临床试验许可，并于 2010 年开展了世界首例不可逆电穿孔消融前列腺癌的临床试验。2012 年，美国 FDA 正式批准 Nano Knife 应用于临床。

近年来，国内外对不可逆电穿孔治疗肿瘤的研究风起云涌。各个研究机构和公司也推出了多种多样的不可逆电穿孔消融技术及相关设备，划分方式大致有如下几种。

一、根据脉冲波形极性划分

在临床中常见的电场波形多种多样，包括三角波、正弦波和方波等。不可逆电穿孔中，我们选择的为方波。从不可逆电穿孔原理出发，需要所谓的陡脉冲电场，这些陡脉冲电场上升沿很短，更陡上升斜率的"高频分量"可以作用于细胞内部，以便破坏细胞核，同时陡脉冲的上升时间短，其热效应更少。因此，方波陡上陡下的脉冲方式，能够以更有效的方式防止热量的产生。当然，方波具有波形的极性，指的是它的振幅只在正方向变化（单极性），或同时在正方向和负方向变化（双极性）。

（一）单极性不可逆电穿孔

传统不可逆电穿孔多数使用此种脉冲波方式。

（二）双极性不可逆电穿孔

双极性不可逆电穿孔可利用负脉冲的时间减缓由正脉冲引起的肌细胞动作电位的上升，从而大大降低肌肉收缩的次数和强度，提高治疗的有效性和安全性，具有重要的科学意义和良好的临床应用前景。

二、根据脉冲波振幅划分

众所周知，电穿孔可以是可逆的，也可以是不可逆的。电场强度和处理时间决定了发生的电穿孔是可逆的还是不可逆的。其中可逆电穿孔是电化学疗法、基因电转移和电融合的基础，其电脉冲通常为8个100微秒脉冲宽度的方波脉冲，振幅为100～1 000 V。

但是，如果想发生导致细胞死亡的不可逆电穿孔，则必须使电脉冲的振幅和宽度增大，超过细胞的适应能力。

（一）千伏级不可逆电穿孔

目前公认的普通不可逆电穿孔，一般需要90个70～100微秒的方波脉冲，振幅为1 000～3 000 V，可称为千伏级不可逆电穿孔。

（二）万伏级不可逆电穿孔

部分研究团队和公司，在开发超短脉冲时间时发现，为了保证不可逆电穿孔的发生，需要提高脉冲波振幅，此时甚至需要振幅为10 000～30 000 V，这种不可逆电穿孔可称为万伏级不可逆电穿孔。

三、根据脉冲宽度划分

传统不可逆电穿孔消融技术所采用的是典型脉冲参数中脉冲宽度为 70～100 微秒的微秒脉冲，远大于细胞膜充电时间常数（200～1 000 纳秒）。因此，有研究团队指出，由于膜电容的隔直和屏蔽效应，电流主要流经细胞外，此时作用于细胞的电场势必呈现出不均匀分布。另外，哺乳动物运动神经的动作电位持续时间一般多在 1～2 毫秒，如果将脉冲宽度减小，使得其远小于动作电位产生持续时间 1～2 毫秒，将有效抑制肌肉收缩。

（一）微秒级不可逆电穿孔

传统不可逆电穿孔所使用的脉冲参数中脉冲宽度为 70～100 微秒。

（二）纳秒级不可逆电穿孔

纳秒级不可逆电穿孔是通过纳秒脉冲（脉冲宽度通常选择 200 纳秒左右）的高频透膜效应，靶向细胞内部，高效率地作用到细胞内膜，使细胞核膜、线粒体膜等细胞器膜依次发生不同的凋亡效应，同时还能大幅度减少消融过程中发生的肌肉震颤。根据目前开展的纳秒脉冲电场消融系统的前瞻性、多中心临床试验，有数据证实纳秒脉冲技术能够实现肿瘤非热毁损的安全有效性，有望成为不可逆电穿孔治疗的一种新的选择方式。

（三）皮秒级不可逆电穿孔

高强度脉冲电场从微秒级、纳秒级进入皮秒级（脉冲宽度通常选择 800 皮秒左右），将使得脉冲电场对生物体结构和功能的影响研究进入新的领域。由于细胞线粒体膜的充电时间常数远小于细胞核膜与细胞膜的充电时间常数，在皮秒脉冲作用下，线粒体膜将先于细胞核膜与细胞膜受到影响。皮秒级不可逆电穿孔通过冲激脉冲辐射天线将皮秒脉冲聚焦于肿瘤组织，使肿瘤细胞线粒体跨膜电压（transmembrane voltage，TMV）发生变化而崩溃，启动线粒体途径的凋亡靶向诱导，实现肿瘤的无创治疗。

（四）复合脉冲不可逆电穿孔

复合脉冲的波形选择多种多样，即通过对不同极性、幅值、脉冲宽度、频率的脉冲进行组合，形成一种复合波形脉冲，解决单一波形脉冲存在的一些临床问题。如选择 5～10 微秒的高频双极性复合脉冲电场用于肿瘤消融，可以达到均匀组织电场分布和抑制肌肉收缩的目的，提高治疗的有效性和安全性，具有重要的科学意义和良好的临床应用前景。然而，复合脉冲根据不同的设计理念和思路，往往可以产生多种多样的脉冲电场参数，所以还需要研究者进行大量的参数研究和摸索。

四、根据电极针暴露端数量划分

传统不可逆电穿孔应用于肿瘤消融时，往往需要 2 根或多根电极针。当使用多根电极针时，需要将其放置在彼此平行、深度相同的位置，这无疑大大增加了操作者的布针难度。因此，有团队对原有电极针进行了改进，使其拥有2处电极暴露端，分别作为阳极和阴极，以此减少了不可逆电穿孔所需的电极针数量。

（一）单极针不可逆电穿孔

单极针不可逆电穿孔即传统不可逆电穿孔电极针，每根针仅有1处电极暴露端，在消融过程中，仅能充当阳极或阴极。

（二）双极针不可逆电穿孔

单根针上拥有2处电极暴露端，分别作为阳极和阴极，使得原本需要2根电极针来作用的小病灶，现在仅需要1根双极针即可完成有效消融。

（三）多极针不可逆电穿孔

多极针不可逆电穿孔多应用于治疗心律失常。例如，9极中空环形阵列电极不可逆电穿孔消融导管，篮状、花瓣状不可逆电穿孔消融导管在心房颤动不可逆电穿孔消融临床研究中的安全性和有效性得到肯定。

现代肿瘤消融手段往往结合了当前最先进的各种成像手段，包括MRI、CT、超声、PET-CT等。先进的消融技术和影像定位手段相结合，使得肿瘤消融治疗能够实现对不可切除的原发性肿瘤或转移性肿瘤的有效局部控制。消融治疗目前已经得到了广泛的应用，在临床上用于治疗人体大多数部位的肿瘤，包括肝、肾、肺和骨等的原发性恶性肿瘤和转移性恶性肿瘤。每种微创消融技术都有各自的优缺点，在实际选择时，应当考虑临床和患者的实际情况，选择出最合适的肿瘤消融方法。

在快速发展的肿瘤消融技术中，不可逆电穿孔消融是一个"新宠儿"。在过去的几年里，不可逆电穿孔已经被越来越多地应用于临床治疗中。相比热消融而言，不可逆电穿孔展示出来的优势是不言而喻的，其打破了热消融的局限性，在微创领域展示出了广阔的应用前景。尽管目前开展的关于不可逆电穿孔的临床试验数量有限，但早期临床试验结果令人鼓舞，临床前研究和临床研究均已充分证明了不可逆电穿孔能够在人类恶性肿瘤中产生明确的杀伤效果，而不会带来热损伤。尤其是对于那些手术切除和热消融均无可奈何的肿瘤，不可逆电穿孔给患者带来了一线生机。在不久的将来，不可逆电穿孔必将成为介入科医师和肿瘤科医师手中又一对抗癌症的有力武器。

参考文献

[1] BREASTED J H. The Edwin Smith surgical papyrus : published in facsimile and hieroglyphic transliteration with translation and commentary in two volumes [M]. Chicago : University of Chicago Press, 1991.

[2] MUKHERJEE S. The emperor of all maladies : a biography of cancer [M]. New York : Scribner, 2011.

[3] MOORE W. The knife man : the extraordinary life and times of John Hunter, father of modern surgery [M]. London : Bantam Press, 2005.

[4] NULAND B. Doctors : the biography of modern medicine [M]. New York : Knopf, 1988.

[5] LORTAT-JACOB J, ROBERT H. Well defined technique for right hepatectomy [M]. Paris : La presse medicale, 1952.

[6] LI J J. Laughing gas, viagra and lipitor : the human stories behind the drugs we use [M]. New York : Oxford University Press, 2006.

[7] GILMAN A. The initial clinical trial of nitrogen mustard [J]. Am J Surg, 1963, 105: 574-578.

[8] FENN J E, UDELSMAN R. First use of intravenous chemotherapy cancer treatment : rectifying the record [J]. J Am Coll Surg, 2011, 212(3): 413-417.

[9] MACKEE G M. X-rays and radium in the treatment of diseases of the skin [M]. Philadelphia : Lea&Febiger, 1921.

[10] LEPORRIER J, MAUREL J, CHICHE L, et al. A population-based study of the incidence, management and prognosis of hepatic metastases from colorectal cancer [J]. Br J Surg, 2006, 93(4): 465-474.

[11] EMAMI B, LYMAN J, BROWN A, et al. Tolerance of normal tissue to therapeutic irradiation [J]. Int J Radiat Oncol Biol Phys, 1991, 21(1): 109-122.

[12] SOLBIATI L, GIANGRANDE A, DE PRA L, et al. Percutaneous ethanol injection of parathyroid tumors under US guidance : treatment for secondary hyperparathyroidism [J]. Radiology, 1985, 155(3): 607-610.

[13] LIVRAGHI T, FESTI D, MONTI F, et al. US-guided percutaneous alcohol injection of small hepatic and abdominal tumors [J]. Radiology, 1986, 161(2): 309-312.

[14] LIVRAGHI T, SALMI A, BOLONDI L, et al. Small hepatocellular carcinoma: percutaneous alcohol injection—results in 23 patients [J]. Radiology, 1988, 168(2): 313-317.

[15] EBARA M, OHTO M, SUGIURA N, et al. Percutaneous ethanol injection for the treatment of small Hepatocellular carcinoma. Study of 95 patients [J]. J Gastroenterol Hepatol, 1990, 5(6): 616-626.

[16] D'ARSONVAL M. Action physiologique descourants alternatifs [J]. CR Soc Biol, 1891, 43: 283-286.

[17] MCGAHAN J P, BROWNING P D, BROCK J M, et al. Hepatic ablation using radiofrequency electrocautery [J]. Invest Radiol, 1990, 25(3): 267-270.

[18] ROSSI S, FORNARI F, PATHIES C, et al. Thermal lesions induced by 480 KHz localized current field in guinea pig and pig liver [J]. Tumori, 1990, 76(1): 54-57.

[19] MCGAHAN J, SCHNEIDER P, BROCK J, et al. Treatment of liver tumors by percutaneousr adiofrequency electrocautery [J]. Semin Interven Radiol, 1993, 10(2): 143-149.

[20] SOLBIATI L, LIVRAGHI T, GOLDBERG S N, et al. Percutaneous radio-frequency ablation of hepatic metastases from colorectal cancer: long-term results in 117 patients [J]. Radiology, 2001, 221(1): 159-166.

[21] BELFIORE G, MOGGIO G, TEDESCHI E, et al. CT-guided radiofrequency ablation: a potential complementary therapy for patients with unresectable primary lung cancer—a preliminary report of 33 patients [J]. AJR Am J Roentgenol, 2004, 183(4): 1003-1011.

[22] MAYO-SMITH W, DUPUY D. Adrenal neoplasms: CT-guided radiofrequency ablation—preliminary results [J]. Radiology, 2004, 231(1): 225-230.

[23] ROSENTHAL D I, HORNICEK F J, TORRIANI M, et al. Osteoid Osteoma: percutaneous treatment with radiofrequency energy [J]. Radiology, 2003, 229(1): 171-175.

[24] GAGE A A. History of cryosurgery [J]. Semin Surg Oncol, 1998, 14(2): 99-109.

[25] DUTTA P, MONTES M, GAGE A A. Large volume freezing in experimental hepatic cryosurgery. Avoidance of bleeding in hepatic freezing by an improvement in the technique [J]. Cryobiology, 1979, 16(1): 50-55.

[26] RAVIKUMAR T S, KANE R, CADY B, et al. Hepatic cryosurgery with intraoperative ultrasound monitoring for metastatic colon carcinoma [J]. Arch Surg, 1987, 122(4): 403-409.

[27] PERMPONGKOSOL S, NIELSEN M E, SOLOMON S B. Percutaneous renal cryoablation [J]. Urology, 2006, 68 (1 Suppl): 19-25.

[28] HASHIMOTO D. Clinical application of the thermal effect of lasers. 2. Application of the laser thermal effect to the therapy of liver neoplasms [J]. Nihon Rinsho, 1987, 45 (4): 888-896.

[29] PACELLA C M, BIZZARRI G, FRANCICA G, et al. Percutaneous laser ablation in the treatment of hepatocellular carcinoma with small tumors: analysis of factors affecting the achievement of tumor necrosis [J]. J Vasc Interv Radiol, 2005, 16 (11): 1447-1457.

[30] VOGL T J, STRAUB R, EICHLER K, et al. Colorectal carcinoma metastases in liver: laser-induced interstitial thermotherapy—local tumor control rate and survival data [J]. Radiology, 2004, 230 (2): 450-458.

[31] SEKI T, KUBOTA Y, WAKABAYASHI M, et al. Percutaneous transhepatic microwave coagulation therapy for hepatocellular carcinoma proliferating in the bile duct [J]. Dig Dis Sci, 1994, 39 (3): 663-666.

[32] AHMED M, BRACE C L, LEE F T JR, et al. Principles of and advances in percutaneous ablation [J]. Radiology, 2011, 258 (2): 351-369.

[33] BRACE C L, LAESEKE P F, SAMPSON L A, et al. Microwave ablation with a single small-gauge triaxial antenna: in vivo porcine liver model [J]. Radiology, 2007, 242 (2): 435-440.

[34] GOLDBERG S N, HAHN P F, TANABE K K, et al. Percutaneous radiofrequency tissue ablation: does perfusion-mediated tissue cooling limit coagulation necrosis? [J]. J Vasc Interv Radiol, 1998, 9 (1 Pt 1): 101-111.

[35] AHMED M, LOBO S M, WEINSTEIN J, et al. Improved coagulation with saline solution pretreatment during radiofrequency tumor ablation in a canine model [J]. J Vasc Interv Radiol, 2002, 13 (7): 717-724.

[36] STRICKLAND A D, CLEGG P J, CRONIN N J, et al. Experimental study of large-volume microwave ablation in the liver [J]. Br J Surg, 2002, 89 (8): 1003-1007.

[37] WOLF F J, GRAND D J, MACHAN J T, et al. Microwave ablation of lung malignancies: effectiveness, CT findings, and safety in 50 patients [J]. Radiology, 2008, 247 (3): 871-819.

（蒋天安，肖越勇）

第二章
不可逆电穿孔的历史与发展

PULSED ELECTRIC FIELD IN
MEDICAL APPLICATIONS

肿瘤是危害人类健康的主要疾病之一。随着人类生存环境及饮食的多样化，肿瘤发病率呈持续上升趋势。2020年全球最新癌症数据指出，仅2018年，全球新增1 810万肿瘤病例，预计到2040年，每年将出现超过2 700万肿瘤新增病例。此外，2018年全球出现了960万肿瘤死亡病例，中国肿瘤死亡病例为290万，占全球总数的30.2%。世界卫生组织最新发布的数据显示，肿瘤已成为全球第二大死因，近1/6的非正常死亡是由肿瘤造成的。

近年来，脉冲电场对细胞的功能调控作用已逐渐成为生物电磁学的研究热点，特别是脉冲电场引起的细胞电穿孔效应为肿瘤治疗、食品处理、消毒灭菌、细胞融合（抗体制备）等领域提供了强大的技术推动力，实现了较好的社会经济效益。其中，不可逆电穿孔通过靶向破坏细胞膜从而诱导肿瘤细胞死亡的全新途径，为科学家和临床医师治疗肿瘤提供了新型的物理手段。本章将系统介绍不可逆电穿孔在肿瘤治疗中的发展历史、现状与前景。

第一节　电穿孔的历史与现状

一、电穿孔的产生与应用

不可逆电穿孔肿瘤治疗技术源于脉冲电场作用下的电穿孔效应。脉冲电场引起的一系列细胞生理异常的试验现象最早由 Stampfli 等人于 20 世纪 50 年代末发现。在脉冲电场作用下，细胞膜的通透性和电导率瞬间激增，在随后的理论计算与试验中发现，脉冲电场作用下细胞膜的非正常生理现象主要是由细胞膜上微孔出现导致的，因此脉冲电场作用下细胞膜变化的现象称为电穿孔效应。

细胞膜上微孔的产生与膜电压有着密不可分的关系，此理论于 1970 年末被 Kinosita 等人提出，在随后的脂质囊泡和脂质膜上得以验证，即在脉冲电场作用下，细胞内外的离子运动集聚在膜两侧，形成较高的 TMV，在 TMV 的驱动下，细胞膜脂质双层结构开始重排，形成纳米级的亲水性通道（被称为微孔），导致细胞的通透性瞬间激增（如图 2-1 所示）。此理论能够解释脉冲电场作用下细胞膜电导率激增，但是细胞膜电容无明显变化的试验现象。

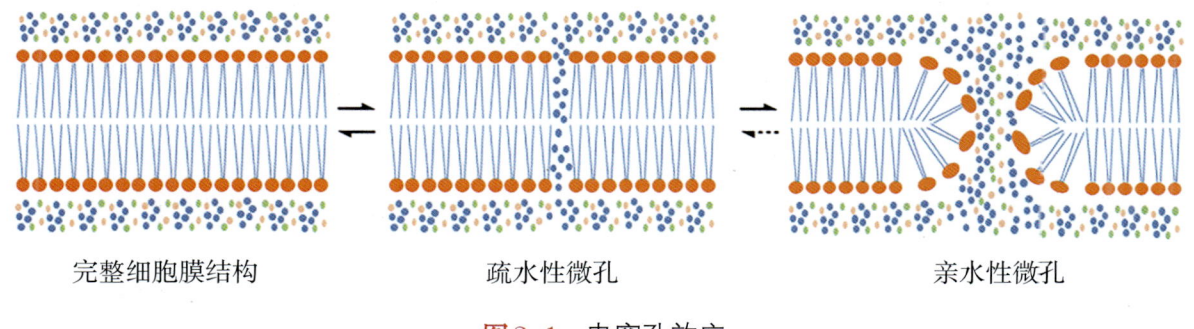

完整细胞膜结构　　　　疏水性微孔　　　　亲水性微孔

图 2-1　电穿孔效应

为了证明细胞膜上存在电穿孔（纳米级微孔），众多学者开始采用不同的手段进行研究。最常规的方法是采用外源粒子检测脉冲电场作用期间或者作用后细胞膜的通透性，此种方法可以间接证明细胞膜上存在电穿孔。外源粒子证明细胞膜上电穿孔存在时须具备 2 个特性：首先是外源粒子在细胞膜完整时不能进入细胞内部；其次是外源粒子进入细胞后，须拥有能够被仪器检测出来的能力（如荧光等）。目前常用的电穿孔指示剂有荧光染料（如 PI、YO-PRO-1 等）、磁纳米颗粒和功能性分子（毒性分子：博来霉素、顺铂等）等。

以 PI 为例，PI 是一种能够对细胞内核酸进行染色的试剂，是一种溴化乙啶的类似物，当 PI 分子嵌入双链 DNA 后会发出相对较强的红色荧光。细胞的结构完整时，PI 不能透过细胞膜与核酸结合发出荧光，脉冲作用下细胞膜上产生微孔，而 PI 荧光分子能够通过细胞膜上的微孔进入细胞并和细胞内的核酸结合发出红色荧光。因此，采用荧光显微镜拍摄时，选择红色荧光滤镜（540～552 nm/580～620 nm）来捕捉被 PI 染色的细胞，即发生电穿孔的细胞。除上述外，电穿孔引起的一些物理或化学现象也能够用于表征电穿孔，如脉冲作用后，细胞膜上电穿孔的存在也会导致细胞的电导率或阻抗增加，因此可以采用阻抗分析仪、膜片钳等工具证明电穿孔的存在。

由于脉冲电场作用下细胞膜上产生的微孔的尺寸很小（纳米级），采用荧光显微镜或者光学显微镜很难直观检测微孔的存在，但可以采用扫描电子显微镜观察脉冲电场作用后微孔是否存在。Chang 和 Reese 等人采用快速冷冻电子显微镜观测脉冲电场作用后人红细胞膜上是否存在微孔，试验结果发现在电场作用后的 3 毫秒内，类似于火山口形状的微孔出现在人红细胞膜上，并且这些微孔足以让大分子物质（如 DNA 等）进入细胞内部。微孔的尺寸在 20 毫秒内能够迅速地扩大到 120 nm，但是在数秒后开始缩小和闭合。上述试验表明了脉冲电场作用下细胞膜上能够产生纳米级的微孔。Edward 等人研究脉冲电场（幅值为 2 500 V、宽度为 100 微秒、90 个脉冲）作用下在新西兰大白兔肝脏和约克夏猪肝脏细胞膜上能否产生纳米级孔洞。扫描电镜检测结果表明，在脉冲电场作用下，实验组中细胞膜上出现了大量的微孔，微孔的边界清晰，呈凹面圆形，但是在正常对照组中并没有微孔存在。

除试验外，为了理论表明细胞膜脂质双分子层上能够产生亲水性的微孔，部分研究学者基于经典牛顿运动方程建立原子与粒子微观运动的分子动力学模型，通过仿真模拟研究电穿孔产生的过程。分子动力学仿真结果表明在电场作用下，脂质双分子层的头基沿着水线形成亲水微孔，随后微孔开始增大运载离子，一旦电场撤去，在数十纳秒内微孔按逆序慢慢恢复。微孔形成的初始阶段主要是由于界面水分子的运动，但是水线的形成是一个随机的过程，不能够提前预测。采用分子动力学仿真能够模拟微孔的发展过程，基于分子动力学仿真研究微孔的特性，在透过脂质运载离子或者大分子等方面具有重要的研究意义。但是分子动力学仿真对计算要求高，一般为了得到合理的结果，通常采用 100～1 000 个脂质分子来缩短仿真时间，电场强度需要施加每厘米数十至数百千伏。总之，分子动力学仿真和相关试验均证明了细胞膜上电穿孔（纳米级微孔）的存在。

电穿孔技术在过去几十年中得到了飞速发展，并且应用到生物领域中的各行各业。不论是植物细胞，还是哺乳动物细胞，脉冲电场作用下细胞膜上均能产生电穿孔，因此电穿孔技术在生物领域具有普适性。目前电穿孔技术可以用于药物或者基因的细胞导入、细胞膜上蛋白的镶嵌、细胞融合、非正常细胞死亡（肿瘤细胞）、植物组织纹理和黏弹性修饰及细胞内部金属离子（如钙离子）的释放等。在食品处理领域，电穿孔技术一般可以用于液体食物（如牛奶等）的灭菌、马铃薯黏弹性和糖分萃取、葡萄酒生产等方面。目前在医学领域，电穿孔技术主要应用在肿瘤治疗领域，其治疗方法主要有 2 种形式，即电化学疗法和不可逆电穿孔。

二、电穿孔的原理与特点

在目前常用的电穿孔模型中，TMV 是常用的理论分析方式，本部分依托 TMV 分析电穿孔的原理与特点。在细胞的正常生理活动中，细胞膜上一般会存在静息电压，用于运载离子等进入细胞内部。静息电压的幅值会由于细胞种类的不同而有所区别，一般为数十毫伏。在细胞正常生理活动中，细胞膜的电气呈绝缘特性，如图 2-2 所示，细胞膜可等效为电容元件，在脉冲电场作用下，细胞膜两侧的离子进行重排与集聚，从而形成较高的 TMV。电场作用下的 TMV 与静息电压有本质的区别，静息电压在细胞膜上各点是相同的，但是电场作用下的 TMV 在细胞膜上各点的幅值不同。当细胞膜上的 TMV 超过一定阈值时，细胞膜上发生电穿孔，导致细胞膜的通透性瞬间激增。

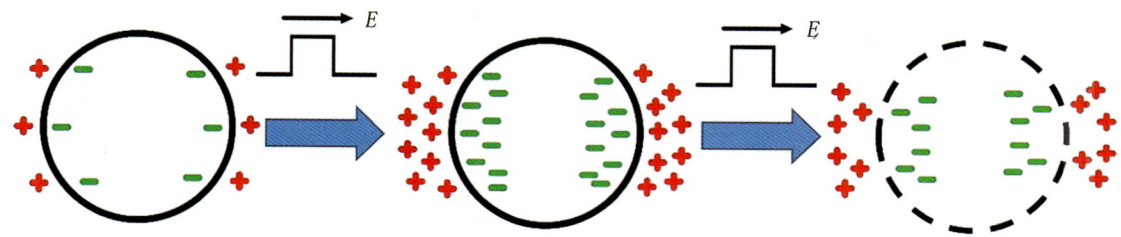

图 2-2　脉冲电场作用下细胞膜电气击穿过程

（一）TMV 的计算

TMV 的理论计算可采用拉普拉斯方程求解，计算得出的结果通过电压敏感性膜染料进行试验验证。球形单细胞模型，如图 2-3 所示。

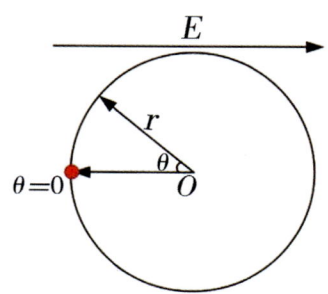

图 2-3　球形单细胞模型

针对简化的单个球形细胞，可采用如下公式进行计算。

$$TMV = 1.5ER\cos\theta(1-e^{-t/\tau_m}) + U_{rest} \qquad (2-1)$$

其中 E 为电场强度，R 为细胞半径，θ 为电场方向与细胞膜径向分量的夹角，t 为脉冲宽度，τ_m 为细胞膜的充电时间常数，U_{rest} 为细胞膜静息电压。

从式 2-1 中可以看出，电场作用下的 TMV 并不是即刻建立的，需要一定的充电时间（图 2-4）。充电时间常数与细胞膜、细胞外液与细胞内液的电气特性相关，而且也与细胞的尺寸相关。例如，10 μm 的球形细胞放置在电导率为 1 S/m 的生理盐水溶液中，细胞膜的充电时间在数百纳秒左右。

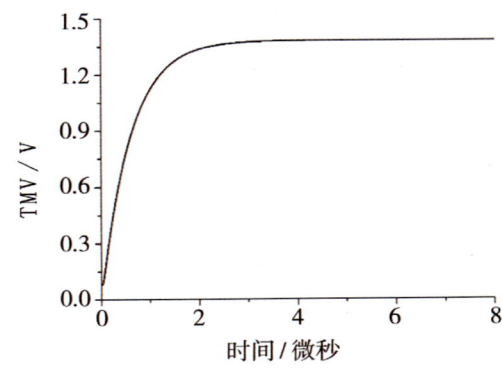

图 2-4　θ 为 0 位置上 TMV 随时间的变化

从式 2-1 中也可以看出，电场引起的 TMV 在不同细胞膜位置上的幅值是不同的，离电极最近点的 TMV 幅值最大，而离电极最远点的 TMV 幅值最小，由于静息电压的影响，靠近正电极的细胞膜部分上的点的 TMV 幅值比靠近负电极的细胞膜部分上的点高（图 2-5）。

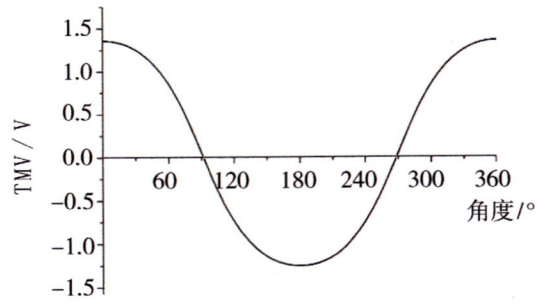

图 2-5　TMV 沿细胞膜周长的空间变化

TMV 幅值也与细胞半径和外加电场呈正相关，从式 2-1 中发现，强电场作用下，细胞尺寸越大，TMV 越高。TMV 的幅值也与细胞的形状与方向相关。此外，如果 2 个细胞离得很近，局部电场会发生畸变，也会影响 TMV 的空间变化。

式 2-1 仅适用于细胞未穿孔状态下的 TMV 计算，且需要假定细胞膜的电导率接近于 0。当 TMV 超过阈值时，细胞膜上发生电穿孔，电导率迅速增加，从而导致 TMV 下降。试验中采用电压敏感性染料如 Di-8 观察细胞膜上 TMV 变化，与理论模型中的推测结果一致。

（二）Smoluchowski 偏微分方程

通过式 2-1 能够研究电穿孔发生前 TMV 的变化，电穿孔的后续过程可通过 Smoluchowski 偏微分方程进行分析。

$$n_t + D\frac{\partial}{\partial r}(-n_r - \frac{n}{kT}\varphi_r) = S(r) \qquad (2-2)$$

式 2-2 中，n 为随时间 t 和微孔半径 r 变化的密度函数，在任意时刻孔径处于 $[r, r+dr]$ 范围的微孔密度为 $n(r, t)dr$，D 为微孔的扩散系数，φ_r 为在微孔半径 r 下的能量，k 为波兹曼常数，T 为绝对温度，$S(r)$ 为微孔形成与缩小时的外加激励。Smoluchowski 偏微分方程经 Weaver 和 Krassowska 等人修改后建立单细胞数值模型进行研究。

众多学者基于 TMV 开始分析电穿孔在细胞膜上的时间与空间变化规律。Krassowska 等人采用 MATLAB 软件建立了单细胞仿真模型，通过 TMV、微孔数目、微孔尺寸等参数研究电穿孔在细胞膜上的时间与空间分布。结果表明，脉冲电场作用下，电穿孔在细胞膜上的时间与空间分布均与 TMV 的变化息息相关。随着电场强度的升高，小尺寸微孔增多，造成产生电穿孔的细胞膜区域变大，细胞整体电导率升高，但是大尺寸微孔的数目和半径不会随之变化。Gowrishankar 等人采用 MATLAB 和 SPICE 软件建立了含细胞器（线粒体、细胞核、内质网）的单细胞网格传输网络模型。结果表明，微秒脉冲电场主要是在细胞膜上产生电穿孔，而纳秒脉冲电场能够同时在细胞膜和细胞器膜上产生电穿孔。Pucihar 等人采用有限元软件 COMSOL 建立了不规则单细胞膜模型。结果表明，不规则细胞上 TMV 的时间与空间分布也不对称，但是仿真结果得出的电穿孔区域与试验所得出的结果一致。随后重庆大学姚陈果等基于有限元软件 COMSOL 仿真分析球形单细胞及不规则真实细胞电穿孔动态过程。结果表明，不规则细胞上的 TMV 分布不再具有对称分布性，对于畸形度较大的细胞则必须考虑其形状的影响。基于场-路复合模型的细胞内外膜 TMV 时频特性的研究表明，在不同脉冲宽度的脉冲电场（具有不同的频谱分布）作用下，将诱导出不同的生物医学效应（窗口效应）。场-路复合模型与电场模型和上述电路模型均很好地吻合，对电穿孔、凋亡等生物医学效应的诱导机制给出了初步统一的解释，为脉冲电场用于肿瘤治疗的机制研究和参数的合理选择提供了理论依据。

三、电穿孔的窗口效应

本章主要介绍不可逆电穿孔在肿瘤治疗方面的研究与发展，因此本处基于此应用背景介绍电穿孔的窗口效应。电穿孔效应与脉冲参数密切相关。脉冲电场的强度、宽度及能量均能够引起不同的电穿孔效应。文献提出了基于脉冲参数与电穿孔作用靶区的窗口效应。如图2-6所示，目前常用产生电穿孔的一般为微秒脉冲（或毫秒脉冲），微秒脉冲主要是靶向作用到细胞膜上，从而在细胞膜上产生电穿孔。目前电穿孔技术用于肿瘤治疗中的2种方式（电化学疗法和不可逆电穿孔）最常采用的是微秒脉冲，即利用细胞膜上产生的微孔进行肿瘤治疗。当脉冲宽度降低到纳秒级（或百纳秒级），脉冲电场能够透过细胞膜作用在细胞核膜上，从而有利于在细胞核膜上产生电穿孔。当脉冲宽度降低到皮秒级时，电场非常容易透过细胞膜，从而作用于细胞内部更小的细胞器膜，如线粒体等，从而诱导线粒体膜穿孔，导致细胞内部金属离子（如钙离子）的释放，从而干扰肿瘤细胞的正常生理活动，更有利于诱导肿瘤细胞凋亡。

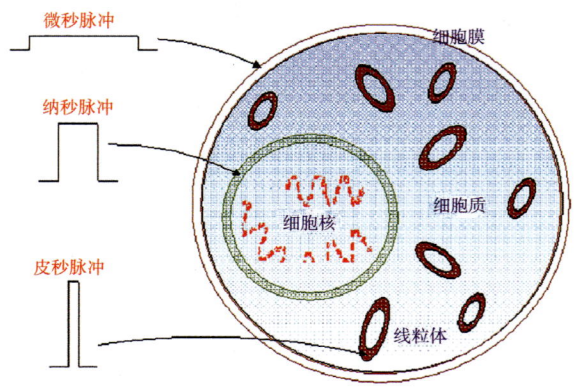

图2-6 脉冲电场靶向作用于细胞的不同部位

不同宽度的脉冲电场能够作用到细胞上不同靶点（窗口效应），从而激发出不同的细胞电响应特性。因此，脉冲电场对细胞的结构功能和信号转导有很大影响。脉冲电场引起的细胞响应特性与脉冲电场强度和宽度的关系如图2-7所示。图2-7中将脉冲电场引起的细胞响应特性分为3个区域。图中右下部分因脉冲参数较弱，不会引起细胞明显的生理特征变化。图中左上部分因脉冲电场参数过强，则会引起焦耳热效应，从而导致肿瘤细胞"烫死"。而图中的中间部分是不同脉冲参数引起的细胞响应特性。当脉冲宽度为毫秒级或微秒级时，较低的电场强度即可引起细胞外膜发生电穿孔，此时电穿孔的特性一般为可逆的，因此常用于电化学疗法。当脉冲宽度降低至微秒级，提高电场强度能够在细胞膜上引起较为"剧烈"的电穿孔效应，此时的脉冲参数范围能够用于不可逆电穿孔。如前所述，电穿孔的产生与TMV密切相关，而TMV与膜尺寸大小、脉冲作用时间也息息相关。膜尺寸越小，则需要更高的电场强度才能才能达到电穿孔阈值 TMV；脉冲作用时间越短，也需要更高的电场强度才能达到电穿孔阈值 TMV。当脉冲宽度为纳秒级（或皮秒级）时，需要较高的电场强度才能引起细胞器膜（尺寸较小）发生电穿孔，从而诱导凋亡效应。目前此技术也应用到了肿瘤治疗当中。

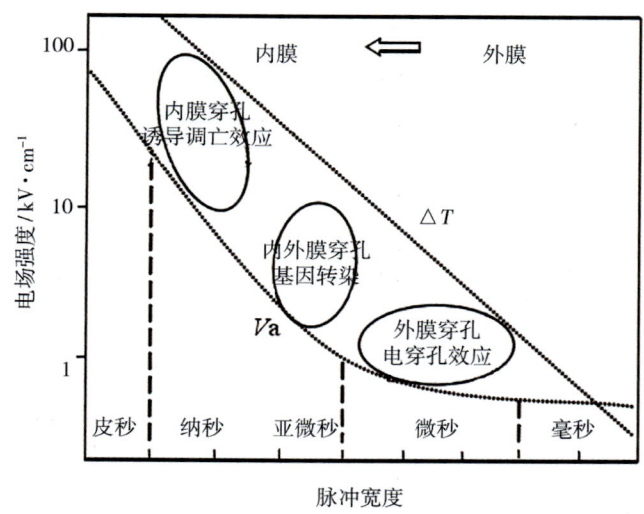

图 2-7　脉冲宽度 – 电场强度 – 细胞电响应特性关系示意图

第二节　不可逆电穿孔的发展与现状

本节将从不可逆电穿孔的基本原理出发，系统介绍基于可逆电穿孔的电化学疗法，重点介绍不可逆电穿孔杀伤肿瘤细胞的提出及发展、临床前研究进展和临床试验。

一、电化学疗法原理及发展现状

细胞膜上的电穿孔效应一般分为 2 种，可逆电穿孔效应与不可逆电穿孔效应。如果脉冲电场参数较弱，细胞膜上的微孔在脉冲撤去后逐渐自行恢复，细胞的正常生理活动未受明显影响，这种细胞膜上出现暂时通道的现象被称为可逆电穿孔效应。

基于上述原理，微秒脉冲电场诱导的电穿孔效应已成功应用于肿瘤的化学药物治疗，即电化学疗法，治疗方法是首先在肿瘤组织中注射低剂量的抗肿瘤化疗药物，随后向肿瘤组织区域施加微秒脉冲电场，使肿瘤细胞通透性增加（图 2-8）。此方式可显著提高肿瘤细胞对化疗药物如博来霉素的吸收率，提高化疗药物对肿瘤细胞的杀伤效果。

目前电化学疗法已成功应用在肿瘤治疗中，临床中常用的脉冲电场参数是电场强度 1 000 V/cm（电压比针间距），脉冲宽度 100 微秒，脉冲数 8 个，施加频率 1 Hz（或

5 kHz）。法国 Gustave-Roussy 研究所 Mir 等人首次将电化学疗法应用到肿瘤临床试验，Mir 教授采用脉冲电场结合博来霉素药物处理 8 位头颈部鳞状细胞癌的患者，先将浓度为 10 mg/m² 的博来霉素药物注射到患者肿瘤部位，然后通过电极在肿瘤组织区域内施加 4 个或者 8 个电场强度为 1 300 V/cm、宽度为 100 微秒的微秒脉冲，治疗期间患者有轻微的肌肉收缩，但是治疗后并无不良反应。数天后对患者进行复查，8 位患者中有 57% 的患者肿瘤组织消失。随后斯洛文尼亚 Ljubljana 大学 Miklavčič、美国圣地亚哥 BTX 公司 Hofmann、South Florida 大学医学院 Heller 等人也相继开展了电化学疗法的临床研究工作。电化学疗法在皮肤癌、胰腺癌、肝癌、乳腺癌等治疗中取得了较好的效果。电化学疗法适合不可手术切除的肿瘤治疗，并且能够有效地保存正常组织功能，极大地降低化疗药物的浓度，从而避免化疗药物浓度过高带来的强烈不良反应。除原位杀伤肿瘤作用外，电化学疗法也能够引起肿瘤血管中血流量降低（血管闭锁现象），从而造成肿瘤血管功能紊乱。同时，电化学疗法还能够调动机体的免疫应答，通过和免疫相关的因子［如白细胞介素（interleukin，IL）中的 IL-2、IL-12、IL-15、粒细胞－巨噬细胞集落刺激因子、肿瘤坏死因子-α］结合进一步提高肿瘤治疗效果。但是电化学疗法的本质仍是化学疗法，电穿孔仅起到增强药物传输效率的作用，不能解决抗肿瘤药物产生抵抗性的问题，因此不能从根本上避免化疗药物对患者身体的危害。

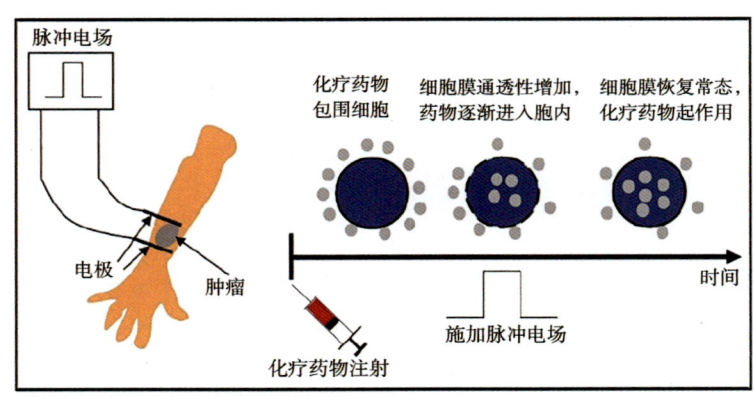

图 2-8　电化学疗法的基本原理

二、不可逆电穿孔的提出及发展

当脉冲电场强度足够高或者脉冲时间足够长时，细胞膜的通透性在脉冲电场撤去后不能够恢复，这种现象即为不可逆电穿孔。其基本原理是在更高强度的脉冲电场作用下，细胞膜上出现的微孔不断扩大直至无法恢复，严重破坏了细胞膜的结构，大尺寸的微孔使各种粒子大量出入细胞，导致细胞内外的生理平衡被打破，细胞的生存环境发生剧变，从而诱导细胞死亡。不可逆电穿孔能够直接杀死肿瘤细胞，避免了电化学疗法中化疗药物对患者自体的危害，但不可逆电穿孔杀伤肿瘤细胞的机制仍未有统一的理论。不管怎样，脉冲电场不可逆电穿孔肿瘤治疗技术进入 21 世纪后得到了蓬勃发展。

我国学者自 2000 年开始研究脉冲电场的非热生物医学效应及作用机制，从高电压与绝缘的关系出发，将绝缘电介质的电击穿和生物电介质的电穿孔联系起来，大胆提出不用化疗药物，单独采用高强度的脉冲电场直接导致肿瘤细胞膜发生不可逆电击穿（电学的角度），即不可逆电穿孔（医学的角度），来实现非热效应治疗肿瘤的新方法。姚陈果等人开展了大量的仿真、细胞及动物实验研究，发表了本领域国际首篇学术期刊论文。该方法一经提出，便迅速引起欧美等生物电磁领域著名团队及研究人员的广泛关注，继而引发了国内外对脉冲电场在肿瘤消融治疗领域的研究热潮。

三、不可逆电穿孔临床前研究进展

2005 年，美国加州大学伯克利分校 Davalos 与 Rubinsky 等人首次采用数值仿真模型发现在不用任何药物的前提下，采用双针电极传递脉冲电场能够在生物组织中产生消融区域，虽然有较小的温度升高，但是不会引起组织热损伤。他们将脉冲电场肿瘤治疗技术命名为不可逆电穿孔。

基于此，国内外众多学者在不可逆电穿孔肿瘤消融治疗领域开展了相关的试验和理论研究，取得了初步的成效和具有临床实用价值的结果。Rubinsky 等人于 2008 年开展了前列腺癌细胞杀伤试验，研究不同参数脉冲电场对肿瘤细胞的杀伤效果，脉冲电场的强度在 125～2 000 V/cm 变化，脉冲个数在 1～3 840 个变化，保持脉冲的宽度为 100 微秒不变，结果发现 90 个 250 V/cm 电场强度、100 微秒宽度、100 毫秒时间间隔的脉冲能够杀死肿瘤细胞。

Weaver 等人综述了不可逆电穿孔肿瘤细胞杀伤的脉冲参数效应，一般来说，高电场强度、宽脉冲的细胞杀伤效应更强，而低电场强度、窄脉冲虽然能够在细胞膜上产生电穿孔，但是不会引起细胞死亡。

引起不可逆电穿孔效应的脉冲参数一般为脉冲电场强度、宽度及个数。为了研究脉冲电场各参数对细胞的杀伤效应，Davalos 等人以前列腺癌细胞和正常心脏细胞为对象研究了不可逆电穿孔的脉冲电场参数效应。结果表明，如果脉冲宽度较窄或者个数较少，即使在电场强度较高时也不能完全杀死肿瘤细胞。以正常心脏细胞为例，当电场强度 < 750 V/cm 时，施加 10 个、50 个、99 个脉冲后细胞的存活率都在 90% 以上，并且无显著的统计学差异；当电场强度 > 1 250 V/cm 时，施加 50 个、99 个脉冲后细胞的存活率都低于 10%；当施加 10 个电场强度为 1 250 V/cm 的脉冲时，细胞存活率仍然会低于 60%。同样的，在相同电场强度下，施加不同脉冲宽度得到的结论与脉冲个数相似，即在电场强度较低时，增加脉冲宽度与脉冲个数不能有效增强细胞杀伤效果。

Li 等人以宫颈癌 Hela 细胞为试验对象，研究不同脉冲电场强度下细胞的杀伤效应，脉冲个数固定为 8 个，脉冲宽度为 100 微秒，电场强度在 250～2 500 V/cm 变化，采用 PI 荧光染料检测脉冲电场作用下细胞膜的通透性。当电场强度 < 750 V/cm 时，细胞膜的通透性与正常对照组相比无显著的统计学差异；当电场强度 > 750 V/cm 时，随着电场强度的提高，细胞膜的通透性逐渐增加，并且与对照组相比，其通透性具有显著的统计学差异。

李成祥等人同样测量了不同电场强度下的细胞杀伤效应，如图 2-9 所示，当电场强度低于 1 250 V/cm 时，细胞的存活率与对照组相比无显著的统计学差异。随着电场强度的提高，细胞存活率逐渐降低，与对照组相比，具有统计学差异。

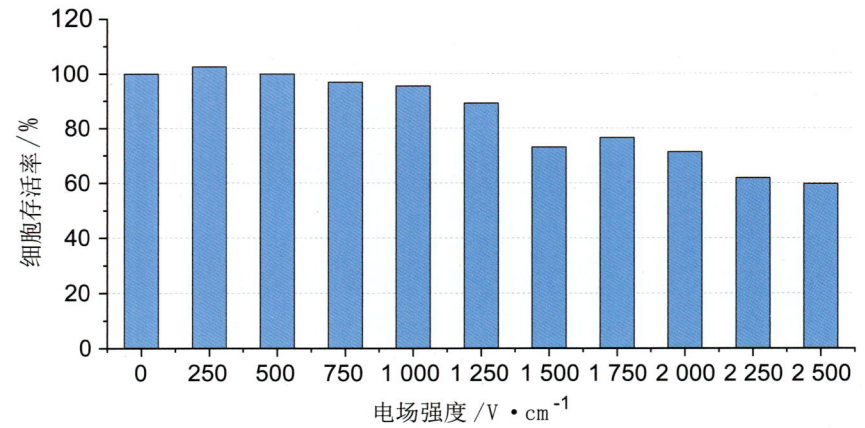

图 2-9　细胞存活率与脉冲电场强度的关系

在不可逆电穿孔的脉冲参数中，电场强度起到了决定性的作用，电场强度在 1 000～2 000 V/cm 时对肿瘤细胞具有较好的杀伤效果。但是脉冲个数与宽度对细胞的杀伤效应也起到了关键作用，因此在不可逆电穿孔肿瘤治疗中也应考虑脉冲个数与宽度的影响。除了上述 3 种参数外，脉冲的频率及施加间隔时间也会影响不可逆电穿孔的杀伤效果。

细胞悬液试验表明不同的脉冲参数能够调控细胞的存活率，为不可逆电穿孔杀死肿瘤细胞提供有效参数范围。随后国内外的研究学者开始进行动物实验，验证脉冲电场不可逆电穿孔消融肿瘤组织的有效性与安全性。在不可逆电穿孔的试验中，以正常组织为对象进行研究获取了大量的数据信息。

动物实验中一般采用 2 种电极形式传递脉冲电场，一种是平板电极，一种是针电极。平板电极是通过 2 个平行的极板将脉冲电场注入靶向区域，并且能够将脉冲电场控制在极板中间，但是在体内治疗时，平板电极的侵入性强，产生的创伤大，尤其是在结构复杂的部位，很难保证平板电极的 2 个极板平行（图 2-10）。平板电极适用于皮下肿瘤，或者是位置易接触、易暴露的肿瘤组织的治疗。针电极的侵入性较小，在治疗期间容易布针

（图2-11）。在不可逆电穿孔肿瘤治疗中，采用针电极传递脉冲电场时，可根据肿瘤尺寸大小优化电极针个数及分布；此外，电极针所产生的电场分布是不均匀的，需要采用仿真软件计算电场分布。

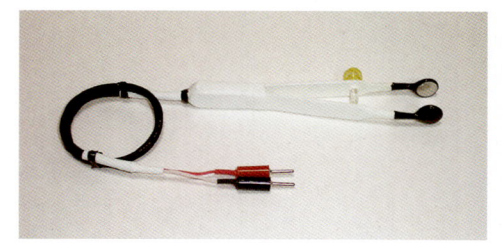

图2-10　平板电极实物图

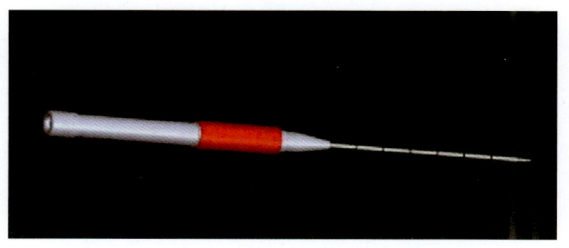

图2-11　针电极实物图

2006年，Edd等人以SD大鼠肝脏组织为研究对象，通过施加宽度为20毫秒、电场强度为1 000 V/cm的脉冲研究不可逆电穿孔的组织消融效果，脉冲处理后3小时固定组织样本并进行病理学检测，结果发现处理区域出现了缺血性损伤，肝脏组织损伤区域与正常区域边界明显，损伤区域中的大血管等结构仍然完整。随后计算肝脏组织中的电场分布和热场分布，并将其与消融面积进行对比，发现能够导致肝脏组织消融的阈值电场强度在300～500 V/cm。上述试验表明，脉冲电场不可逆电穿孔治疗范围精确可控，且具有非热效应。2007年，Onik等人以比格犬前列腺组织为研究对象，施加的脉冲参数中电压选取1 500 V或2 000 V，脉冲宽度选取100微秒，脉冲数为90个，通过双针电极传递脉冲电场，电极针的间距为1.5 cm，结果表明脉冲电场能够产生精确的消融区域，在消融区域内，细胞完全坏死，尿道、血管、神经、直肠等正常组织未受到破坏。2011年，Tracy等人以约克夏猪的肾脏组织为研究对象，脉冲参数中电压设置为2 500 V，脉冲宽度为100微秒，脉冲个数为90个，通过双针电极传递脉冲电场，电极针的间距在1.0～1.5 cm，暴露长度为2 cm。脉冲处理后，所有的约克夏猪都能够存活且无并发症出现。采用病理学切片进行分析发现脉冲电场能够有效消融肾脏组织，消融区域与正常组织区域边界清晰，并且产生的消融范围能够较好契合电场分布等值线，因此能够通过仿真软件预测消融区域。

2005年，重庆医科大学杨孝军等联合开展脉冲电场新西兰大白兔肝脏组织消融试验，如图2-12所示。研究发现，在低剂量脉冲电场作用时，两电极周围出现坏死区域，但是坏死区域没有连接；当脉冲剂量增大时，坏死区域逐渐变成椭圆梭形，处理区域中肝细胞出现核固缩、碎裂等现象，并且也会出现肝组织缺血，表明脉冲电场不可逆电穿孔消融兔肝组织的有效性。随后李成祥等人同样以新西兰大白兔肝脏组织为对象，研究了不可逆电穿孔区域（消融区域）与脉冲参数间的量效关系。结果表明脉冲电压幅值、脉冲宽度、重复频率等参数都能够影响消融区域。随着脉冲剂量的增加，消融区域也逐渐增加，当电压幅值为900 V时消融面积增加的趋势开始变缓，脉冲宽度＞5微秒时能够产生清晰可见的消融区域。

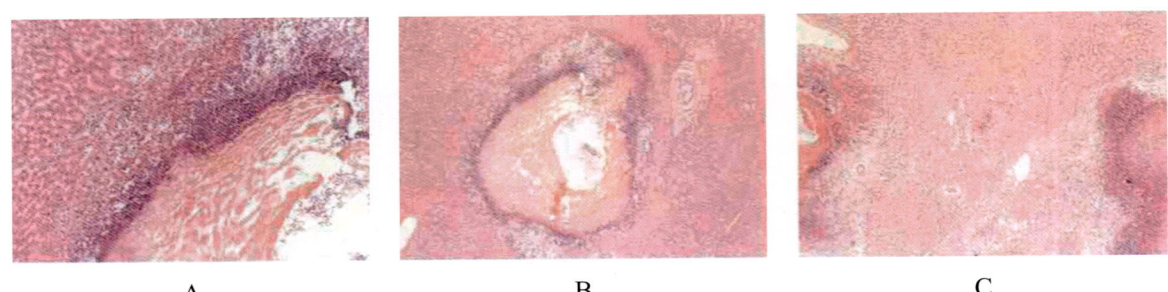

A．脉冲处理3天后坏死边缘界限清晰，炎性带明显（苏木精-伊红染色，×100）；B．低剂量脉冲作用下以电极为中心呈界限清晰的圆形坏死（苏木精-伊红染色，×40）；C．两电极中点处出现了核固缩、碎裂等现象（苏木精-伊红染色，×40）。

图2-12 脉冲电场处理后兔肝组织的组织学检测

2007年，法国Gustave-Roussy肿瘤治疗中心的Mir教授等人采用2 500 V/cm电场强度、100毫秒宽度、0.3 Hz重复频率的脉冲电场处理荷瘤C57BL/6小鼠，结果发现13个肿瘤组织中有12个肿瘤组织完全被消融，消融成功率可达92%，这表明不可逆电穿孔能够有效抑制肿瘤的生长，脉冲作用期间在治疗区域中虽然有微小的温度升高，但是不会产生热损伤。众多学者同样也以荷瘤小鼠为研究对象，验证了不可逆电穿孔消融肿瘤组织的有效性和安全性。2011年，Garcia等人采用脉冲电场治疗脑部患有恶性神经胶质瘤的比格犬，脉冲参数中电场强度为500 V/cm与625 V/cm，脉冲宽度为50微秒，脉冲个数为40个和80个，采用双针电极传递脉冲电场，电极针的间距为0.5 cm，暴露长度为0.5 cm。脉冲电场处理后，比格犬存活周期为149天，这表明脉冲电场不可逆电穿孔方法可以用于脑部不可手术切除的肿瘤治疗。

一般来说，肿瘤组织中影响肿瘤治疗效果的脉冲参数一般有3个：电场强度、脉冲宽度、脉冲个数。但是众多学者采用的参数却有所不同，多数脉冲电场参数中，电场强度一般在1 000～1 500 V/cm变化，脉冲宽度在50～100微秒变化，脉冲个数在10～90个变化。为了提高治疗效果，可适当地增加脉冲宽度与脉冲个数，但需要注意的是，如果脉冲宽度过大或者脉冲个数过多将会引起强烈的焦耳热效应，从而引起组织热损伤。

脉冲电场能够产生精确的组织消融区域，且消融区域的范围与脉冲参数相关，治疗前传递脉冲电场的电极针可通过MRI、CT、超声等方法精确布置到肿瘤区域，同时也可采用上述手段观测与判断治疗后靶区的消融效果。

为了能够彻底消融肿瘤组织，减少对正常组织的伤害，需要制订准确的治疗计划预测模型。治疗计划的制订可采用有限元软件等仿真软件计算电场在生物组织中的分布，并与坏死区域进行匹配，计算出能够消融组织的最小电场强度范围，即阈值电场强度。但是脉冲电场作用下，一方面，组织中的细胞膜发生不可逆电穿孔，组织的电气特性（如电导率）发生了改变，因此影响了电场的分布，导致坏死形状不规则。另一方面，由于生物组织如肝脏，微观结构复杂，含有大量的血管和胆管，非均匀各向异性特征也会影响电场的分布。因此，Miklavcic 等人建立了基于动态电导率的仿真预测模型，研究发现电导率与电场强度呈 S 形曲线变化；基于脉冲电场作用下生物组织的电导率动态变化重新模拟电场分布，其模型输出的结果与试验中的坏死区域吻合较好，能够更精确地预测消融区域，用于制订精确的治疗计划。Neal 等人同样基于动态电导率的变化建立了预测治疗计划模型来研究肾脏组织的不可逆电穿孔阈值，即消融区域所需的最小电场强度，研究结果表明肾脏组织的不可逆电穿孔阈值为 508 V/cm。

陈锐等采用 COMSOL 软件建立肿瘤模型研究组织电导率及温度对组织电场分布的影响，研究发现在组织不可逆电穿孔过程中，增大电导率能在促进脉冲电场对肿瘤的消融效果的同时，减小其对正常组织的损伤，且脉冲作用引起的组织温度升高不会造成热损伤，电位分布如图 2-13 所示。

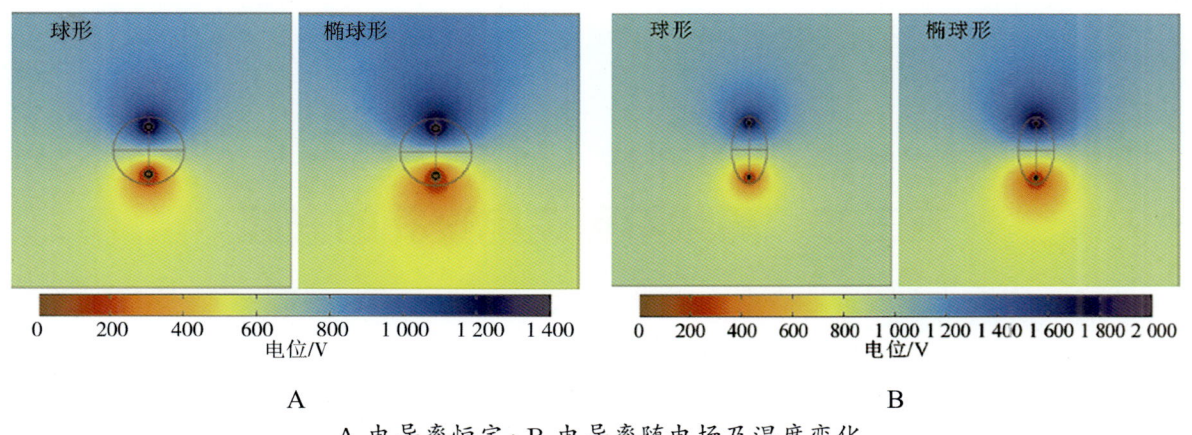

A. 电导率恒定；B. 电导率随电场及温度变化。

图 2-13　球形与椭球形肿瘤组织中考虑电导率恒定与变化的电位分布

为了能够制订更精确的治疗方案，并且寻找最优的治疗参数，赵亚军等人采用 COMSOL 软件建立了不同尺寸的肿瘤模型，基于组织动态电导率的变化，模拟生物组织中的电场分布，同时基于蚁群算法对电极的布置以及脉冲参数的选择进行了优化，从而实现靶向肿瘤区域的完全消融以及正常组织损伤最小。研究发现，肿瘤体积较小时可采用两针电极，而肿瘤体积较大时可以采用多针电极进行消融；同时借助于人工智能算法——蚁群算法，优化脉冲参数如电压和电极参数如数量、暴露长度及间距等，得出了最优的脉冲参数及电极参数，为不可逆电穿孔的临床应用和推广奠定了坚实的基础。

四、不可逆电穿孔的临床试验

基于肿瘤细胞与动物实验，脉冲电场不可逆电穿孔在前期肿瘤消融研究中表现出的优势非常突出：快捷（治疗施加脉冲时间仅为几十秒至几分钟，全过程也仅需几分钟）、可控（治疗参数可通过三维建模电场计算获取，治疗范围精确、安全）、可视（治疗过程可在超声、CT、MRI 引导下完成，疗效可通过超声、CT、MRI 评估）、微创（采用针电极释放脉冲电场，创伤小）、选择性（不损伤消融区的胆管、血管及神经等正常组织）、非热机制（无热效应，可克服热消融给正常组织带来的热损伤与热沉效应）。基于上述优势，不可逆电穿孔已在临床肿瘤中取得了良好的治疗效果。

美国 Angio Dynamics 公司投资并生产了第一台商业化的不可逆电穿孔肿瘤治疗仪 Nano Knife，该治疗仪于 2009 年通过美国 FDA 检测获得临床试验许可，并于 2010 年开展了世界首例不可逆电穿孔消融前列腺癌的临床试验，15 位患者的肿瘤组织均完全消融，治愈率达到 100%。2012 年 4 月，获得美国 FDA 批准应用于临床，同年 12 月获得欧盟批准。2015 年，Nano Knife 获得中国国家食品药品监督管理总局批准进入临床应用。目前不可逆电穿孔肿瘤消融的临床试验陆续在肝脏、肾脏、胰腺等组织开展，大量的临床试验研究也陆续进行。

第三节　高频不可逆电穿孔的兴起

一、不可逆电穿孔现存的问题

虽然不可逆电穿孔作为一种新兴的肿瘤消融技术，在国内外的临床应用中均取得了令人振奋的治疗效果，但是临床应用及研究表明该技术还存在一些难点问题亟待突破，仍需要开展大量的基础性研究工作。美国西北大学 Andrew 教授与明尼苏达大学 John 教授等在实验研究中均发现未能完全消融的肿瘤组织，需要进行进一步治疗。澳大利亚莫纳什大学 Kenneth 对 38 位患有肝癌、肾癌或肺癌的志愿者采用不可逆电穿孔进行肿瘤消融后，CT 检查发现部分患者治疗不彻底致肿瘤复发。美国纽约斯隆 – 凯特琳癌症研究中心医师 T Peter Kingham 消融血管周围肝恶性肿瘤时发现，28 位患者中携带肿瘤体积较大者由于治疗不彻底存在残留病灶区引起肿瘤复发，复发率达到 7.5%。从组织学层面来看，生物组织微观结构复杂，以肝脏为例，肝组织由多个肝叶组成，且其中分布着丰富的大血管、毛细血管、肝胆管及淋巴管网络等一系列管道结构，其功能多样，结构复杂；从电学角度来看，各种微观结构介电特性、阻抗特性的差异导致生物组织呈现出显著不同于常规电介质较为强烈的非均匀各向异性的电学特征，造成组织中实际电场分布不均匀，使得肿瘤组织不能够完全被不可逆电穿孔的有效电场覆盖，存在消融盲区（图2-14）。在临床试验中存在相当数量的患者治疗不够彻底而致复发的病例，至今仍然是国内外没有解决的难题。

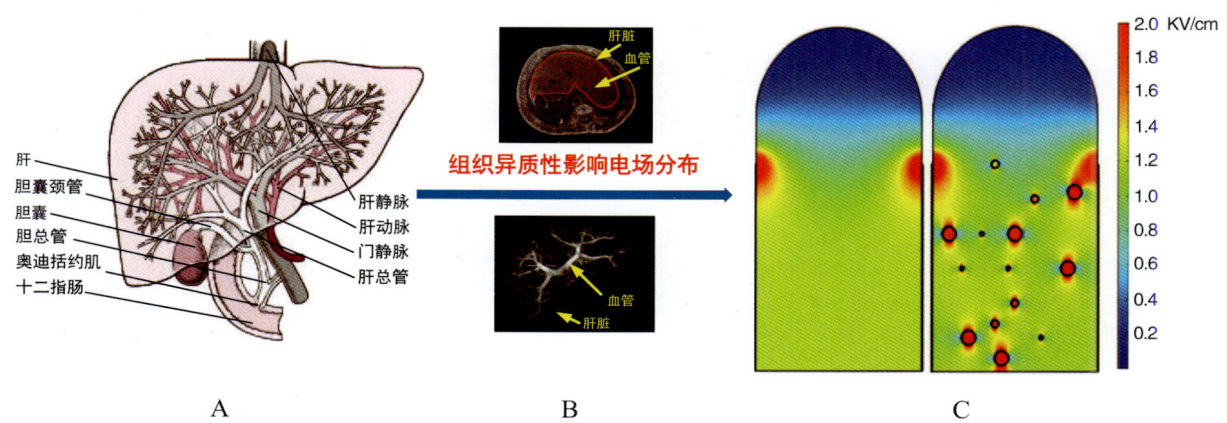

A.肝脏结构示意图；B.肝脏图像解剖图及最大密度投影；C.肝脏组织电场分布仿真图（左：均匀介质；右：非均匀介质）。

图2-14 肝组织结构及电场分布图

此外，患者在治疗过程中会出现肌肉收缩现象导致其疼痛和不适。美国纽约斯隆-凯特琳癌症研究中心Kingham医师、澳大利亚阿尔弗雷德医院Cheung医师、哈佛大学医学院Martin教授等在不可逆电穿孔临床试验中发现所有患者均伴有不同程度的肌肉收缩。目前临床上通常采用给患者注射肌肉松弛药的方法来缓解肌肉收缩的强度，但并不能完全避免，而且这种药物的使用有导致患者发生横纹肌溶解的医疗风险，将给患者带来较大的不良反应；同时为防止注射肌肉松弛药后呼吸停止，患者必须配合使用呼吸机，这使得治疗过程变得复杂。迄今为止，国内外的研究者和临床医师没有找到一个很好的方案来解决这个难题。

这两大难题是由脉冲电场技术自身固有的电特性所决定而产生的，要想从根本上解决这些问题只能从脉冲电场自身的角度去实现突破。因此，探寻到一种既能在生物电介质中实现电场均匀分布又不引起肌肉收缩的新型脉冲电场成为解决上述困扰临床医师和癌症患者难题的关键，将有力地促进不可逆电穿孔肿瘤治疗技术在临床的推广应用。

二、高频不可逆电穿孔的提出

传统不可逆电穿孔消融技术所采用的典型脉冲参数是脉冲宽度100微秒、重复频率1 Hz，以细胞膜的电容特性为突破口，建立细胞和组织模型仿真计算发现：传统不可逆电穿孔脉冲电场脉冲宽度为100微秒，远大于细胞膜充电时间常数（200～1 000纳秒），由于膜电容的隔直和屏蔽效应，电流主要流经细胞外，此时作用于细胞的电场势必呈现出不均匀分布；如果降低脉冲宽度直至与细胞膜充电时间常数相当，同时为了保持不可逆电穿孔典型脉冲电场的参数特征，需增加脉冲个数使其宏观上表征脉冲宽度100微秒的波形特征（即高频化脉冲电场），此时的电流可直接穿过细胞膜进入细胞内部，使得电场对于组织层面甚至每个细胞而言分布得更加均匀（图2-15）。由此，我们推测：采用高频率同时保持不可逆电穿孔非热优势的脉冲电场有望突破细胞膜电容效应以及生物组织各向异性带来的内部电场分布不均匀的障碍，从根本上解决传统不可逆电穿孔临床应用中治疗区域电场分布不均匀的难题。

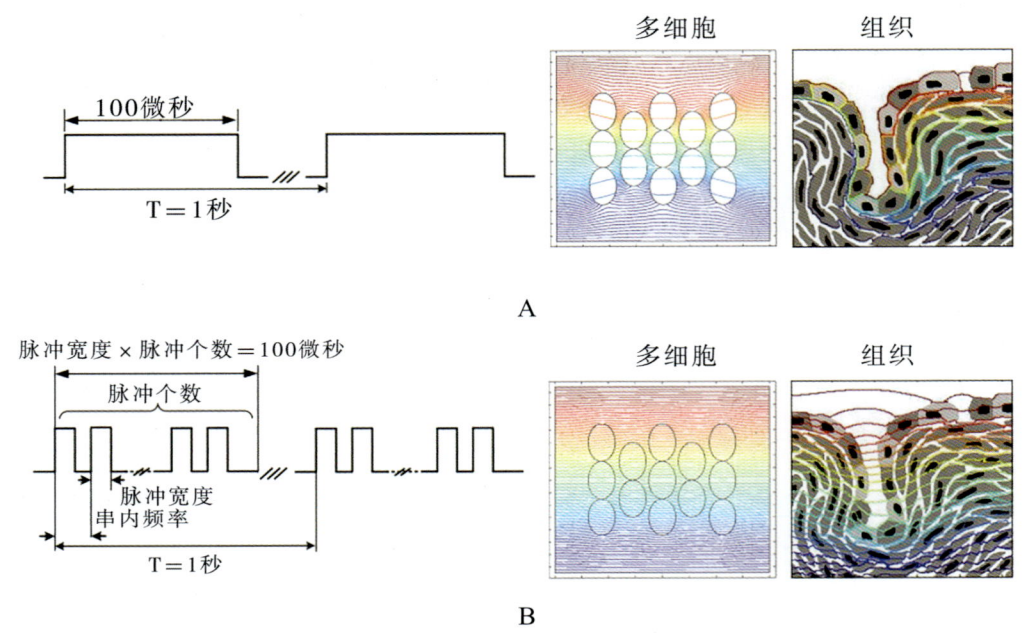

A.传统脉冲；B.高频化脉冲。

图2-15 脉冲电场下多细胞与组织内部电场分布仿真计算

哺乳动物运动神经的动作电位持续时间一般多在1～2毫秒。由于前述为消除治疗区域电场分布不均匀考虑采用高频化脉冲电场，其脉冲宽度一般在1～10微秒，远小于动作电位产生持续时间1～2毫秒。因此，如果前一个脉冲（假设为正极性）结束后，紧接着再施加一个脉冲宽度相同、电场强度相等的负极性脉冲，有可能使得正极性脉冲诱导的动作电位还来不及充分产生，负极性脉冲就导致动作电位向反方向发展，随后施加下一个正极性脉冲，则反方向的动作电位将恢复到初始状态，如此周而复始，后续脉冲将不会产生新的肌肉收缩，从而将有效抑制甚至消除肌肉收缩（图2-16）。

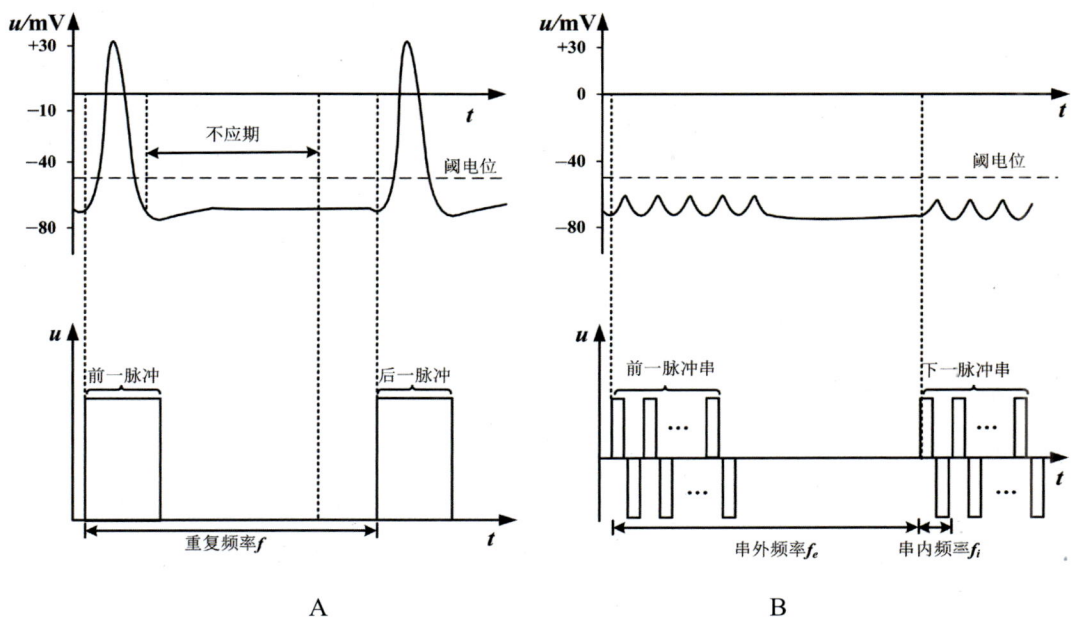

A. 传统脉冲示意图及肌肉收缩动作电位；B. 高频双极性脉冲串示意图及肌肉收缩动作电位。

图2-16　高频双极性脉冲电场抑制肌肉收缩原理示意图

三、高频不可逆电穿孔的研究现状

2011年，美国弗吉尼亚理工大学Rafael教授团队提出采用高频双极性脉冲进行不可逆电穿孔消融的新方法，在采用高频双极性脉冲消融小鼠脑部肿瘤组织时发现，高频双极性脉冲消融能有效缓解甚至消除肌肉收缩。该高频化是将传统不可逆电穿孔100微秒脉冲拆分成多个窄脉冲组成的脉冲串，一个脉冲串内的高电平时间仍然为100微秒，脉冲串的重复频率仍然与传统不可逆电穿孔相同，即1 Hz。2011年，Christopher等建立了多层组织介电模型，仿真发现高频化的脉冲形式能够使得组织内部电场分布更加均匀。2014年，Michael等仿真计算发现双极性脉冲能够诱导产生更高的细胞核膜TMV；随后，2015年，该团队开展了高频双极性脉冲杀伤效应试验，分别在水凝胶以及小鼠肿瘤模型中进行了深入探索，研究发现高频双极性脉冲在细胞杀伤、肿瘤消融方面的阈值电场强度高于传统不可逆电穿孔脉冲电场。2016年，Daniel等通过细胞通透性试验同样说明了相同脉冲剂量下，高频双极性脉冲诱导产生的细胞通透性变化不及传统不可逆电穿孔脉冲。而Suyashree等则从高频双极性脉冲引起的马铃薯组织电气性能变化角度说明，高频双极性脉冲引起的组织电导率变化不及传统不可逆电穿孔引起的组织电导率变化大。Jill等采用高频双极性脉冲消融含有不同细胞的水凝胶模拟组织，试验发现，高频双极性脉冲能够作用于细胞核膜，诱导细胞凋亡，并且凋亡效果与细胞核质比相关。2016年，Imran等开展了高频双极性脉冲消融猪肝脏组织在体试验，研究了不同脉冲个数下组织消融情况并检测到高频双极性脉冲诱导产生了凋亡因子。2017年，Tyler等通过高频双极性脉冲消融马铃薯组织发现，不同脉冲个数的高频双极性脉冲消融阈值电场强度存在差异，并且随着脉冲个数的增加存在消融体积饱和的现象。Michael则开展了不对称高频双极性脉冲在消融阈值电场强度方面的研究，发现不对称高频双极性脉冲能够提升对称高频双极性脉冲的消融效果，具有更低的消融阈值电场强度。Andrea研究发现高频双极性脉冲对肿瘤干细胞具有更高的选择性，对于肿瘤干细胞的杀伤研究具有重要意义。

重庆大学团队首先自主研发了能够产生高频单/双极性脉冲以及传统不可逆电穿孔脉冲的复合脉冲发生器，并在此基础上开展了高频双极性脉冲前期基础性研究试验。采用细胞膜染色剂DiI研究了不同脉冲宽度的复合脉冲与传统脉冲作用下细胞膜的损伤情况（图2-17）。研究发现，在脉冲剂量一致的前提下，脉冲宽度越窄对细胞膜的损伤程度越小。同时，为了深入研究高频双极性脉冲引起的细胞凋亡情况，该团队通过流式细胞术、线粒体膜电位测量以及Capase-3蛋白检测等手段进一步论证了复合脉冲诱导凋亡的可能性（图2-18～图2-20）。

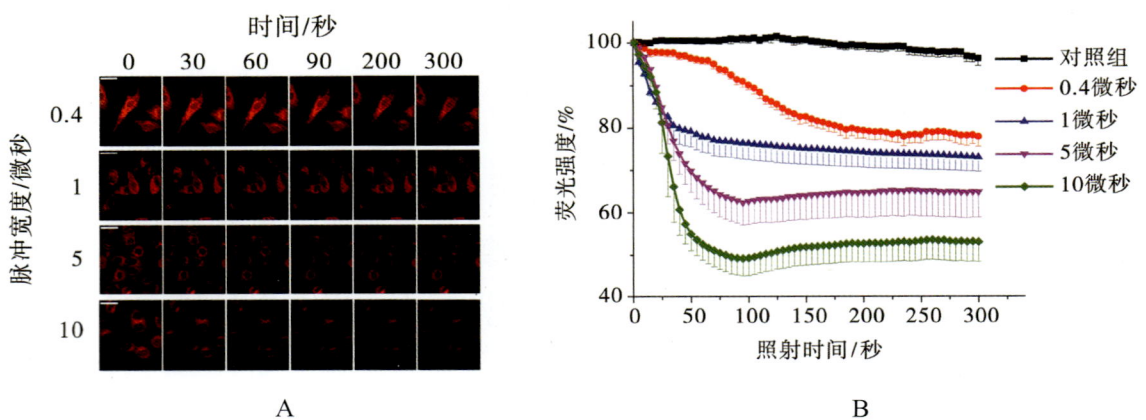

A.时序细胞膜电穿孔程度的荧光变化图；B.量化的荧光强度图。

图2-17 不同脉冲宽度的高频双极性微秒脉冲作用下细胞的电穿孔程度变化

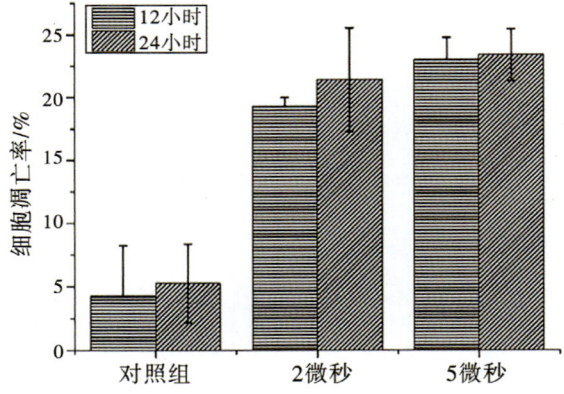

图2-18 流式细胞检测高频双极性脉冲参数作用SKOV3细胞的凋亡率

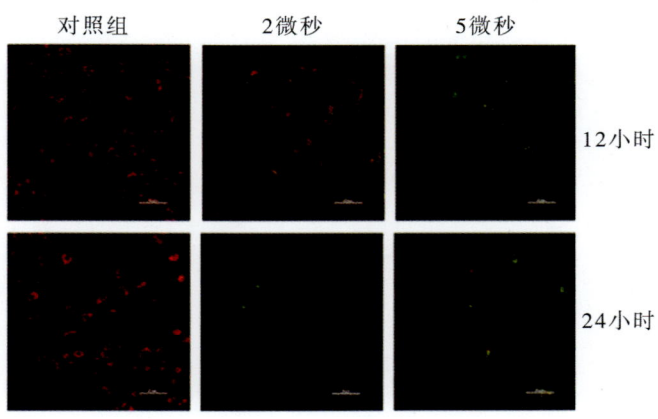

图2-19 高频双极性脉冲电场作用SKOV3细胞后JC-1染色情况

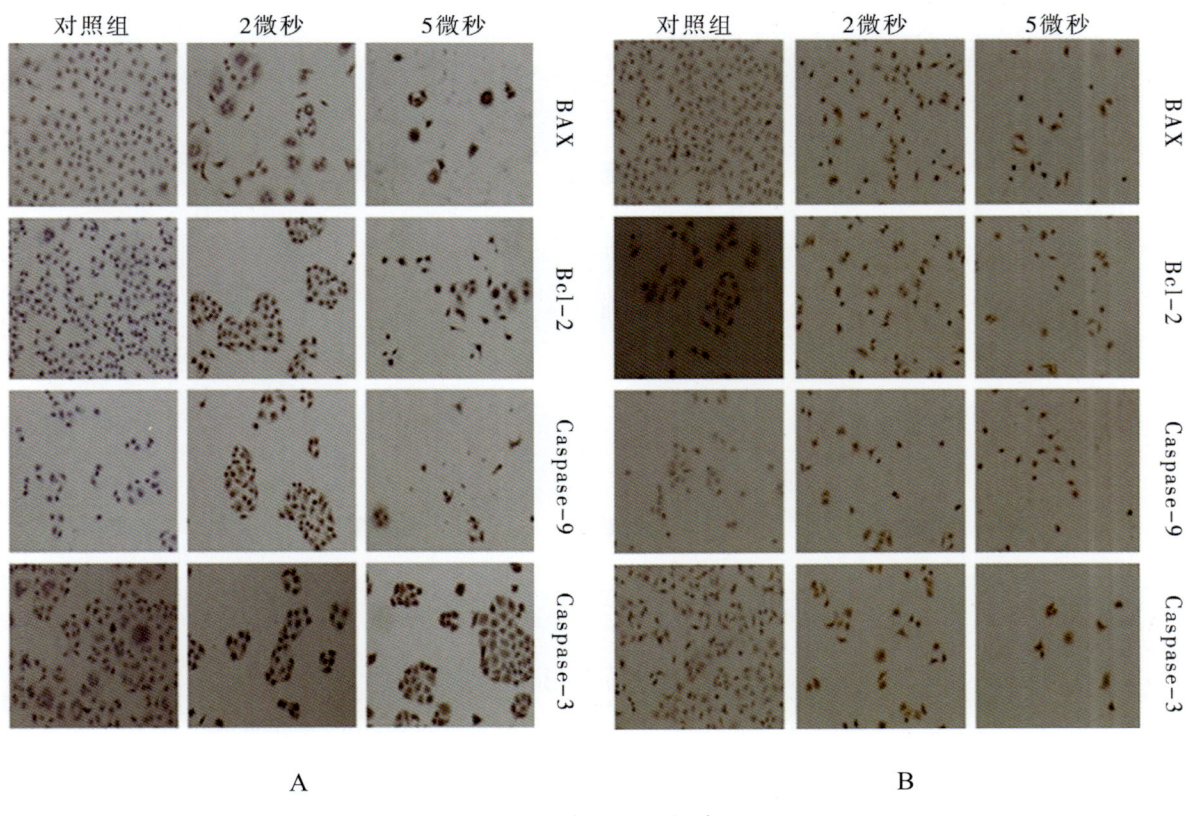

A.12小时;B.24小时。

图2-20 高频双极性脉冲电场作用SKOV3细胞后的免疫组化检测BAX、Bcl-2、Caspase-3、Caspase-9凋亡蛋白的表达情况

为了进一步抑制肌肉收缩,该团队自行研制了带有绝缘涂层的新型绝缘电极配合高频双极性脉冲进一步缓解甚至消除了肌肉收缩,并系统研究了高频双极性脉冲的脉冲参数与肌肉收缩程度以及消融体积大小间的关系,以期获得最佳的复合脉冲参数(图2-21～图2-24)。在电场均匀性方面,该团队通过兔肝脏组织消融试验发现,传统不可逆电穿孔脉冲处理后在胆管等管道附近仍存在存活细胞,而复合脉冲作用下消融区域内组织均被有效

消融，间接通过试验验证了高频双极性脉冲在组织内部的电场分布更加均匀（图2-25）。

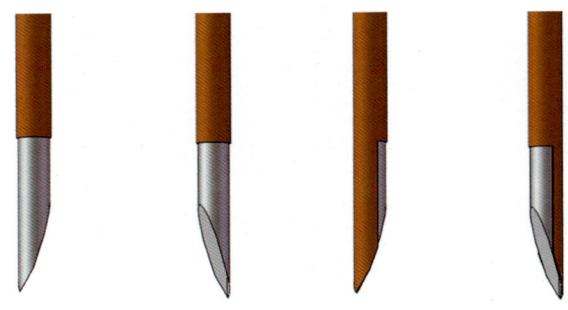

A.普通电极针；B.绝缘电极针。

图2-21 普通电极针和绝缘电极针结构示意图

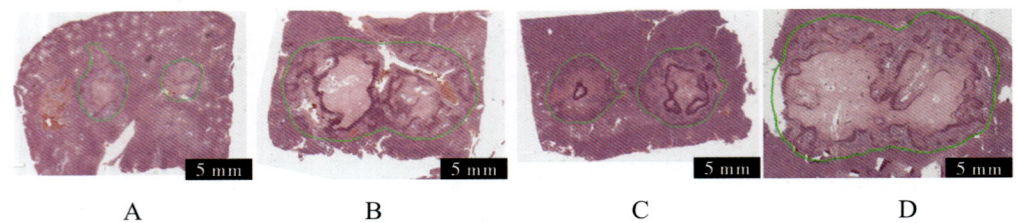

A.2微秒、1 000 V；B.2微秒、2 000 V；C.5微秒、1 000 V；D.5微秒、2 000 V。

图2-22 普通电极针消融区域切片图

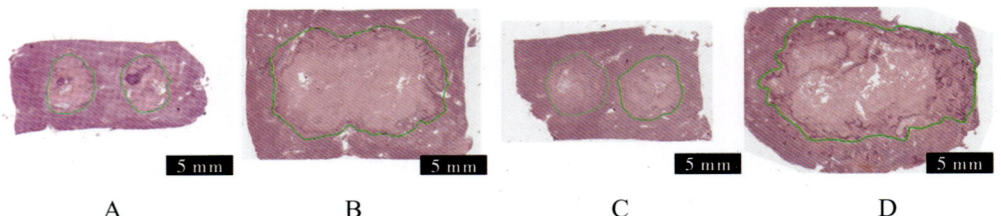

A.2微秒、1 000 V；B.2微秒、2 000 V；C.5微秒、1 000 V；D.5微秒、2 000 V。

图2-23 绝缘电极针消融区域切片图

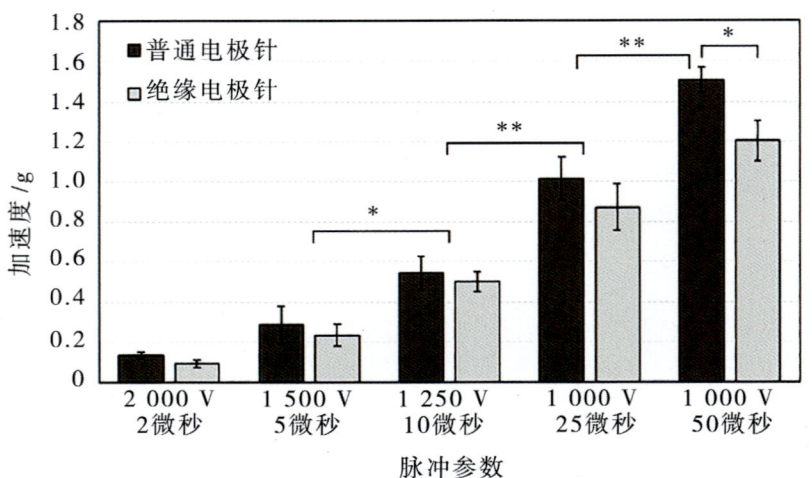

图2-24 相似消融面积的脉冲参数肌肉收缩强度对比

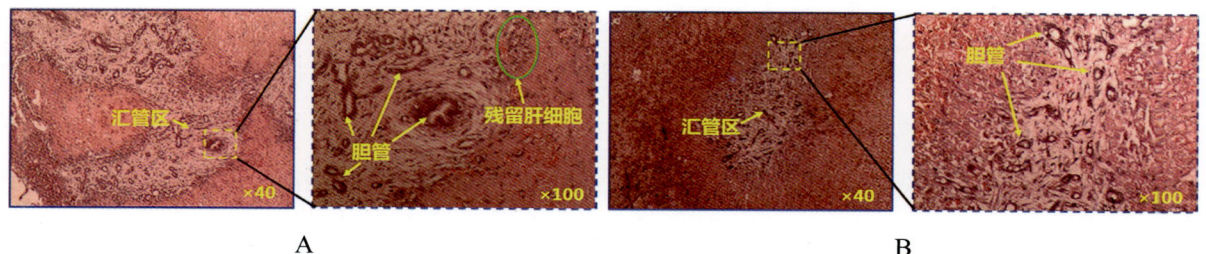

A.传统不可逆电穿孔脉冲消融后肝脏组织胆管附近残存完整肝细胞；B.高频双极性微秒脉冲（5微秒）消融后细胞完全坏死。

图2-25　肝脏组织胆管周围细胞消融切片结果

第四节　纳秒电穿孔的研究与发展

一、纳秒电穿孔的原理与发展

微秒脉冲电场主要在细胞膜上产生电穿孔，从而诱导肿瘤细胞死亡；而纳秒脉冲电场能够透过细胞膜作用到细胞器（如线粒体、细胞核等）膜上，并在细胞内部产生一系列的生物效应，从而诱导肿瘤细胞凋亡。纳秒脉冲电场诱导肿瘤细胞死亡的概念最早由美国欧道明大学生物电磁研究中心Schoenbach等人提出，实验研究发现，纳秒脉冲电场能够透过细胞膜作用于细胞核、线粒体、内质网、高尔基体等细胞器膜，并伴随Annexin V绑定、Caspase激活、Cytochrome C释放等凋亡指标出现。

Schoenbach教授等人的发现掀起了纳秒脉冲治疗肿瘤领域的研究热潮。Beebe和Garon等分别观察到HL-60细胞磷脂酰丝氨酸外翻和Caspase活化。Chen等发现核膜穿孔促进DNA质粒到细胞核内的传输，从而增强基因表达。Schoenbach等发现纳秒脉冲可以诱导人血嗜酸性粒细胞内质粒的释放而细胞膜保持完整、溶酶体膜溶解、胞内钙离子释放等；10个或20个脉冲宽度60纳秒、电场强度50 kV/cm的纳秒脉冲可致胞内吞囊泡穿孔。随后Weaver等人研究表明纳秒脉冲可以改变线粒体的TMV，进而促使线粒体通透性转换孔不可逆开放，最终引发肿瘤细胞凋亡；随后大量的试验证实了这个观点，即纳秒脉冲电场通过线粒体途径诱导肿瘤细胞凋亡，如Napotnik等发现纳秒脉冲可致线粒体膜通透性增加及线粒体TMV降低。近年来，随着分子生物学检测技术的发展，人们研究发现纳秒脉冲可以在细胞膜上产生纳秒级孔洞使小分子、离子等顺利通过而较大尺寸的粒子却无法进入细胞；Beebe进一步的研究揭示脉冲宽度300纳秒的纳秒脉冲可以通过死亡受体途径诱导肿瘤细胞凋亡；Ford等研究表明脉冲宽度300纳秒的纳秒脉冲作用B16f10黑色素瘤细胞后，可以诱导与线粒体无关的凋亡途径；Ren 等将 10 个脉冲宽度 300 纳秒、电场强度 0～60 kV/cm 的纳秒脉冲作用于 E4 鳞状上皮细胞癌细胞，结果表明，细胞死亡率高达 95% 并伴随着磷脂酰丝氨酸外翻、Caspase 和 Calpain 的激活、Bid 和线粒体 TMV 的降低，进一步的研究揭示 Bid 分裂与 55%～60%Caspase 和 40%～55% 钙离子相关，其中胞内和胞外钙离子所占比重分别为 30% 和 70%，即在此纳秒脉冲参数作用下，细胞主要通过外源性途径凋亡，而内源性途径占的比重非常小。

随着研究的不断深入，国内外的相关研究人员开始从脉冲参数优化选择等角度探讨不同参数作用下的细胞生物电效应，如 Nesin 等研究并比较了脉冲宽度为 60 纳秒和 600 纳秒的脉冲电场对细胞体积和细胞膜穿孔情况的不同影响；Ibey 等研究了脉冲宽度为 10 纳秒的脉冲电场诱导不同类型细胞膜穿孔及死亡时的量效关系；Merla 等研究了单个细胞施加纳秒脉冲电场后 TMV 及孔径密度的变化规律；Yano 等研究显示小剂量脉冲个数促进 HeLa S3 细胞增殖，大剂量脉冲个数杀伤细胞；Misutake 等揭示随着重复频率的降低，HeLa S3 细胞存活率亦随之降低。此外，Stacey 等研究了碳纳米管在纳秒脉冲杀伤肿瘤中的增敏作用；Song 等仿真计算表明纳秒脉冲通过电效应和热效应共同影响细胞的结构和功能；Akiyama 等研究表明 60 纳秒的脉冲抑制胚胎干细胞的增殖；Nesin 等发现纳秒脉冲抑制压控性 Ca^{2+} 和 Na^{+} 通道的开放；Yano 等发现纳秒脉冲能诱导细胞促分裂原活化蛋白激酶和 c-Jun 氨基酸激酶的释放。

国内重庆大学姚陈果团队从 2003 年起，便已开始对纳秒脉冲电场的生物电效应及其作用机制进行研究，揭示了纳秒脉冲电场诱导肿瘤细胞凋亡的相关机制。蛋白检测试验结果表明，纳秒脉冲电场处理肿瘤细胞后，内源性凋亡相关因子的表达均呈现显著性变化（$P < 0.05$），表明纳秒脉冲电场可通过内源性凋亡途径诱导肿瘤细胞凋亡（图 2-26、图 2-27）。为进一步研究纳秒脉冲是否也能够诱导肿瘤细胞凋亡的外源性信号通路机制，研究团队采用流式细胞术和凝胶电泳法检测细胞凋亡、坏死情况，RT-PCR 法检测 Fas、FasL、Caspase-8 和 Bid mRNA 表达水平，Western blot 法检测 Fas、FasL、Caspase-8 和 Bid 的蛋白表达。Annexin V/PI 双染流式细胞仪检测结果，如图 2-28 所示。与对照组相比，纳秒脉冲处理后 SKOV3 细胞的晚期凋亡率及坏死率明显高于对照组（3.03±0.57）%。mRNA 表达水平表明脉冲电场处理后 Fas、FasL、Caspase-8 和 Bid mRNA 表达量升高（图 2-29）。Western blot 法检测 Fas、FasL、Caspase-8 和 Bid 的蛋白表达结果，如图 2-30 所示。脉冲电场处理后 Fas、FasL、Caspase-8 和 Bid mRNA 蛋白表达量明显升高（$P < 0.05$）。上述试验表明了纳秒脉冲诱导肿瘤细胞凋亡时存在外源性凋亡途径。综合团队研究，表明纳秒脉冲可以同时靶向作用于细胞膜和细胞器膜，进而引发内源性和外源性细胞凋亡途径。

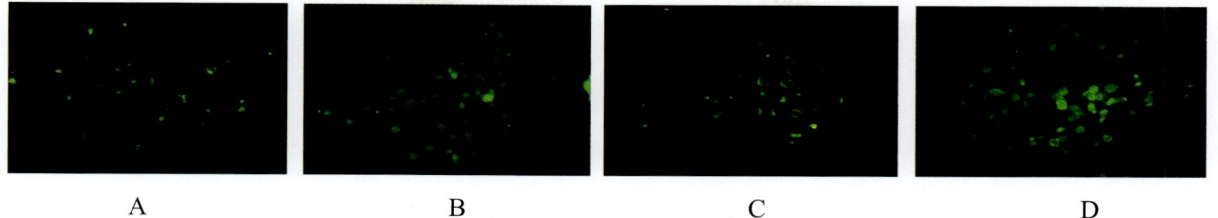

A. 对照组AIF；B. 处理组AIF；C. 对照组Cyt-C；D. 处理组Cyt-C。

图2-26 免疫荧光检测线粒体膜间隙蛋白分布情况

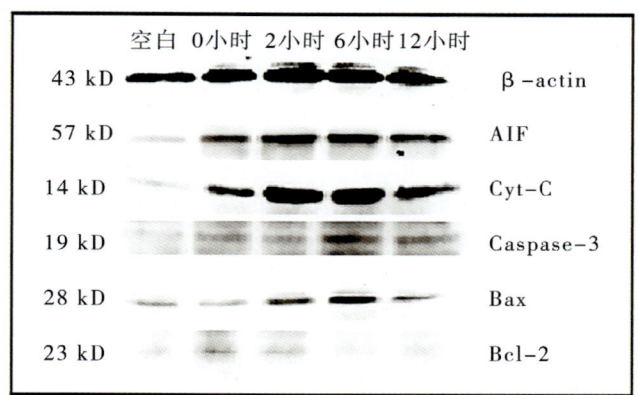

图2-27 β-actin、AIF、Cyt-C、Caspase-3、Bax、Bcl-2蛋白表达

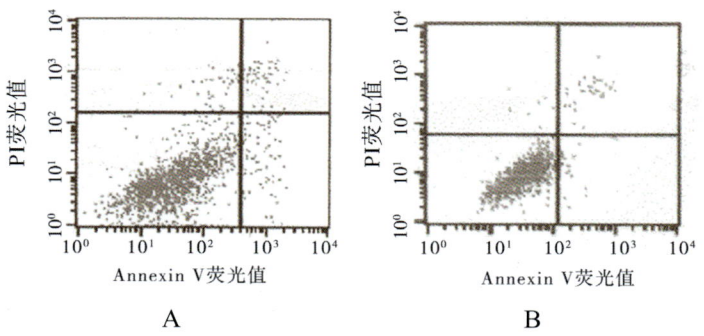

A. 对照组；B. 脉冲组。

图2-28 流式细胞仪检测结果

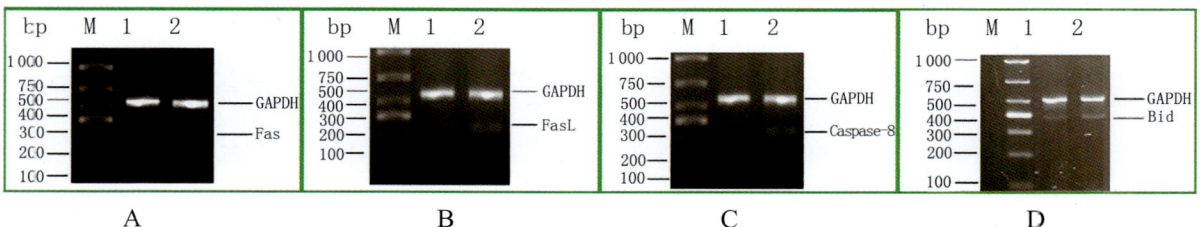

A. Fas；B. FasL；C. Caspase-8；D. Bid。M. Marker；1. 对照组；2. 100纳秒组。

图2-29 mRNA表达水平

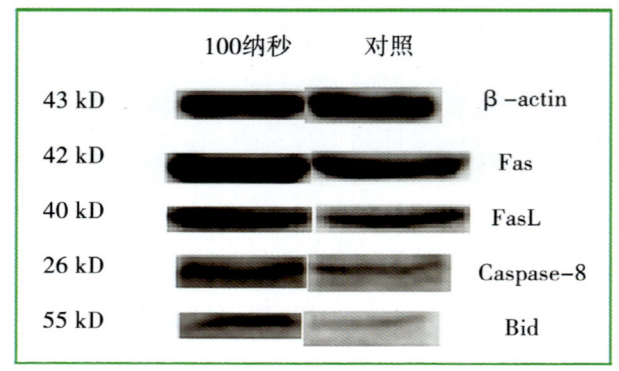

图2-30　Fas、FasL、Caspase-8、Bid蛋白表达情况

二、纳秒电穿孔动物实验

为进一步研究纳秒脉冲电场消融效果，众多团队及学者开始了动物实验研究。2002年，Beebe和Schoenbach教授等人开创性地将电场强度75 kV/cm、脉冲宽度300纳秒的纳秒脉冲应用到皮下接种的纤维肉瘤小鼠的治疗，发现纳秒脉冲电场刺激8天后小鼠肿瘤体积减小，这表明纳秒脉冲具有很好的肿瘤抑制效果。该研究首次提出了纳秒脉冲电场消融肿瘤的新技术，开启了纳秒脉冲电场肿瘤治疗技术的新篇章，引起了包括国内外多家单位及专家的广泛关注。之后关于纳秒脉冲电场对多种人类和小鼠肿瘤细胞系的杀伤及对相应小鼠动物模型肿瘤消融的研究相继开展。2006年，Nuccitelli等人开展动物实验，发现纳秒电脉冲电场治疗局部区域肿瘤梗死时，微血管密度标志物显著减少，局部血液流动缺失2周，表明纳秒电脉冲处理抑制肿瘤血管生成。2007年，美国南加州大学Gundersen等人对脉冲电场作用下10余种肿瘤细胞系的存活情况进行了测定，并对多种类型的荷瘤小鼠模型肿瘤进行了消融。结果表明，采用200个幅值6.5 kV、脉冲宽度20纳秒的纳秒电脉冲可以在体外杀伤多种人类肿瘤细胞，在体内成功诱导肿瘤消退。浙江大学陈新华等采用纳秒脉冲电消融乳腺癌细胞及荷瘤小鼠体内肿瘤。结果表明，纳秒脉冲在体外可以显著降低细胞活性，诱导细胞凋亡，动物实验表明纳秒脉冲能够显著抑制肿瘤生长。

随着纳秒脉冲电场消融肿瘤研究的不断深入，学者最新研究发现高压纳秒电脉冲在诱导肿瘤细胞死亡的同时，还能够激发机体免疫应答，有望防止肿瘤复发、转移等，从而改善癌症患者预后。2011年，Eastern Virginia医学院Beebe教授等人采用纳秒电脉冲治疗肝癌荷瘤小鼠时发现肿瘤被消融并完全消失，而且治愈的小鼠无法再次接种肿瘤，这表明纳秒电脉冲诱导了荷瘤机体肿瘤细胞的免疫原性死亡，有效激发了机体的抗肿瘤免疫效应。2015年，Nuccitelli等人采用400个脉冲宽度100纳秒、脉冲电压15 kV的电脉冲与双针电极处理荷原位肝肿瘤小鼠，发现原位肿瘤组织凋亡消失且小鼠无法二次接种肿瘤，这表明了纳秒电脉冲具有能够有效激发荷瘤机体免疫原性凋亡效应的能力。2017年，该团队进一步采用脉冲宽度100纳秒、电场强度25 kV/cm的电脉冲处理细胞悬液，发现脉冲电场刺激下钙网蛋白、ATP以及高迁移率组蛋白B1有所提高，这进一步说明纳秒电脉冲能够诱导肿瘤细胞发生免疫原性死亡，或可激发机体免疫响应。2019年，兰州大学Jing Wang等人进一步开展小鼠动物实验，进一步验证了纳秒电脉冲作用可激活免疫应答靶点，有效抑制肿瘤生长。

三、纳秒电穿孔的临床试验

纳秒脉冲电场在肿瘤治疗领域展现出了良好的临床应用前景。2007年，美国南加州大学Gundersen等人采用200个幅值6.5 kV、脉冲宽度20纳秒的纳秒脉冲开展了世界首例皮肤癌患者的治疗，取得了较好的治疗效果。2013年，美国加州Pulse Biosciences公司率先推出纳秒脉冲电场临床试验样机Pulse Tx并开展高压纳秒电脉冲治疗人基底细胞瘤的临床试验，采用100～1 000个电场强度30 kV/cm、脉冲宽度100纳秒的电脉冲处理后肿瘤成功被消融且处理区域无明显的瘢痕。2020年，浙江大学团队联合新疆医科大学第一附属医院、郑州大学第一附属医院等单位将纳秒脉冲电场应用到肝癌治疗当中，临床发现，纳秒脉冲技术能极大限度地保留肿瘤细胞的抗原组织，激活人体特异性免疫机制，这表明纳秒脉冲电场能够安全有效地消融肝部肿瘤。目前因纳秒脉冲电源等限制，有关纳秒脉冲电场消融肿瘤的临床数据较少，但是从细胞和动物实验来看，纳秒脉冲肿瘤消融技术具有广阔的临床应用前景。

参考文献

[1] WILD C P, WEIDERPASS E, STEWART B W. World Cancer Report: Cancer research for cancer prevention [M]. Lyon (FR): International Agency for Research on Cancer, 2020.

[2] 张若兵, 徐国旺, 王昱婷, 等. 脉冲电场作用下细胞膜可控电穿孔技术研究 [J]. 高电压技术, 2018, 44 (7): 2254-2260.

[3] LI C, KE Q, YAO C, et al. Comparison of bipolar andunipolar pulses in cell electrofusion: simulation and experimental research [J]. IEEE Trans Biomed Eng, 2019, 66 (5): 1353-1360.

[4] CASCIOLA M, TAREK M. A molecular insight into the electro-transfer of small molecules through electropores driven by electric fields [J]. Biochim Biophys Acta, 2016, 1858 (10): 2278-2289.

[5] Sözer E B, POCETTI C F, VERNIER P T. Asymmetric Patterns of Small Molecule Transport After Nanosecond and Microsecond Electropermeabilization [J]. J Membr Biol, 2018, 251 (2): 197-210.

[6] DEMIRYUREK Y, NICKAEEN M, ZHENG M, et al. Transport, resealing, and re-poration dynamics of two-pulse electroporation-mediated molecular delivery [J]. Biochim Biophys Acta, 2015, 1848 (8): 1706-1714.

[7] LV Y, YAO C, RUBINSKY B. A 2-D cell layer study on synergistic combinations of high-voltage and low-voltage irreversible electroporation pulses [J]. IEEE TransBiomed Eng, 2020, 67 (4): 957-965.

[8] MILLER L, LEOR J, RUBINSKY B. Cancer cells ablation with irreversible electroporation [J]. Technol Cancer Res Treat, 2005, 4 (6): 699-705.

[9] HELLER R, GILBERT R, JAROSZESKI M J. Clinical applications of electrochemotherapy [J]. Adv Drug Deliv Rev, 1999, 35 (1): 119-129.

[10] GROSELJ A, BOSNJAK M, STROJAN P, et al. Efficiency of electrochemotherapy with reduced bleomycin dose in the treatment of nonmelanoma head and neck skin cancer: Preliminary results [J]. Head Neck, 2018, 40 (1): 120-125.

[11] PLASCHKE C C, BERTINO G, MCCAUL J A, et al. European research on electrochemotherapy in head and neck cancer (EURECA) project: results from the

treatment of mucosal cancers [J]. Eur J Cancer, 2017, 87: 172-181.

[12] 熊兰, 孙才新, 王士彬, 等. 陡脉冲电场分布仿真与在体兔肝组织的实验研究 [J]. 中国生物医学工程学报, 2007, 26 (2): 208-213.

[13] 刘颖, 周玮, 熊正爱, 等. 超声引导不可逆电穿孔消融山羊肝脏的实验研究 [J]. 解放军医学杂志, 2011, 36 (3): 254-256.

[14] NIESSEN C, THUMANN S, BEYER L, et al. Percutaneous irreversible electroporation: Long-term survival analysis of 71 patients with inoperable malignant hepatic tumors [J]. Sci Rep, 2017, 7: 43687.

[15] SIDDIQUI I A, LATOUCHE E L, DEWITT M R, et al. Induction of rapid, reproducible hepatic ablations using next-generation, high frequency irreversible electroporation (H-FIRE) in vivo [J]. HPB (Oxford), 2016, 18 (9): 726-734.

[16] DONG S, YAO C, ZHAO Y, et al. Parameters optimization of bipolar high frequency pulses on tissue ablation and inhibiting muscle contraction [J]. IEEE Transactions on Dielectrics and Electrical Insulation, 2018, 25 (1): 207-216.

[17] DONG S, WANG H, ZHAO Y, et al. First human trial of high-frequency irreversible electroporation therapy for prostate cancer [J]. Technol Cancer Res Treat, 2018, 17: 1533033818789692.

[18] SCHOENBACH K H, BEEBE S J, BUESCHER E S. Intracellular effect of ultrashort electrical pulses [J]. Bioelectromagnetics, 2001, 22 (6): 440-448.

[19] 米彦. 纳秒脉冲电场诱导肿瘤凋亡的窗口效应与实验研究 [D]. 重庆大学, 2009.

[20] 谢贵林, 陈璐艳, 陈新华, 等. 纳秒脉冲电场消融乳腺癌的实验研究 [J]. 中国医药导报, 2015 (16): 4-8; 13.

[21] 洪恒飞, 江耘. 万伏高压电瞬击癌细胞国产纳秒刀突破消融治疗禁区 [N]. 科技日报, 2021-10-21 (8).

（包家立，姚陈果，魏颖恬，倪才方）

第三章
脉冲电场的电极电场分布研究

PULSED ELECTRIC FIELD IN
MEDICAL APPLICATIONS

第一节 脉冲电场的电场分布及影响因素

高压陡脉冲电场技术是一种新型非热局部治疗手段，其利用一定强度和数量的微秒方波陡脉冲作用于肿瘤组织，在目标消融区内形成具有一定强度和形态分布的脉冲电场，通过一连串电脉冲不断作用破坏肿瘤细胞膜和细胞环境稳态，最终导致细胞死亡。由于电脉冲的作用时间极短，电流经过组织所产生的焦耳热可以很快扩散和吸收，组织最终累积的热量很少，因此不会产生热损伤。

大量研究表明，不同脉冲宽度、不同强度的电穿孔脉冲作用引起的生物效应特点存在差异。若脉冲电场强度较低，细胞膜结构在电脉冲作用结束后可以恢复，细胞活性不受影响，此技术可称为可逆电穿孔，当前主要用于电化学疗法和经皮给药。若脉冲电场强度较高，细胞膜结构在电脉冲作用结束后不能恢复，同时细胞膜通透性增加加速细胞内外物质交换，破坏细胞环境稳定性，最终导致细胞死亡，则此技术被称为不可逆电穿孔，可用于灭菌和肿瘤消融治疗。

在宏观层面，高压脉冲电场消融技术的电场分布依赖于以下 2 个方面。

一、电场强度

电脉冲作用下肿瘤细胞的结局与电脉冲波形特征、强度和数量等相关，且存在一定的电场强度依赖性。低强度电脉冲作用并不会引起细胞死亡（当电场强度 < 200 V/cm 时，对细胞膜不会产生影响，甚至对细胞的增殖、迁移和分化具有促进作用），只有一定数量的高强度电脉冲对细胞活性才具有较为明显的抑制作用。一般认为电场强度需要达到 400 V/cm 以上，才可以实现细胞不可逆电穿孔，暴露于 200～400 V/cm 的电场中，细胞只是暂时受影响，将发生可逆电穿孔。临床上，通常将脉冲参数设定为电场强度 1 000～2 000 V/cm、脉冲宽度 70～100 微秒、脉冲数 70～100 个，这样才能够产生细胞的脉冲电场消融效果。当电场强度、脉冲宽度及脉冲数过度增加，就可能转化为热效应消融，失去了选择性消融的优势而应加以避免。此外，电场梯度对细胞是有影响的，距离电极近的细胞比距离远的细胞所受的电场强度要强。

二、电极布置

消融范围是决定消融结局的主要因素之一，主要与电极间距、电极暴露深度、组织电导率等有关。在临床实践中，组织电导率通常无法实现变化与调节，操作者可以通过调整电极间距、电极暴露深度等来控制消融范围，在术前利用数值仿真的方法进行计算和估计出大致消融范围。首先，消融范围取决于电极间距，两电极的位置及之间的距离是影响电场分布的重要因素之一。受到当前技术限制，只有当电极间距保持在 1.5～2.0 cm 才可以获得比较可靠完整的消融体积，电极间距 < 1.0 cm 将产生一个非常小的消融体积，电极间距 > 2.5 cm 将产生 2 个围绕电极的消融区。当电极间距保持在合理范围内时，我们可以估计消融范围是电极间距向外延伸约 0.5 cm。例如，当电极间距为 1.5 cm 时，我们可以估计最大消融横截面是一个长度约 2.5 cm（0.5+1.5+0.5）和宽度约 1.0 cm（0.5+0.5）的椭圆形。其次，脉冲电场的电极电场分布呈三维立体形，电极暴露深度是决定电场分布的另一个重要因素，在一定范围内，电极暴露深度越深，电场分布越深，不可逆电穿孔消融范围就越大。此外，电极暴露深度越深，两电极间电阻越小，术中电流越高，因此，当遇到电流过低时，可以通过加深暴露深度来解决。在临床实践中，消融范围可以认为是电极暴露部分两端向外延伸约 0.5 cm，例如，当电极暴露深度是 1.5 cm 时，我们可以估计消融深度约 2.5 cm（0.5+1.5+0.5）。

第二节　脉冲电场消融参数的合理选择

脉冲电场良好的参数设置是不可逆电穿孔疗效的基本保证，同时又是防止并发症发生的基本措施。消融参数主要包括电场强度、电压、电流、电极间距及电极暴露深度。针对不同组织器官、不同大小及形态的病灶，消融参数的选择不尽相同。根据不同情况制订出不同的布针计划及合理参数，直接关乎不可逆电穿孔的消融效果和患者的术中安全。

在诸多参数中，电极间距最为重要，其涉及脉冲电场消融在临床应用中最主要的技术，即"布针技术"。一定要达到平行布针，要求每 2 根探针之间一定要呈平行关系，针尖的延长线不能出现相交聚拢或者分散。如果电极针针尖聚拢，则在发送脉冲时，会产生过载电流或短路电流，对机器产生损坏，甚至会出现高电压击穿绝缘介质空气放电而产生瞬间火花，对局部组织产生热损伤。而如果电极针针尖分散，则在消融过程中会出现脉冲电场强度不足的问题，导致消融不彻底或者失败。只有平行地布针才能均匀消融，产生稳定的几何形状的消融区域，满足临床消融需要。关于电极间距的范围选择问题在本章第一节已介绍，这里不再赘述。

除了要求操作者合理调整电极间距，电极暴露深度也是一项需要合理设置的重要参数。电极暴露深度过浅，所产生的电流往往较小，无法达到不可逆穿孔的目的，消融效果变差；电极暴露深度过深，会产生较大的电流，当电流 $\geq$ 50 A 时，机器进入自动保护状态、脉冲发送自动终止。只有合理的电极暴露深度才能产生均匀、稳定的消融区域。在不同的组织器官中，电极暴露深度的数值不同。如对于肝脏而言，电极暴露深度在 1.0 cm、1.5 cm、2.0 cm、2.5 cm 时，所产生的电流消耗分别为 10 A、20 A、30 A、40 A，故建议肝脏初始电极暴露深度选择在 1.0～2.5 cm；对于胰腺而言，因为胰腺组织的导电性能比肝脏组织好，电极暴露深度在 1.0 cm、1.5 cm 时，所产生的电流消耗分别为 30 A、40 A，故建议胰腺初始电极暴露深度选择在 1.0～1.5 cm。

在临床具体操作中，根据术前计划将电极针穿刺至病灶边缘，随后测量电极间距，根据合理的电极间距选择消融参数，并进行测试。通常电极暴露深度在肝脏中可以初始设定为 2.0 cm，而在胰腺中往往先设置为 1.5 cm。电场强度一般在 1 500～2 800 V/cm，可根据电极间距进行调整，使得电压最大值不超过 3 000 V，脉冲宽度在 70～90 微秒。先对电极输送 10～20 个脉冲进行组织电导率测试，观察电流走势，如果电流在 25 A 以上并呈逐渐上升趋势且不超过 35 A，则说明当前参数选择较为合理，可正式释放脉冲，继续输送 70～90 个脉冲，否则应予以调整后再次测试，直至满意为止。当初始电流＞35 A 时，我们一方面可以降低电场强度，另一方面可以缩短电极暴露深度，随后再次进行测试。当初始电流低于 25 A 时，我们一方面可以增加电场强度或脉冲宽度，另一方面可以在安全、允许的情况下加深电极暴露深度，随后二次测试。

第三节　脉冲电场作用范围评估及其影响因素

对于较小的病灶，一般 2 根电极针就可以覆盖，脉冲电场消融范围主要取决于电场强度、电极间距和电极暴露深度，本章第二节已叙述，这里不再重复。对于较大的病灶，2 根电极针往往不足以覆盖整个病灶，此时需要引入 3 根以上（最多 6 根）电极针，每 2 根电极针构成 1 对消融电极，消融范围相互叠加，构成一整个消融范围，从而达到覆盖整个病灶的目的。下面以 4 根电极针为例说明（表 3-1，图 3-1～图 3-16）。

表3-1　4根电极针布针方案，每2根电极针构成1对消融电极

电极针		电压/V	脉冲宽度/μs	脉冲数/个	电场强度/V·cm⁻¹	电极间距/cm
(+)	(-)					
1	4	3 000	100	90	1 500	2.2
2	3	3 000	100	90	1 500	2.2
2	4	2 550	100	90	1 500	1.7
3	1	2 550	100	90	1 500	1.7
3	4	2 550	100	90	1 500	1.5
1	2	2 550	100	90	1 500	1.5

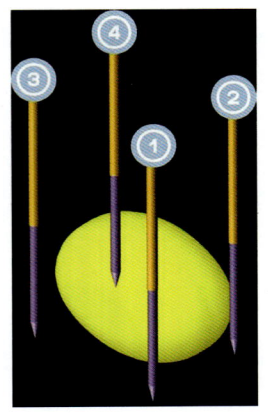

图3-1　4根电极针布针立体图示

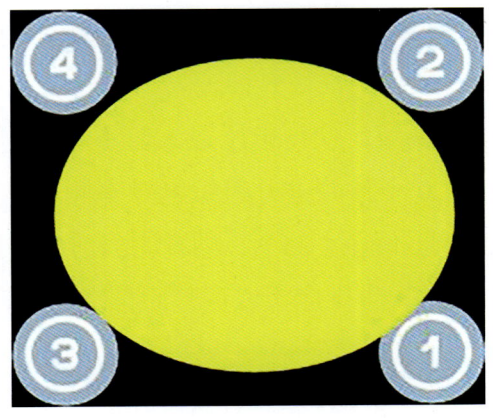

图3-2　4根电极针布针横断面图示

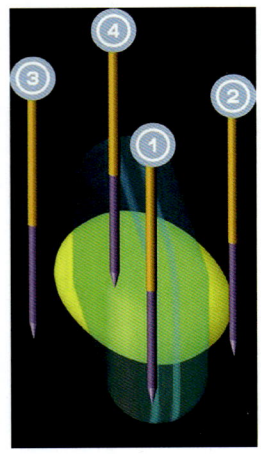

图3-3　1（+）4（-）电极针消融范围立体图示

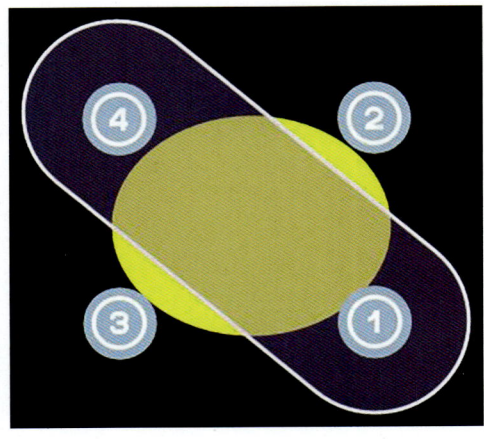

图3-4　1（+）4（-）电极针消融范围横断面图示

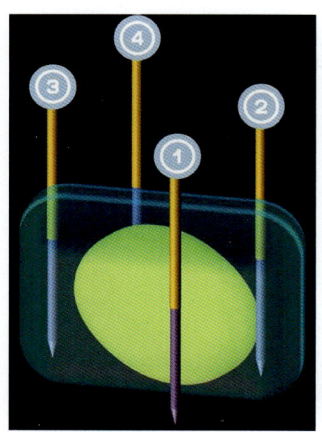

图3-5　2(＋)3(－)电极针消融范围立体图示

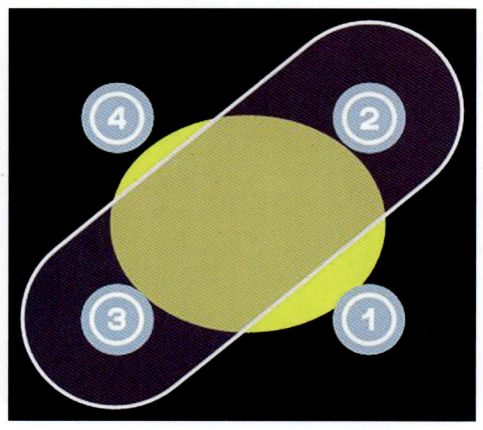

图3-6　2(＋)3(－)电极针消融范围横断面图示

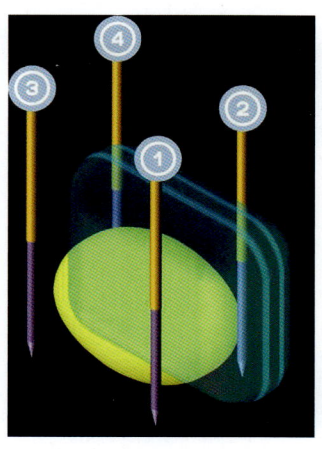

图3-7　2(＋)4(－)电极针消融范围立体图示

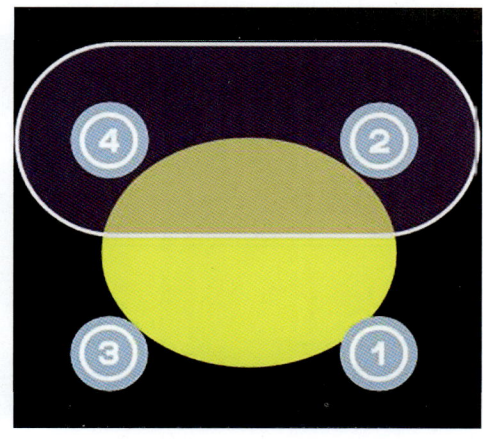

图3-8　2(＋)4(－)电极针消融范围横断面图示

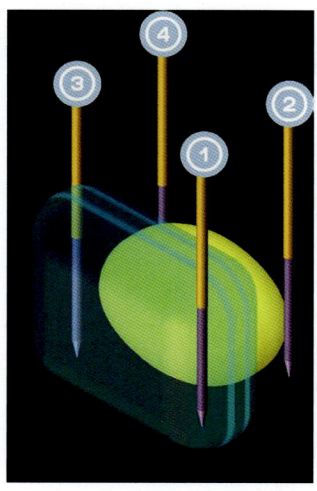

图3-9　3(＋)1(－)电极针消融范围立体图示

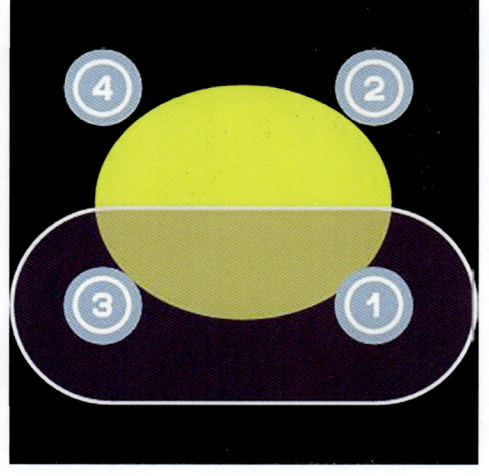

图3-10　3(＋)1(－)电极针消融范围横断面图示

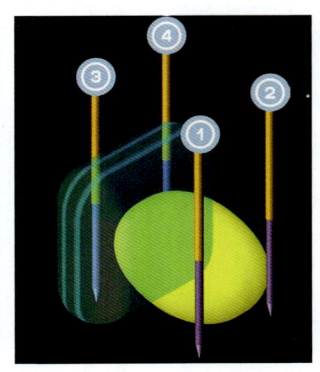

图3-11 3（＋）4（－）电极针消融范围立体图示

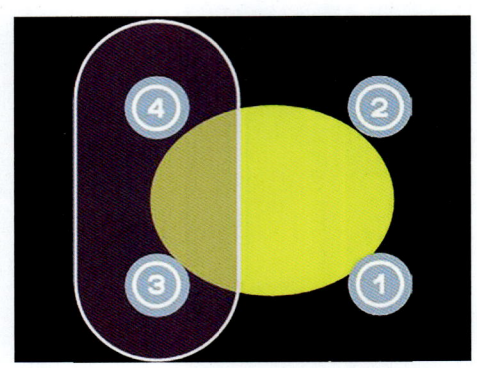

图3-12 3（＋）4（－）电极针消融范围横断面图示

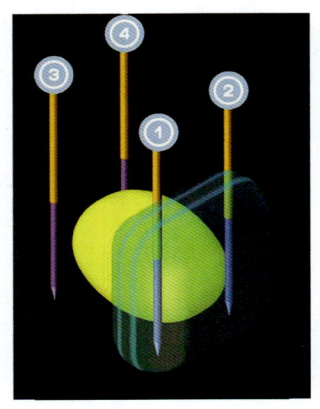

图3-13 1（＋）2（－）电极针消融范围立体图示

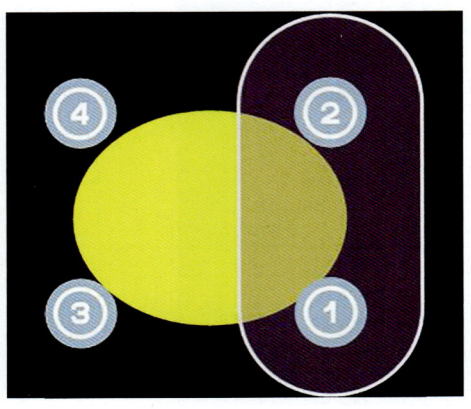

图3-14 1（＋）2（－）电极针消融范围横断面图示

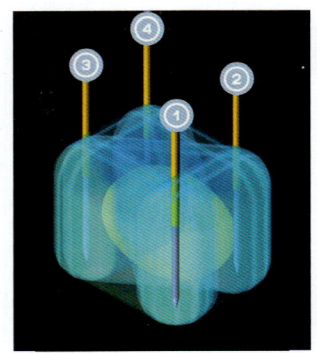

图3-15 4根电极针消融范围叠加立体图示

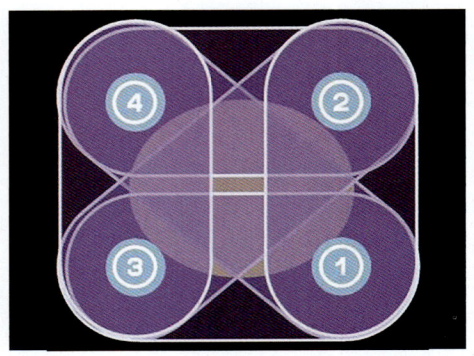

图3-16 4根电极针消融范围叠加横断面图示

电极针数量不同，布针方式也不同，电极针数量（最多不超过6根）越多，消融范围也越大，临床应用中根据病灶所在的脏器、大小、形态、数量等来具体制订消融布针方案。以下是2根电极针到6根电极针的布针示意图（图3-17~图3-22）。

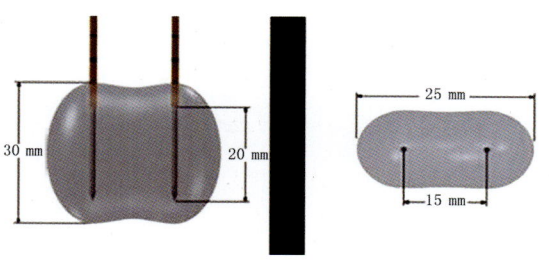

图3-17　2根电极针消融范围布针示意图

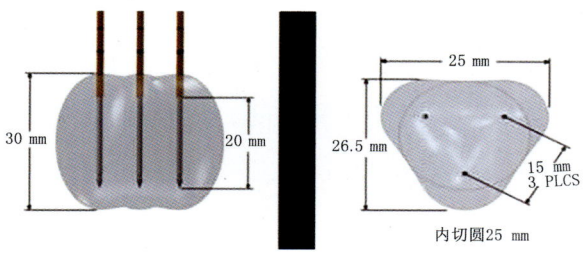

图3-18　3根电极针消融范围布针示意图

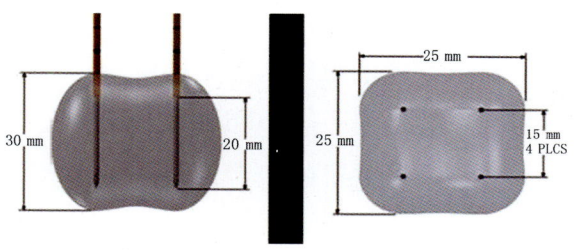

图3-19　4根电极针消融范围布针示意图

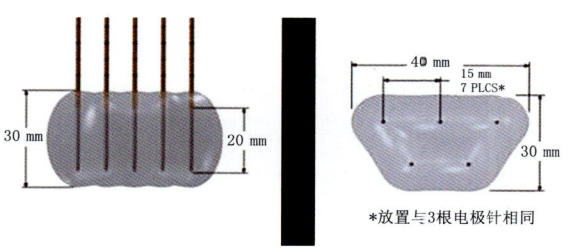

图3-20　5根电极针消融范围布针示意图

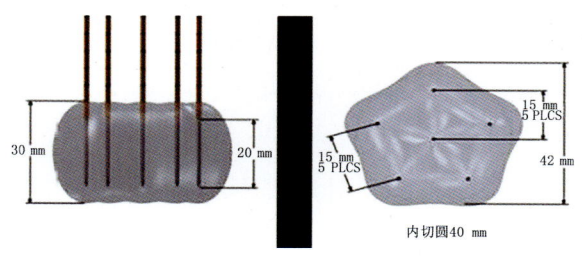

图3-21　6根电极针消融范围布针示意图

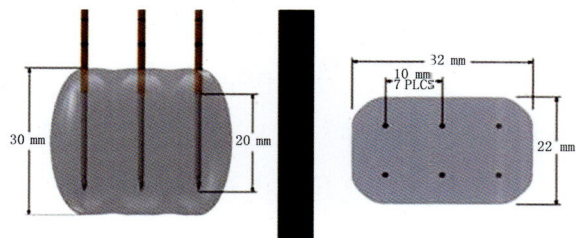

图3-22　另一种6根电极针消融范围布针示意图

第四节　脉冲电场的安全性研究

脉冲电场消融技术并不是通过冷或热消融使细胞凝固性坏死，不依赖温度对肿瘤进行消融，而是利用微秒级高压电脉冲对靶区内细胞进行不可逆电穿孔，使细胞膜上形成无数个纳米级微孔，从而破坏细胞膜的完整性使细胞内环境失衡，诱导细胞凋亡或死亡。在一定的脉冲时间及电场强度范围内，短脉冲发送并不会明显引起周围组织温度的上升。此外，脉冲电场消融技术不受热沉效应的影响，即使肿瘤区内有大血管经过，也同样可以彻底消融肿瘤。理论上，由于细胞破坏是由非热机制引发的，所以不可逆电穿孔消融术被认为对结缔组织为主的脉管结构具有保护作用。同样，大量临床前期资料表明，不可逆电穿孔在破坏肿瘤组织时，并不损伤管道结构，如血管、胆管、胰管、支气管和输尿管等，具有选择性保护作用。因此，不可逆电穿孔为热消融无法安全消融的肿瘤提供了解决方案。然而，临床医师应该意识到，不可逆电穿孔消融术同样会给患者带来潜在的不良事件。尽早识别此类事件或提前实施预防，可以降低并发症的发生率和严重程度。不可逆电穿孔相关不良事件可分为三类。

一、与患者相关的风险

选择合适的患者是不可逆电穿孔顺利开展的第一步。例如，不可逆电穿孔消融术目前仍需要患者处于全身麻醉状态，并配合肌肉松弛药的使用，因此，对于贮备功能差而无法耐受全身麻醉的患者，不应行不可逆电穿孔消融术。此外，术前应完善病史采集、体格检查、实验室检查、影像学检查，一方面评估病灶状态（病灶数量、大小和位置），另一方面能够确认患者是否存在不可逆电穿孔的禁忌证。对于存在禁忌证的患者，则不能使用不可逆电穿孔消融术进行肿瘤治疗。关于不可逆电穿孔消融术在不同器官部位中的适应证和禁忌证，在本书的对应章节中进行了详细介绍，本处不再赘述。

二、与术中电极放置相关的风险

不可逆电穿孔治疗包括开放式治疗和经皮介入治疗2种方式，此2种方式都有明显的优缺点，选择何种方式应该由临床医师判断。

不可逆电穿孔开放式治疗需要进行开腹手术，实施治疗时，肿瘤周围组织往往是肉眼可见的，外科医师在一定程度上更易掌控电极的位置。同时，也可以使用术中超声实时确定电极针的位置。

不可逆电穿孔经皮介入治疗具有侵入性较小，在布针和消融过程中，可利用超声和CT进行实时的影像导航和监控的优点。CT引导方式对电极间距和电极角度的确定更为准确，而超声引导方式具有实时性和无辐射的优点，能够帮助医师更快速、更便捷地布针，并对术中电极位置进行矫正。因此，超声和CT在不可逆电穿孔消融术中各具优势，操作者可以根据实际情况选择2种引导方式联合运用，完成一些高难度部位的布针。

电极针置入相关的不良事件（如出血、气胸、胃肠道损伤、胆道损伤等）在不可逆电穿孔消融术中较在其他消融术中更为常见，主要是不可逆电穿孔消融术需要放置至少2根电极针，且要平行插入，在临床操作中往往需要多次插入电极针以达到布针要求，因此大大增加了针刺带来的诸多并发症的发生概率。此外，不可逆电穿孔消融术多应用于危险部位肿瘤的消融，病灶往往被重要结构包绕（如大血管、胆总管、胰管等），针刺并发症的发生概率及严重程度也会更高。因此，为了最大限度地降低出血风险，需要特别强调对患者凝血功能的评估。

三、与电场暴露相关的风险

由于不可逆电穿孔是利用高压电脉冲来消融肿瘤，是否会影响心脏与肌肉组织的正常电活动，是该技术必须面对和需要解决的问题。

心电同步技术的应用能够很好地改善不可逆电穿孔消融在这方面的安全性问题。有研究表明，未使用心电同步技术时，在距离心脏 2.0 cm 区域内行不可逆电穿孔消融，会立即诱发严重威胁生命的心律失常。而使用心电同步技术后，在同样区域内行不可逆电穿孔消融，则能够避免严重心律失常的发生。而对于离心脏 2.0 cm 以外区域的不可逆电穿孔消融，无论是否使用心电同步技术，均无严重心律失常发生，但是未使用心电同步技术的患者，往往更易发生轻度心律失常。因此，使用不可逆电穿孔消融时一方面应该尽可能远离心脏，另一方面需要使用心电同步技术。

此外，不同消融部位需要关注不同的安全性问题，在本书的相关章节中，会进一步列举不可逆电穿孔消融术在处理肝脏、胰腺、肺、前列腺等部位病灶的安全性问题，本章节不再赘述。

第五节　脉冲电场消融术中的注意事项

在确定了患者的不可逆电穿孔消融计划后，首先将电极布置于靶目标区域，同时对电脉冲参数进行初始设置，下一步则将进行电脉冲的输出，本节将对不可逆电穿孔消融术中全过程所需注意的内容进行逐一介绍。

一、输出电脉冲前确认项目

（1）由于不可逆电穿孔产生的高压陡脉冲会导致骨骼肌收缩，为了避免肌肉剧烈运动引起的电极针移位或脱出，麻醉师需要在输出电脉冲前选择熟悉合适的肌肉松弛剂和麻醉药，确保患者处于充分肌肉松弛状态。

（2）检查心电同步设备是否正常工作，是否正常显示了患者的心电信号，以及患者心律是否正常。

（3）不可逆电穿孔消融术在输出电脉冲过程中，往往会导致患者血压一过性增高，因此麻醉师需要在输出电脉冲前将患者血压维持在正常范围内，以免患者在不可逆电穿孔消融术中出现血压过高的情况。

（4）再次确认电极已经放置到位，并无明显摇晃、松动。

二、术中严密监测项目

（1）操作者需要确认患者是否已处于充分肌肉松弛状态，若患者肌肉震颤剧烈，需要立即停止电脉冲发射，重新布置已发生移位的电极针，并重新确认电极针的位置和平行状态，同时麻醉师再次给予合理剂量的肌肉松弛剂。

（2）在脉冲发射期间，即使患者处于深度麻醉状态下，肌肉仍然会发生轻微收缩，这个无法完全避免，因此需要操作者手持电极针或者利用持针器固定，以免电极针发生移位或脱出。

（3）在治疗过程中，还需要时刻观察脉冲输出状态，包括电压和电流。①电压：在输出10个/组电脉冲的过程中，我们可以看到电压呈轻度下降，随后在下一组电脉冲到来时再次上升。电脉冲输出时会放电，导致电压下降，在每输出10个/组电脉冲后，系统将再次充电，使得电压恢复到设置状态。若出现电压不稳，波浪式的电压报告会提示消融电极移位或发射器电压不稳定。此外，在正常状态下，脉冲宽度始终保持一致，若出现脉冲宽度变异，宽窄不一，需要检查发射器状态。②电流：电流在脉冲输出状态下，会呈现与电压类似的波形，在组内逐渐呈下降趋势，随后在下一组电脉冲到来时，再次升高，其背后原理与电压波形类似。但是，所有脉冲电流的总体走向往往呈上升趋势，这提示在脉冲输出过程中软组织电阻逐渐下降。如果电流上升幅度不够，甚至出现下降，往往意味着消融失败，需要额外消融。这里值得注意的是，如果在靶目标区域已经进行多次消融后，电流的生成趋势保持水平时，这并不意味着消融失败，此时有可能提示靶目标组织电阻已经稳定。

三、保证完全消融

为保证靶目标完全消融，术中进行后退消融或重叠消融是十分必要的。

（一）后退消融

当电极暴露深度无法满足靶目标时，则需要选择略小于电极暴露深度的后退距离，避免不完全消融的发生。例如，电极暴露深度是1.0 cm，退针距离大概是0.7～0.8 cm。

（二）重叠消融

单次消融很难实现靶目标区域各方向上的完全消融，因此需要在初次消融后重新布针或放置更多电极来产生一个互相叠加的消融区域，以保证靶目标区域的充分消融。

■ 参考文献

[1] VOLLHERBST D, BERTHEAU R C, FRITZ S, et al. Electrochemical effects after transarterial chemoembolization in combination with percutaneous irreversible electroporation: observations in an acute porcine liver model [J]. J Vasc Interv Radiol, 2016, 27 (6): 913-921.

[2] LEE E W, WONG D, PRIKHODKO S V, et al. Electron microscopic demonstration and evaluation of irreversible electroporation-induced nanopores on hepatocyte membranes [J]. J Vasc Interv Radiol, 2012, 23 (1): 107-113.

[3] DUNKI-JACOBS E M, PHILIPS P, MARTIN R C 2nd. Evaluation of thermal injury to liver, pancreas and kidney during irreversible electroporation in an in vivo experimental model [J]. Br J Surg, 2014, 101 (9): 1113-1121.

[4] GARCIA P A, ROSSMEISL J H JR, NEAL R E 2nd, et al. A parametric study delineating irreversible electroporation from thermal damage based on a minimally invasive intracranial procedure [J]. Biomed Eng Online, 2011, 30 (10): 34.

[5] SCHEFFER H J, MELENHORST M C, VOGEL J A, et al. Percutaneous irreversible electroporation of locally advanced pancreatic carcinoma using the dorsal approach: a case report [J]. Cardiovasc Intervent Radiol, 2015, 38 (3): 760-765.

[6] MARTIN R C 2nd, DURHAM A N, BESSELINK M G, et al. Irreversible electroporation in locally advanced pancreatic cancer: A call for standardization of energy delivery [J]. J Surg Oncol, 2016, 114 (7): 865-871.

[7] 吴沛宏，余俊豪. 不可逆电穿孔消融技术的应用原理与实践 [M]. 北京：人民卫生出版社，2015.

[8] MAOR E, IVORRA A, LEOR J, et al. The effect of irreversible electroporation on blood vessels [J]. Technol Cancer Res Treat, 2007, 6 (4): 307-312.

[9] MAOR E, IVORRA A, MITCHELL J J, et al. Vascular smooth muscle cells ablation with endovascular nonthermal irreversible electroporation [J]. J Vasc Interv Radiol, 2010, 21 (11): 1708-1715.

[10] WONG S S, HUI J W, CHAN A W, et al. Irreversible electroporation of the femoral neurovascular bundle: imaging and histologic evaluation in a swine model [J]. J Vasc Interv Radiol, 2015, 26 (8): 1212-1220.

[11] 朱金俊，包家立. 不可逆电穿孔在腹部肿瘤治疗中的应用[J]. 中国医疗设备，2021，36（3）：6-10；23.

[12] 任冯刚，张雨驰，陈雪，等. 高压电脉冲技术在肿瘤治疗领域的研究与应用进展[J]. 中国医疗设备，2022，37（2）：6-10.

[13] ZHANG K, TEOH J, LAGUNA P, et al. Effect of focal vs extended irreversible electroporation for the ablation of localized low- or intermediate-risk prostate cancer on early oncological control: a randomized clinical trial[J]. JAMA Surg, 2023, 158（4）: 343-349.

[14] MOSHKOVITS Y, GRYNBERG D, HELLER E, et al. Differential effect of high-frequency electroporation on myocardium vs non-myocardial tissues[J]. Europace, 2023, 25（2）: 748-755.

[15] WARDHANA G, RAMAN N M, ABAYAZID M, et al. Investigating the effect of electrode orientation on irreversible electroporation with experiment and simulation[J]. Int J Comput Assist Radiol Surg, 2022, 17（8）: 1399-1407.

[16] SUGUMAR K, HURTADO A, NAIK I, et al. Multimodal therapy with or without irreversible electroporation for unresectable locally advanced pancreatic adenocarcinoma: a systematic review and meta-analysis[J]. HPB（Oxford）, 2022, 24（5）: 586-595.

[17] CINDRIC H, MARIAPPAN P, BEYER L, et al. Retrospective study for validation and improvement of numerical treatment planning of irreversible electroporation ablation for treatment of liver tumors[J]. IEEE Trans Biomed Eng, 2021, 68（12）: 3513-3524.

[18] LEE E W, SHAHROUKI P, PETERSON S, et al. Safety of irreversible electroporation ablation of the pancreas[J]. Pancreas, 2021, 50（9）: 1281-1286.

[19] GUPTA P, MARALAKUNTE M, SAGAR S, et al. Efficacy and safety of irreversible electroporation for malignant liver tumors: a systematic review and meta-analysis[J]. Eur Radiol, 2021, 31（9）: 6511-6521.

[20] FANG C, KIBRIYA N, HEATON N D, et al. Safety and efficacy of irreversible electroporation treatment in hepatobiliary and pancreatic tumours: a single-centre experience[J]. Clin Radiol, 2021, 76（8）: 599-606.

[21] WARDHANA G, ALMEIDA JP, ABAYAZID M, et al. Development of a thermal model for irreversible electroporation: an approach to estimate and optimize the IRE protocols[J]. Int J Comput Assist Radiol Surg, 2021, 16（8）: 1325-1334.

[22] O'NEILL C H, MARTIN RCG 2nd. Cardiac synchronization and arrhythmia during irreversible electroporation[J]. J Surg Oncol, 2020, 122（3）: 407-411.

（肖越勇，田锦林，周志刚，王辉阳）

第四章
不可逆电穿孔的动物实验研究

PULSED ELECTRIC FIELD IN
MEDICAL APPLICATIONS

第一节　不可逆电穿孔的细胞实验研究

一、脉冲电场剂量-效应关系的实验研究

不可逆电穿孔杀伤肿瘤细胞的基本原理是在高强度的微秒脉冲电场作用下，细胞膜上出现的微孔不断扩大直至无法恢复，严重破坏了细胞膜的结构，导致细胞内外的生理平衡被打破，使得细胞的生存环境发生剧变，从而诱导细胞死亡。肿瘤细胞的死亡方式和杀伤效应与脉冲电场参数具有一定的规律可循。Rubinsky 等人开展了前列腺癌细胞杀伤试验，研究不同脉冲参数对肿瘤细胞的杀伤效果，脉冲的电场强度在 125～2 000 V/cm 变化，结果发现 90 个 250 V/cm 电场强度、100 微秒宽度的脉冲能够杀死肿瘤细胞。Davalos 等人以前列腺癌细胞和正常心脏细胞为对象开展试验，研究了不可逆电穿孔的脉冲电场参数效应，结果表明，如果脉冲宽度较窄或者个数较少，即使电场强度较高也不能完全杀死肿瘤细胞。当电场强度 >1 250 V/cm 时，施加 50 个和 99 个脉冲后细胞的存活率都低于 10%，施加 10 个电场强度为 1 250 V/cm 的脉冲时，细胞存活率仍然会低于 60%。

以人宫颈癌 HeLa 细胞为研究对象，系统分析诱导细胞死亡与脉冲电场参数的关系，通过 PI 染料研究不同脉冲参数下的电穿孔程度。当电场强度为 500 V/cm、750 V/cm 和 1 000 V/cm 时，细胞 PI 阳性染色率分别为（8.38±3.44）%、（18.29±1.27）% 和（61.46±13.02）%，结果显示 1 000 V/cm 实验组与前面几组出现显著性差异（$P<0.05$），此时开始出现明显的电穿孔现象。1 500 V/cm 实验组的细胞 PI 阳性染色率基本饱和，说明几乎所有细胞都发生了电穿孔（图 4-1）。

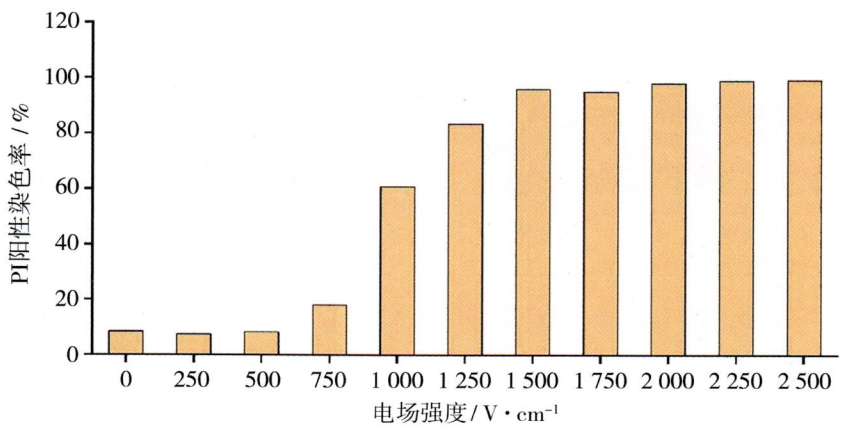

图 4-1　PI 阳性染色率与脉冲电场强度的关系

采用 CCK-8 法检测不同脉冲电场参数作用后 24 小时的细胞存活率，随着脉冲强度的增加，细胞存活率先基本不变，后呈下降趋势。当电场强度＞1 250 V/cm 时，细胞存活率开始出现显著性差异（$P<0.05$），说明此时细胞已出现明显的死亡现象，并且需要结合流式细胞术检测凋亡试验，进一步区分细胞死亡方式（图 4-2）。

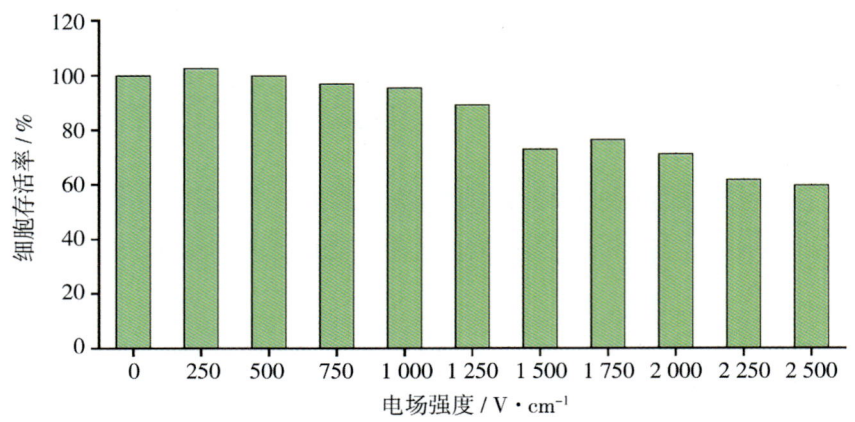

图 4-2　细胞存活率与脉冲电场强度的关系

采用流式细胞术（Annexin V/PI 双染法）检测不同脉冲参数后 2 小时和 24 小时的细胞凋亡坏死率。电场处理 2 小时后，各实验组的细胞早期凋亡率随脉冲电场强度的增加而增加，从 1 250 V/cm 实验组开始，凋亡率与对照组比较出现显著性差异（$P<0.05$），增加电场强度至 1 750 V/cm 及以上，坏死细胞比例则明显增加。电场处理 24 小时后的细胞早期凋亡率各组均无显著性差异，说明脉冲电场所诱导的细胞凋亡现象并无明显的延后效应。当电场强度达到 1 750 V/cm 时，坏死细胞比例陡然增大。流式细胞术检测结果说明，当外加电场的电场强度为 1 250～1 500 V/cm 时，细胞凋亡效应占据主导地位，而当电场强度增加至 1 750 V/cm 及以上时，细胞的不可逆性穿孔则可能开始占据主导地位（表 4-1）。

表 4-1　脉冲电场致细胞凋亡与坏死检测结果

电场强度 /V·cm^{-1}	2 小时		24 小时	
	早期凋亡率/%	晚期凋亡与坏死率/%	早期凋亡率/%	晚期凋亡与坏死率/%
0	2.19±2.23	3.73±2.21	6.38±1.98	6.69±2.01
750	3.22±2.16	5.53±2.35	6.77±3.32	5.59±1.66
1 000	3.78±3.22	6.61±2.12	6.42±2.57	6.28±1.93
1 250	8.57±2.76	6.56±2.89	5.77±3.04	10.52±2.97

续表

电场强度 /V·cm^{-1}	2小时		24小时	
	早期凋亡率/%	晚期凋亡与坏死率/%	早期凋亡率/%	晚期凋亡与坏死率/%
1 500	12.41±4.24	7.73±2.72	6.74±3.17	16.86±3.32
1 750	13.94±3.54	10.10±2.36	6.83±2.74	22.04±5.17
2 000	17.54±5.11	11.25±3.43	6.56±2.85	22.69±4.63
2 250	22.82±3.37	13.38±2.98	7.32±3.76	32.29±5.83

二、不可逆电穿孔诱导肿瘤细胞死亡的机制研究

电场强度较小的脉冲可以诱导肿瘤细胞凋亡，而电场强度相对较大的微秒脉冲电场则会导致细胞发生不可逆电穿孔而坏死。本研究选择2组达到相同杀伤效果的脉冲电场参数，分别采用流式细胞术和透射电镜检测细胞的凋亡和坏死情况，并对与凋亡相关的2个重要的蛋白酶Caspase-3和Caspase-8的表达进行检测，以探明细胞坏死的机制。根据前一部分的实验研究分析，分别选择1 000 V/cm和2 250 V/cm作为弱电场和强电场的标准参数，通过增加脉冲组数（每组8个），探讨2组电场强度能否达到相同的杀伤效果。为了避免热效应的影响，每组脉冲之间间隔1分钟，在室温下处理细胞。

图4-3为不同剂量脉冲电场作用下的细胞存活率。当外加脉冲电场的剂量由1组增加到5组，1 000 V/cm实验组的细胞存活率分别为（79.26±7.43）%、（60.52±10.02）%、（31.45±2.75）%、（17.55±4.71）%、（6.35±1.09）%，而2 250 V/cm实验组的细胞存活率分别为（59.43±4.92）%、（5.94±1.83）%、（2.20±1.66）%、（1.53±1.45）%、（1.50±1.54）%。1 000 V/cm×5组和2 250 V/cm×2组几乎可以达到同样的杀伤效果。

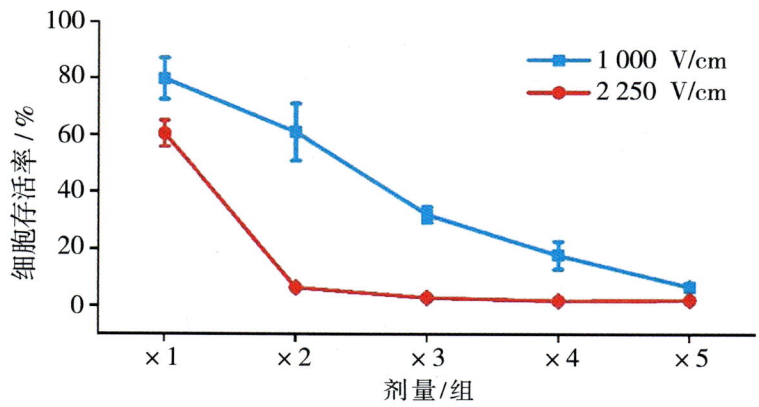

图4-3 不同剂量脉冲电场作用下的细胞存活率

根据上述结果，选择具有相同杀伤效果的 1 000 V/cm×5 组和 2 250 V/cm×2 组剂量的脉冲电场来探讨细胞死亡机制的差异。图 4-4 显示了 2 组参数的脉冲电场处理后的不同时间点的细胞存活率。2 250 V/cm×2 组剂量的脉冲电场处理后，细胞存活率在 2 小时就显著下降至（11.21±3.44）%，4 小时就已基本达到其最大效应，细胞存活率降至（5.56±1.37）%。而 1 000 V/cm×5 组剂量的脉冲电场处理后的细胞存活率则是随着时间的推移逐渐下降的，直到 12 小时才达到其最大杀伤效果。

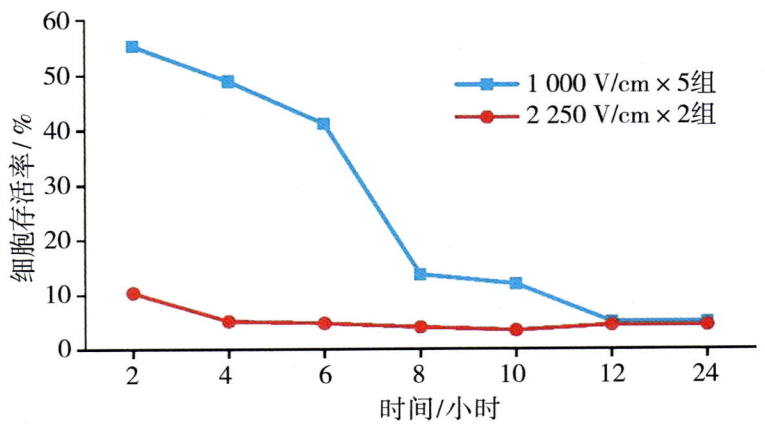

图 4-4　脉冲电场作用后不同时间点的细胞存活率

上述试验结果显示，1 000 V/cm×5 组脉冲电场处理后的 6～8 小时细胞存活率下降最快。为探明其死亡机制，利用流式细胞术检测处理后 6 小时的细胞凋亡。由图 4-5 明显可以看出，2 组脉冲电场处理后的细胞活性均显著低于对照组，但两者细胞的死亡方式亦有明显差异，即 1 000 V/cm×5 组细胞凋亡的比例明显高于 2 250 V/cm×2 组，而后者的细胞坏死比例明显高于前者。

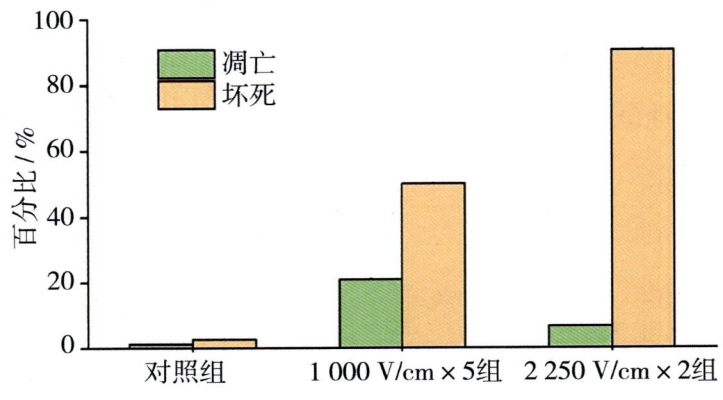

图 4-5　细胞的凋亡与坏死百分比

采用透射电镜研究脉冲电场处理后 6 小时的 HeLa 细胞超微结构形态（图 4-6）。1 000 V/cm×5 组脉冲电场处理后的细胞在电镜下可见大量典型的凋亡细胞，细胞染色质浓集、细胞出芽、凋亡小体形成；而 2 250 V/cm×2 组脉冲电场处理后的细胞在电镜下则见许多细胞碎片，部分细胞膜失去完整性，形成大面积缺损。

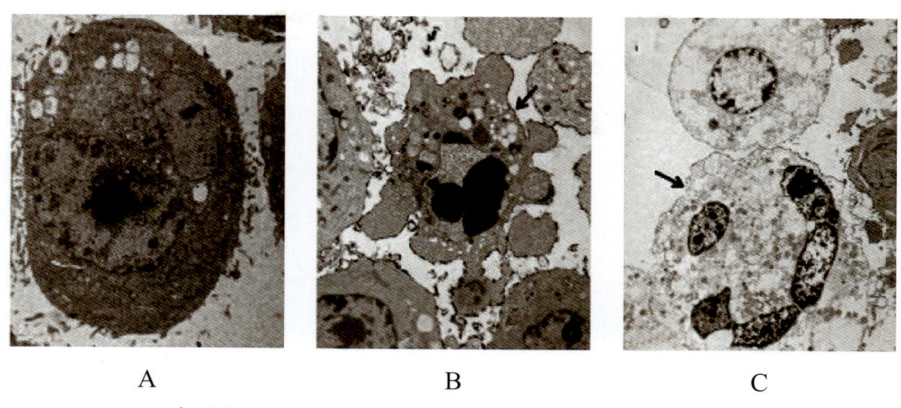

A.对照组；B.1 000 V/cm×5组；C.2 250 V/cm×2组。

图4-6　透射电镜下脉冲电场处理后6小时细胞的凋亡与坏死

对脉冲电场处理后细胞内的Caspase-3和Caspase-8活性片段的Western Blot检测结果进行半定量分析。图4-7显示，1 000 V/cm×5组的HeLa细胞内2种酶的活性片段与对照组和2 250 V/cm×2组均存在显著性差异（$P < 0.05$），而2 250 V/cm×2组与对照组的差别无统计学意义（$P > 0.05$）。

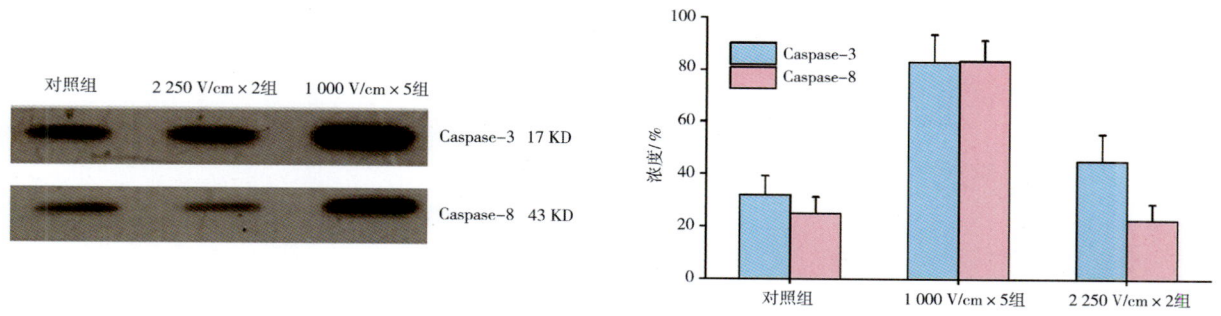

图4-7　Caspase-3和Caspase-8的Western Blot表达及数据分析

Caspase激活是Caspase途径凋亡的标志之一，Caspase-8是死亡受体途径凋亡Caspase激活的第一环节。当利用低电场强度脉冲电场处理HeLa细胞时，在细胞膜上微孔形成的同时，某些信号激活了Fas，引起Caspase-8活化上调，进一步诱发凋亡的级联反应。高电场强度脉冲电场可以使细胞膜严重穿孔，不可逆穿孔的细胞失去完整性，甚至成为碎片。可以推测这种即刻的最大杀伤效果是因为高电场强度脉冲电场可以直接破坏细胞，而低电场强度脉冲电场能够增加细胞膜的通透性，引起胞外物质内流和胞内物质外流，破坏细胞内稳态，触发了细胞程序死亡信号，使细胞逐步死亡。

试验说明，虽然不同电场强度的微秒脉冲电场均可以诱导肿瘤细胞发生不可逆电穿孔而死亡，但其机制存在一定的差异。低电场强度脉冲电场引起的不可逆电穿孔可以同时诱发细胞凋亡，而高电场强度脉冲电场则主要是诱导细胞发生不可逆电穿孔而坏死。

三、不可逆电穿孔对肿瘤细胞侵袭能力和转移能力的影响

本研究通过细胞黏附试验、体外侵袭和迁移试验，探讨脉冲电场对HeLa细胞转移能力的影响；并通过检测脉冲电场对侵袭相关因子基质金属蛋白酶-2（matrix metalloproteinase-2，MMP-2）、组织金属蛋白酶抑制物-2（tissue inhibitor of metalloproteinase-2，TIMP-2）和细胞骨架相关因子RhoC表达的调控，探讨脉冲电场影响细胞转移能力的机制。

细胞黏附试验结果如表4-2所示。结果表明，各组间的光密度（optical density，OD）值均存在显著性差异，脉冲电场能有效抑制HeLa细胞对细胞外基质的黏附能力，并且抑制作用的大小与脉冲电场的电场强度存在依赖关系，电场强度越大，对细胞黏附能力的抑制作用越强。

表4-2 HeLa细胞的黏附试验结果

编号	电场强度/V·cm^{-1}	OD值
A	0	0.288 1±0.017 9
B	500	0.260 7±0.002 2
C	1 000	0.200 5±0.003 5
D	1 500	0.164 5±0.005 6

注：A、B、C、D组间均有显著性差异（$P<0.05$）。

如图4-8所示，HeLa细胞体外侵袭试验说明脉冲电场处理后，侵入Transwell小室下室的细胞数量减少，每组随机选取5个视野进行计数，结果见表4-3，500 V/cm处理组与对照组无显著性差异，其余数据组间均存在显著性差异。试验结果表明，脉冲电场能有效抑制细胞的侵袭，并且抑制作用的大小与脉冲电场的电场强度存在一定的依赖关系，电场强度越大，对细胞侵袭能力的抑制作用越强。

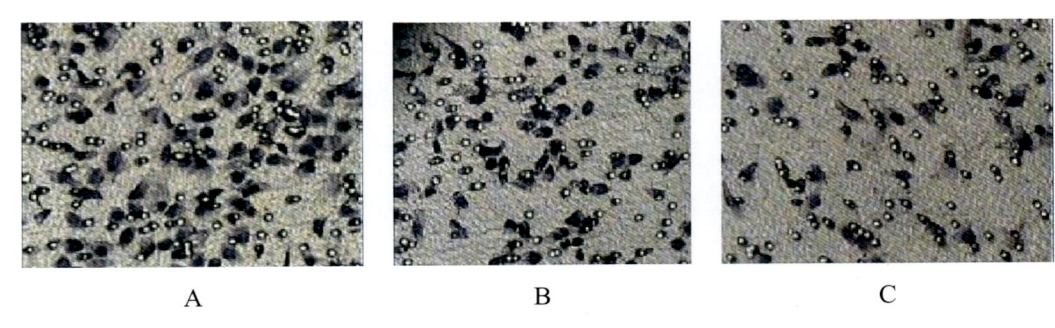

A.500 V/cm；B.1 000 V/cm；C.1 500 V/cm。

图4-8 HeLa细胞的侵袭图像（×200）

表4-3　HeLa细胞的体外侵袭试验结果

编号	电场强度/V·cm^{-1}	侵袭至下室细胞数
A	0	102.10±3.28
B	500	100.80±5.41
C	1 000	66.80±6.36
D	1 500	45.60±4.88

注：C组与A组、D组与A组、C组与B组、D组与B组以及C组与D组之间均有显著性差异（$P<0.05$），B组与A组无显著性差异（$P>0.05$）。

细胞体外迁移试验方法和数据处理和侵袭试验一致。由表4-4可知，各组间均有显著性差异，表明脉冲电场处理后的HeLa细胞迁移能力减弱，迁移至下室的细胞数量明显减少，并且电场强度越大，抑制细胞迁移的效果越强。

表4-4　HeLa细胞的体外迁移试验结果

编号	电场强度/V·cm^{-1}	迁移至下室细胞数
A	0	159.50±7.79
B	500	152.80±3.01
C	1 000	110.20±9.44
D	1 500	96.80±7.91

注：A、B、C、D组间均有显著性差异（$P<0.05$）。

图4-9～图4-11分别为MMP-2、RhoC、TIMP-2蛋白表达荧光图像，由图可知，脉冲电场对侵袭因子MMP-2和细胞骨架因子RhoC的影响基本一致，随着脉冲电场强度的增加，蛋白荧光强度逐渐减弱，而对侵袭抑制物TIMP-2的影响则恰恰相反，各处理组蛋白荧光强度逐渐增强。根据统计分析，结果如表4-5所示，各组间与对照组均有显著性差异，表明MMP-2、RhoC、TIMP-2的蛋白表达与脉冲电场的电场强度存在依赖关系，电场强度越大，MMP-2和RhoC的蛋白表达越低，TIMP-2的蛋白表达越高，说明了脉冲电场能通过调控蛋白来抑制细胞的侵袭和迁移能力。

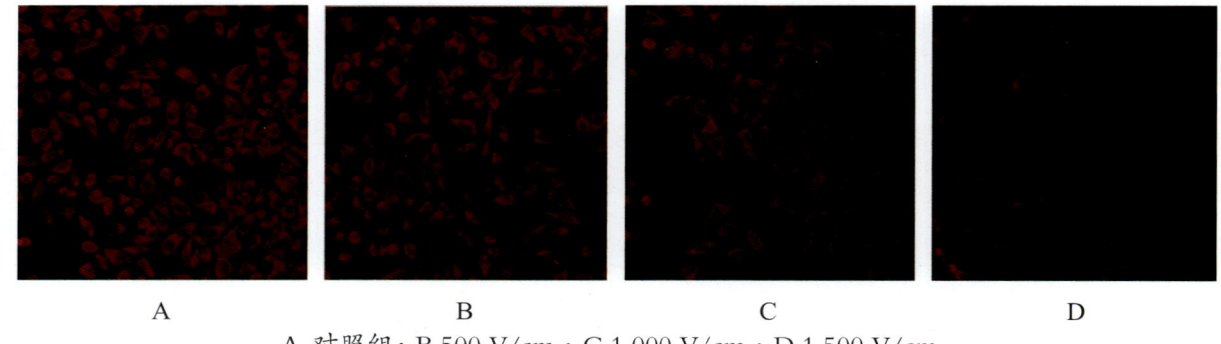

A.对照组；B.500 V/cm；C.1 000 V/cm；D.1 500 V/cm。

图4-9　MMP-2蛋白表达荧光图像（×400）

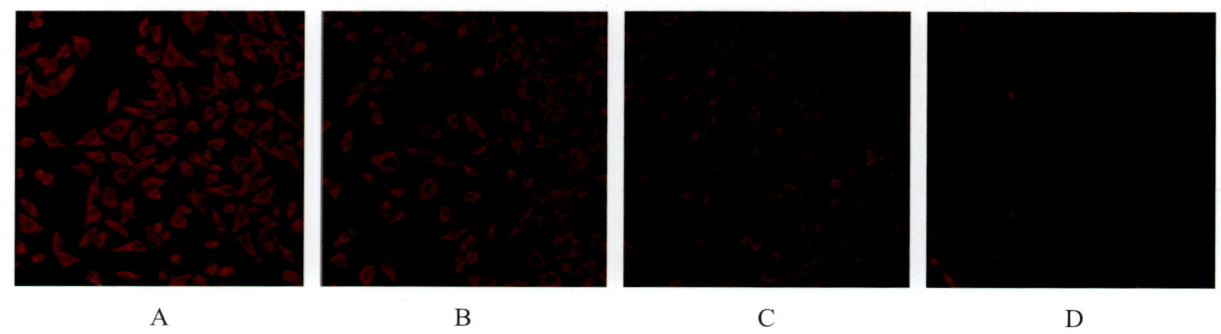

A.对照组；B.500 V/cm；C.1 000 V/cm；D.1 500 V/cm。

图4-10　RhoC蛋白表达荧光图像（×400）

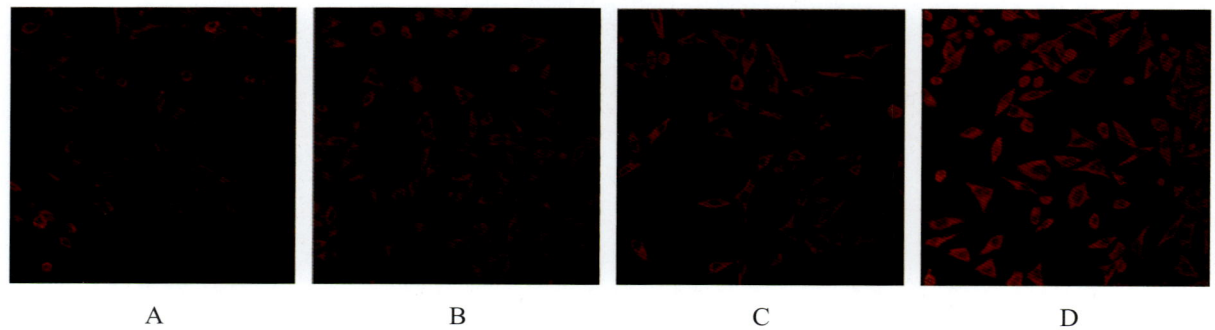

A.对照组；B.500 V/cm；C.1 000 V/cm；D.1 500 V/cm。

图4-11　TIMP-2蛋白表达荧光图像（×400）

表4-5　不同脉冲电场作用下HeLa细胞的MMP-2、RhoC和TIMP-2蛋白表达的荧光强度

编号	电场强度 /V·cm^{-1}	MMP-2蛋白荧光强度	RhoC蛋白荧光强度	TIMP-2蛋白荧光强度
A	0	67.84±3.91	79.09±0.72	43.42±0.72
B	500	62.42±4.96	75.07±3.54	45.03±0.604
C	1 000	47.98±7.41	61.75±3.52	59.14±1.91
D	1 500	38.05±2.57	36.88±3.17	79.20±0.92

注：A、B、C、D组间均有显著性差异（$P<0.05$）。

参考文献

[1] RUBINSKY J, ONIK G, MIKUS P, et al. Optimal parameters for the destruction of prostate cancer using irreversible electroporation [J]. J Urol, 2008, 180 (6): 2668-2674.

[2] LI C, YAO C, SUN C, et al. Dependence on electric field intensities of cell biological effects induced by microsecond pulsed electric fields [J]. IEEE Transactions on Dielectrics & Electrical Insulation, 2012, 18 (6): 2083-2088.

[3] 李成祥, 孙才新, 姚陈果, 等. 微秒脉冲电场对宫颈癌细胞粘附、侵袭和迁移能力的影响 [J]. 高电压技术, 2011, 37 (7): 1781-1786.

[4] YAO C, SUN C, MI Y, et al. Experimental studies on killing and inhibiting effects of steep pulsed electric field (SPEF) to target cancer cell and solid tumor [J]. Plasma Science IEEE Transactions on, 2004, 32 (4): 1626-1633.

[5] 李成祥. 不可逆电穿孔治疗肿瘤的作用机理及临床应用关键技术的研究 [D]. 重庆大学, 2011.

[6] 刘颖, 熊正爱, 李成祥, 等. 不可逆性电穿孔对山羊肝脏靶区内血管结构的影响 [J]. 重庆医科大学学报, 2016, 41 (5): 452-455.

[7] RUBINSKY B, ONIK G, MIKUS P. Irreversible electroporation: a new ablation modality—clinical implications [J]. Technol Cancer Res Treat, 2007, 6 (1): 37-48.

[8] LEE E W, LOH C T, KEE S T. Imaging guided percutaneous irreversible electroporation: ultrasound and immunohistological correlation [J]. Technol Cancer Res Treat, 2007, 6 (4): 287-294.

[9] DAVALOS R V, MIR I L, RUBINSKY B. Tissue ablation with irreversible electroporation [J]. Ann Biomed Eng, 2005, 33 (2): 223-231.

[10] POMPILI M, MIRANTE V G, RONDINARA G, et al. Percutaneous ablation procedures in cirrhotic patients with hepatocellular carcinoma submitted to liver transplantation: assessment of efficacy at explant analysis and of safety for tumor recurrence [J]. Liver Transpl, 2005, 11 (9): 1117-1126.

[11] MAZZAFERRO V, BATTISTON C, PERRONE S, et al. Radiofrequency ablation of small hepatocellular carcinoma in cirrhotic patients awaiting liver transplantation: a prospective study [J]. Ann Surg, 2004, 240 (5): 900-909.

[12] SHIBATA T, IIMURO Y, YAMAMOTO Y, et al. Small hepatocellular carcinoma: comparison of radio-frequency ablation and percutaneous microwave coagulation therapy [J]. Radiology, 2002, 223 (2): 331-337.

[13] LIVRAGHI T, SOLBIATI L, MELONI M F, et al. Treatment of focal liver tumors with percutaneous radio-frequency ablation: complications encountered in a multicenter study [J]. Radiology, 2003, 226 (2): 441-451.

[14] DEODHAR A, DICKFELD T, SINGLE G W, et al. Irreversible electroporation near the heart: ventricular arrhythmias can be prevented with ECG synchronization [J]. AJR Am J Roentgenol, 2011, 196 (3): W330-335.

[15] SCHOELLNAST H, MONETTE S, EZELL P C, et al. Acute and subacute effects of irreversible electroporation on nerves: experimental study in a pig model [J]. Radiology, 2011, 260 (2): 421-427.

[16] CHARPENTIER K P, WOLF F, NOBLE L, et al. Irreversible electroporation of the liver and liver hilum in swine [J]. HPB (Oxford), 2011, 13 (3): 168-173.

[17] LEE E W, LOH C T, KEE S T. Imaging guided percutaneous irreversible electroporation: ultrasound and immunohistological correlation [J]. Technol Cancer Res Treat, 2007, 6 (4): 287-294.

[18] WENDLER J J, PECH M, BLASCHKE S, et al. Angiography in the isolated perfused kidney: radiological evaluation of vascular protection in tissue ablation by nonthermal irreversible electroporation [J]. Cardiovasc Intervent Radiol, 2012, 35 (2): 383-390.

[19] OLWENY E O, KAPUR P, TAN Y K, et al. Irreversible electroporation: evaluation of nonthermal and thermal ablative capabilities in the porcine kidney [J]. Urology, 2013, 81 (3): 679-684.

[20] TRACY C R, KABBANI W, CADEDDU J A. Irreversible electroporation (IRE): a novel method for renal tissue ablation [J]. BJU Int, 2011, 107 (12): 1982-1987.

[21] 杜鹏, 肖越勇, 张欣, 等. 采用CT灌注成像评价猪肾脏经皮纳米刀消融后急性期血流灌注的变化 [J]. 中华放射学杂志, 2014, 48 (11): 952-955.

[22] 杜鹏, 肖越勇, 张欣, 等. 经皮纳米刀消融猪肾脏后肾血流灌注的变化 [J]. 中国医学影像技术, 2014, 30 (10): 1454-1457.

[23] 杜鹏, 肖越勇, 张欣, 等. 猪肾纳米刀消融后影像和病理对照分析 [J]. 中国介入影像与治疗学, 2015, 12 (5): 263-266.

[24] DUPUY D E, ASWAD B, NG T. Irreversible electroporation in a swine lung model [J]. Cardiovasc Intervent Radiol, 2011, 34 (2): 391-395.

[25] DEODHAR A, MONETTE S, SINGLE G W JR, et al. Percutaneous irreversible electroporation lung ablation: preliminary results in a porcine model [J]. Cardiovasc Intervent Radiol, 2011, 34 (6): 1278-1287.

[26] MAOR E, IVORRA A, LEOR J, et al. Irreversible electroporation attenuates neointimal formation after angioplasty [J]. IEEE Trans Biomed Eng, 2008, 55 (9): 2268-2274.

[27] MAOR E, IVORRA A, RUBINSKY B. Non thermal irreversible electroporation: novel technology for vascular smooth muscle cells ablation [J]. PLoS One, 2009, 4 (3): e4757.

[28] BEN-DAVID E, APPELBAUM L, SOSNA J, et al. Characterization of irreversible electroporation ablation in in vivo porcineliver [J]. AJR Am J Roentgenol, 2012, 198 (1): W62-68.

[29] LEE Y J, LU D S, OSUAGWU F, et al. Irreversible electroporation in porcine Liver: short- and long-term effect on the hepatic veins and adjacent tissue by CT with pathological correlation [J]. Invest Radiol, 2012, 47 (11): 671-675.

[30] AU J T, KINGHAM T P, JUN K, et al. Irreversible electroporation ablation of the liver can be detected with ultrasound B-mode and elastography [J]. Surgery, 2013, 153 (6): 787-793.

（姚陈果，谢丽婷，许丹霞，田　果）

第五章
不可逆电穿孔在免疫治疗中的作用

PULSED ELECTRIC FIELD IN
MEDICAL APPLICATIONS

第一节　常见消融技术的免疫效应

肿瘤患者体内存在不同程度的抗肿瘤免疫，但并不足以杀死肿瘤细胞。抗肿瘤免疫的产生是一个复杂的过程，可以自分泌诱导免疫刺激因子的积累，从而促进T细胞免疫应答，同时也存在抑制抗肿瘤免疫活化的因素。整个肿瘤免疫周期从肿瘤细胞释放抗原开始，到杀死肿瘤细胞结束（图5-1）。

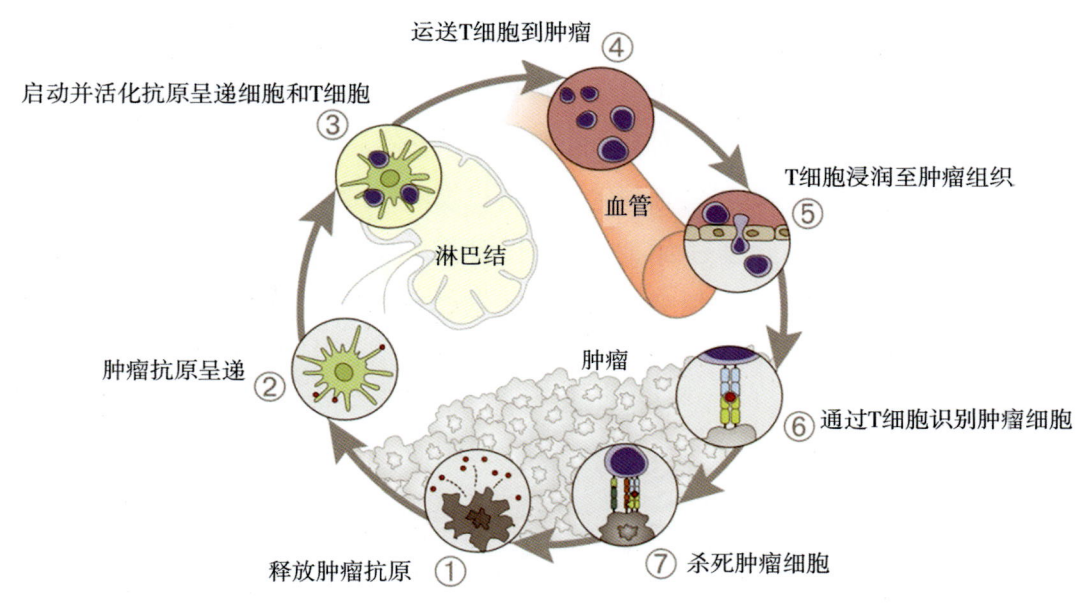

图5-1　肿瘤免疫循环示意图

消融作为一种安全性高、作用确切、不良反应小的肿瘤治疗微创手段，目前已经广泛应用于临床肿瘤治疗中。肿瘤消融会引起消融局部和全身的抗肿瘤免疫应答，目前以消融治疗为主、免疫治疗联合的治疗方案就是基于此理论。因此，本节将对不可逆电穿孔消融引起的局部免疫效应和全身免疫效应进行归纳总结。

研究表明，前列腺癌局部消融后，$CD4^+T$细胞、$CD8^+T$细胞、Th1/Th2比值、细胞毒性T淋巴细胞和自然杀伤细胞的肿瘤杀伤能力增强，并可以激活远端抗肿瘤免疫应答，进而激活全身抗肿瘤免疫应答。肾癌局部消融后，发现肾癌组织中抗原呈递细胞显著增多，T细胞克隆性增殖；且肾癌组织内的$CD4^+T$细胞、$CD8^+T$细胞、颗粒酶A以及CD11c

的转录水平显著提升。由此可见，局部消融可能通过促进CD11c的成熟，从而促进抗原呈递作用激活T细胞，诱导发生强烈的抗肿瘤免疫反应。

在小鼠乳腺癌模型中，局部消融组Th1型细胞因子（IL-12、γ干扰素）显著升高，但是局部消融组Th2型细胞因子（IL-4、IL-10）没有显著改变。肿瘤引流淋巴结内肿瘤特异性T淋巴细胞显著增多，脾脏自然杀伤细胞活性及数量显著增加。再次接种肿瘤细胞，形成的肿瘤较小。这说明，消融激活的免疫反应，可以显著抑制肿瘤生长。

体外研究表明，局部消融后的肿瘤细胞，能够激活单核细胞，激活的单核细胞进一步分化为树突状细胞，从而诱导细胞毒性T细胞的产生和活化，发挥肿瘤杀伤作用。另外，非小细胞肺癌的临床研究发现，局部消融后，$CD3^+$T细胞、$CD4^+$T细胞、$CD4^+/CD8^+$T细胞比例、γ干扰素均显著增加，$CD8^+$T细胞、IL-6显著减少，但是这一改变具体的作用机制，还有待进一步深入研究。

肝癌进行射频消融、微波消融以及冷冻消融后，外周血$CD3^+$T细胞、$CD4^+$T细胞、$CD4^+/CD8^+$T细胞比例及自然杀伤细胞活性明显增加，但$CD8^+$T细胞活性显著下降。胶质瘤局部消融后，树突状细胞的MHC Ⅰ、MHC Ⅱ、CD80/CD86等标志物表达明显上升，促进树突状细胞抗原呈递，从而诱导T细胞的活化。另外，树突状细胞在肿瘤生长过程中会起到不同的作用。肿瘤细胞可能通过趋化因子（如CCL20或CXCL12）吸引未成熟的树突状细胞进入肿瘤组织，再通过血管内皮生长因子，促进抑制性$CD4^+$T细胞的极化，促进肿瘤细胞的扩增；相反，成熟树突状细胞能活化$CD8^+$T细胞，引起肿瘤消退（图5-2）。

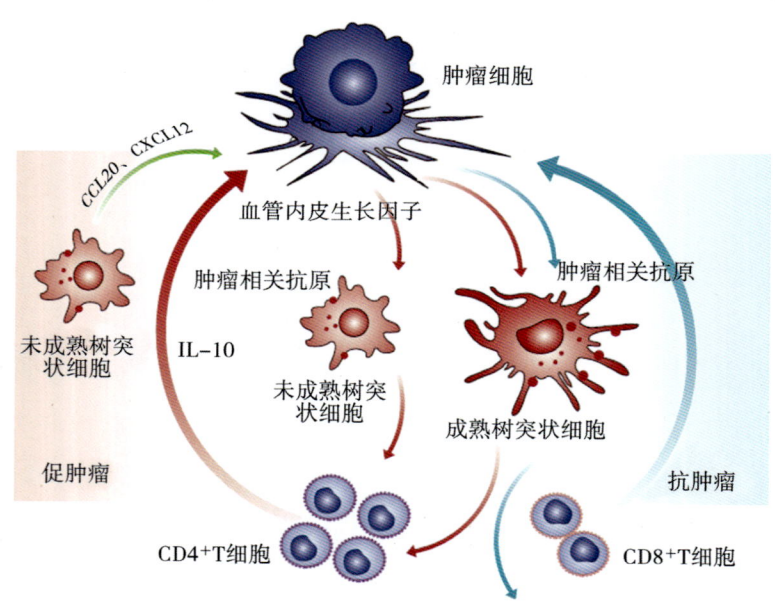

图5-2 树突状细胞在肿瘤生长过程中的作用

综上所述，局部消融通过不同的免疫机制，激活局部和全身的先天性免疫应答和适应性免疫应答，从而发挥肿瘤杀伤作用。

第二节　不可逆电穿孔的免疫应答种类及机制

不可逆电穿孔是一种利用双极电脉冲破坏肿瘤细胞膜稳定性并诱导细胞死亡的新型肿瘤消融技术。不可逆电穿孔主要是通过促进凋亡的方式引起肿瘤细胞死亡。凋亡细胞碎片会形成带有膜结构的凋亡小体，凋亡小体会被巨噬细胞等吞噬或消化。相关研究发现不可逆电穿孔可通过以下几个途径使机体产生免疫应答：一是引起机体的非特异性免疫反应，包括改变肿瘤微环境，激活免疫抑制细胞的杀伤作用，改善缺氧的环境，以及遥过消融后引起的焦亡激活、放大急性炎症级联反应，促进免疫细胞聚集，使肿瘤微环境从抗炎状态转变为促炎状态。二是消融增强了抗原呈递作用，促进特异性免疫应答活化，增强自然杀伤细胞或细胞毒性T细胞对肿瘤的杀伤。三是不可逆电穿孔可引起电极针周围胪瘤组织的物理性热消融，杀伤肿瘤组织的同时形成少量肿瘤原位抗原，促进特异性免疫应答。

一、不可逆电穿孔引起肿瘤微环境的改变

肿瘤微环境是肿瘤细胞产生和生长的内部环境，它为肿瘤的启动、增殖、侵袭和转移提供了条件，并与肿瘤细胞的生存密切相关，微环境中包括不同免疫细胞和细胞外基质等成分（图 5-3）。

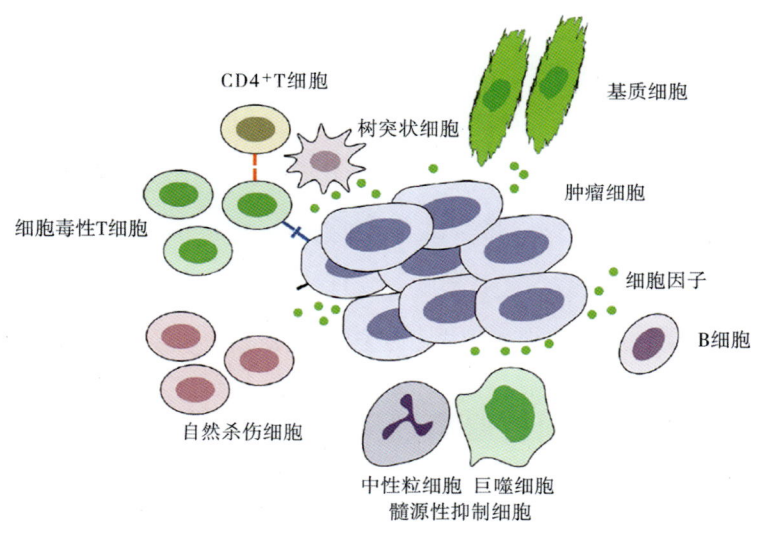

图 5-3　肿瘤微环境示意图

这些免疫细胞和相关的基质成分，在肿瘤定植或生长的早期被肿瘤细胞招募和激活，形成抑制肿瘤微环境，从而抑制肿瘤的生长。但是，经过持续的肿瘤抗原刺激和免疫激活，微环境中的相关效应细胞处于耗竭状态，不能发挥正常的抗肿瘤功能，从而形成免疫抑制性微环境。多数研究发现，肿瘤微环境中的多种免疫细胞和细胞因子与肿瘤预后密切相关。目前，免疫治疗在癌症治疗方面取得了巨大的成功和长期的临床疗效，但仍有相当一部分患者对免疫治疗反应有限或无反应。强烈的免疫抑制性微环境会使 $CD8^+T$ 细胞耗尽，失去消灭肿瘤细胞的能力，从而抑制抗肿瘤免疫。不可逆电穿孔作为一种物理消融手段，能对消融区内所有存在细胞膜结构的细胞进行杀伤，对肿瘤微环境中的髓源性抑制细胞、调节性 T 细胞、树突状细胞及 $CD8^+T$ 细胞等免疫细胞均产生杀伤作用。在胰腺癌等一些"免疫沙漠型"肿瘤组织中，调节性 T 细胞等免疫抑制性细胞占大多数，而不可逆电穿孔能对免疫抑制性细胞进行杀伤，从而缓解微环境的免疫抑制状态。在不可逆电穿孔治疗胰腺癌的临床病例中发现，消融后 $CD8^+T$ 细胞数量显著增加，这一变化与患者较好的预后相关；进一步在不可逆电穿孔小鼠胰腺癌原位消融模型研究中发现，消融后效应性 $CD8^+T$ 细胞数量较消融前显著增加，同时记忆性 $CD4^+T$ 细胞和 $CD8^+T$ 细胞数量也显著增加，这可能是不可逆电穿孔介导的远隔效应和记忆效应的细胞学基础。胰腺癌的高免疫抑制性微环境会限制树突状细胞疫苗免疫治疗的效果，近期有研究使用不可逆电穿孔消融技术克服了这一难题，不可逆电穿孔消融后，胰腺癌小鼠模型中树突状细胞疫苗接种的有效性得到改善。不可逆电穿孔与树突状细胞联合使用能诱导肿瘤微环境中免疫原性细胞死亡和减少免疫抑制成分，最终显著增加胰腺导管腺癌患者的生存期。

缺氧被认为是与肿瘤发生、发展最相关的因素之一。不可逆电穿孔还能改善肿瘤微环境的缺氧状况。大多数恶性肿瘤的缺氧微环境会抑制免疫细胞抗肿瘤免疫反应。缺氧通过控制血管生成，增强免疫抑制和肿瘤抵抗，促进肿瘤生长和免疫逃逸。研究表明，肿瘤缺氧通过促进局部免疫抑制和抑制免疫杀伤功能来影响抗肿瘤免疫应答。实体肿瘤的缺氧区被大量免疫抑制细胞，如髓源性抑制细胞、肿瘤相关巨噬细胞和调节性 T 细胞等浸润。研究发现，不可逆电穿孔降低肿瘤组织中低氧诱导因子 1α 的表达，增强血管通透性，进而改善瘤内的缺氧，减少缺氧引起的免疫抑制。此外，不可逆电穿孔还能对肿瘤微环境中细胞因子的分泌产生影响，如转化生长因子 β 等免疫抑制性细胞因子在消融后的含量减少，进而减少肿瘤组织的免疫抑制。

二、不可逆电穿孔增强抗原呈递功能

不可逆电穿孔除了引起纳米级的电穿孔，由于焦耳热效应，也会将电能转换成热能并引起电极针周围 5 mm 以内肿瘤组织的热损伤和变性。热效应的大小与具体的消融参数，包括电压、脉冲宽度、电极间距离等因素有关。在猪肝脏的消融实验中，当电压 > 2 500 V

就会引起热凝固。不可逆电穿孔引起的热凝固与射频消融相似，会增加肿瘤相关抗原的产生，促进抗原呈递反应，进而增强抗肿瘤免疫应答。Ringel 等通过使用高频不可逆电穿孔治疗小鼠 4T1 乳腺肿瘤，不仅增加了新抗原的产生，而且提升了抗原呈递细胞的抗原呈递水平，从而激活免疫系统，促进特异性抗肿瘤免疫应答。目前已被普遍证实的是，冷冻消融较其他热消融的一个显著优势是肿瘤原位抗原的形成，冷冻消融会完整保留破裂的肿瘤细胞，形成大量的原位肿瘤抗原，促进抗原呈递反应，并激活抗肿瘤免疫反应。Ringel 等人研究发现，通过在体外使用高频不可逆电穿孔对肿瘤组织进行处理，再将裂解后的细胞悬液回输到载瘤鼠体内，治疗后的肿瘤体积明显小于对照组，这种疗效甚至要强于将体外冷冻消融后的裂解悬液回输所产生的治疗效果，说明不可逆电穿孔消融后肿瘤抗原的产生至少能与冷冻消融相媲美。He 等通过小鼠皮下和原位胰腺癌模型研究发现，不可逆电穿孔消融后微环境中的大量浸润的巨噬细胞发生 M1 型极化，一方面减少免疫抑制型 M2 型巨噬细胞的产生，另一方面增强巨噬细胞作为抗原呈递细胞的抗原呈递功能，这也提示不可逆电穿孔和树突状细胞或者其他免疫疗法的结合会产生强大的协同抗肿瘤作用。研究发现，联合使用不可逆电穿孔和干扰素激动剂对肿瘤生长有明显的抑制作用，而不可逆电穿孔对抗原呈递水平的提高可能是这种协同作用的基础。

总之，不可逆电穿孔不仅能有效消融肿瘤，还能诱发抗肿瘤免疫反应。随着更多相关实验研究和临床研究的开展，我们对不可逆电穿孔免疫效应的了解将会更加深入，从而帮助临床制订更好的肿瘤治疗策略。

三、不可逆电穿孔引起肿瘤细胞的焦亡

除凋亡以外，不可逆电穿孔引起肿瘤细胞死亡的另一种方式是焦亡，又称细胞炎性坏死。焦亡是一种极其特殊的炎症性细胞死亡形式，其特征是 Caspase-1 和 Caspase-11 的裂解和激活。Caspase-1 的激活导致 IL-1β 和 IL-18 的增加，这是强有力的促炎细胞因子；此外，还能引起 Gasdermin D 蛋白的裂解。这种焦亡信号通路的激活会导致机体的快速反应，免疫细胞被招募到局部区域，增强免疫监测，提高抗原呈递潜能，有利于肿瘤细胞的清除。焦亡后的细胞膜会产生大量的穿孔，破坏细胞膜内外的稳态，使细胞内容物大量释放，包括钾离子外流等，进而激活局部炎症反应。有研究对大鼠正常肝脏组织进行不可逆电穿孔消融，发现在术后 24 小时内消融区细胞的焦亡和坏死活跃，而焦亡会激活局部炎症反应，使胰腺癌这样的免疫抑制性肿瘤的微环境向免疫活化状态转换。

第三节 不可逆电穿孔联合免疫治疗的基础和临床研究

不可逆电穿孔目前常与化疗联合使用，但疗效并没有重大的飞跃，预后仍然令人沮丧。近年来，随着对免疫监视和肿瘤免疫机制认识的深入，联合免疫治疗得到了迅速发展，并展现出了巨大的发展潜力。联合治疗的方法之一是将免疫治疗与不可逆电穿孔相结合，称为"电免疫治疗"。

基于最新的研究结果，不可逆电穿孔诱导肿瘤细胞凋亡和坏死后的全身免疫反应，导致抗原和损伤相关分子模式分子的释放。这些损伤相关分子模式分子诱导树突状细胞和其他抗原呈递细胞成熟，从而激活免疫系统。这些抗原呈递细胞激活淋巴结内的T细胞可能会诱导持久的抗肿瘤的T细胞活化，本质上提供了活跃的体内抗肿瘤疫苗。当这种全身抗肿瘤T细胞反应足够强大时，就会导致远处转移的消退，这个过程被称为"远隔效应"。

不可逆电穿孔治疗激活患者免疫应答，结合检查点抑制剂或其他增强免疫效应的药物治疗可能会产生协同效应。最近的一项临床前研究表明，在小鼠原位胰腺导管腺癌中，与不可逆电穿孔和程序性死亡受体1（programmed death-1，PD-1）抑制剂单药治疗相比，不可逆电穿孔和PD-1抑制剂联合治疗延长了小鼠的生存期。由于$CD8^+$T细胞的大量浸润，约40%的小鼠在治疗60天后表现出持久的抗肿瘤免疫应答，肿瘤的复发得到抑制。在小鼠原位肝细胞癌模型中，不可逆电穿孔和程序性死亡受体配体1（programmed death-ligand1，PD-L1）抑制剂联合治疗增加了$CD8^+$T细胞浸润，但减少了消融后肿瘤相关炎症细胞。该研究为不可逆电穿孔联合免疫治疗增强肿瘤坏死和免疫反应提供了依据。小鼠前列腺癌模型中，在不可逆电穿孔联合细胞毒性T细胞相关抗原4抑制剂治疗中，再加入抗PD-1抗体，可抑制无反应小鼠肿瘤的生长。这项研究表明，使用不可逆电穿孔联合免疫检查点抑制剂是一种有效的肿瘤治疗策略，可产生保护性肿瘤特异性记忆T细胞。上述结果在最近的一项临床研究中得到证实，一项回顾性临床研究发现不可逆电穿孔联合PD-1抑制剂治疗相比于不可逆电穿孔单独治疗更显著延长局部进展期胰腺癌患者的总生存期和无疾病进展生存期。此外，不可逆电穿孔治疗后，在肿瘤内立即给予免疫原性佐剂，如Poly-ICLC，可增强不可逆电穿孔的抗肿瘤作用。这种联合治疗有助于诱导长期全身抗肿瘤免疫应答，防止肿瘤复发和转移。不可逆电穿孔联合OX40激动剂治疗可诱导$CD8^+$T细胞数量增加，使80%的小鼠皮下肿瘤完全根除，并且可产生长期特异性的抗肿瘤免疫记忆，显著延长了生存期。Wooram的研究表明不可逆电穿孔和干扰素基因刺激剂激动剂的联合治疗对肺癌肿瘤生长有显著抑制作用。

在胰腺癌小鼠模型中,不可逆电穿孔联合树突状细胞接种,可减轻免疫抑制成分,增加 $CD8^+T$ 细胞和颗粒酶 B^+ 细胞的肿瘤浸润,提高治疗疗效。不可逆电穿孔联合 $\gamma\delta T$ 细胞回输可以提高局部进展胰腺癌患者抗肿瘤疗效,延长生存期。不可逆电穿孔联合自然杀伤细胞回输不仅增强了患者的抗肿瘤免疫功能,而且降低了 CA19-9 和 CA242 的表达,短期疗效显著,改善了患者的生活质量。自然杀伤细胞与不可逆电穿孔联合治疗转移性胰腺癌的临床试验证明了治疗的安全性和有效性。一项对 40 名胰腺癌患者进行的临床试验研究证明,患者在接受不可逆电穿孔治疗后给予自体自然杀伤细胞回输可以显著延长患者生存期。联合治疗(不可逆电穿孔和自然杀伤细胞回输)在患者中耐受性良好,特别是对转移性胰腺癌患者来说。同样,另一项研究也评估了自然杀伤细胞胰腺癌在不可逆电穿孔治疗后对胰腺癌患者的疗效,发现自然杀伤细胞回输治疗具有良好的耐受性,但由于样本量小,作者无法报道对无进展生存期或总生存期的任何有益影响。因此,需要更大规模的前瞻性随机对照试验来证实。此外,自然杀伤细胞回输联合不可逆电穿孔在治疗Ⅲ期和Ⅳ期肝癌后,中位总生存期显著提高。虽然这些结果是乐观的,但需要更多的研究来证实这种联合治疗的临床安全性和有效性。

参考文献

[1] GEBOERS B, SCHEFFER H J, GRAYBILL P M, et al. High-voltage electrical pulses in oncology: irreversible electroporation, electrochemotherapy, gene electrotransfer, electrofusion, and electroimmunotherapy [J]. Radiology, 2020, 295 (2): 254-272.

[2] ZHAO J, WEN X, TIAN L, et al. Irreversible electroporation reverses resistance to immune checkpoint blockade in pancreatic cancer [J]. Nat Commun, 2019, 10 (1): 899.

[3] SHI X, O'NEILL C, WANG X, et al. Irreversible electroporation enhances immunotherapeutic effect in the off-target tumor in a murine model of orthotopic HCC [J]. Am J Cancer Res, 2021, 11 (6): 3304-3319.

[4] BURBACH B J, O'FLANAGAN S D, SHAO Q, et al. Irreversible electroporation augments checkpoint immunotherapy in prostate cancer and promotes tumor antigen-specific tissue-resident memory $CD8^+$ T cells [J]. Nat Commun, 2021, 12 (1): 3862.

[5] VIVAS I, IRIBARREN K, LOZANO T, et al. Therapeutic effect of irreversible electroporation in combination with Poly-ICLC adjuvant inpreclinical models of hepatocellular carcinoma [J]. J Vasc Interv Radiol, 2019, 30 (7): 1098-1105.

[6] ZHANG Q W, GUO X X, ZHOU Y, et al. OX40 agonist combined with irreversible electroporation synergistically eradicates established tumors and drives systemic antitumor immune response in a syngeneic pancreatic cancer model [J]. Am J Cancer Res, 2021, 11 (6): 2782-2801.

[7] GO E J, YANG H, CHON H J, et al. Combination of irreversible electroporation and STING agonist for effective cancer immunotherapy [J]. Cancers (Basel), 2020, 12 (11): 3123.

[8] YANG J, ERESEN A, SHANGGUAN J, et al. Irreversible electroporation ablation overcomes tumor-associated immunosuppression to improve the efficacy of DC vaccination in a mice model of pancreatic cancer [J]. Oncoimmunology, 2021, 10 (1): 1875638.

[9] LIN M, ZHANG X, LIANG S, et al. Irreversible electroporation plus allogenic Vγ9Vδ2 T cells enhances antitumor effect for locally advanced pancreatic cancer patients [J]. Signal Transduct Target Ther, 2020, 5 (1): 215.

[10] LIN M, LIANG S, WANG X, et al. Short-term clinical efficacy of percutaneous

irreversible electroporation combined with allogeneic natural killer cell for treating metastatic pancreatic cancer [J]. Immunol Lett, 2017, 186: 20-27.

[11] LIN M, LIANG S, WANG X, et al. Percutaneous irreversible electroporation combined with allogeneic natural killer cell immunotherapy for patients with unresectable (stage Ⅲ/Ⅳ) pancreatic cancer: a promising treatment [J]. J Cancer Res Clin Oncol, 2017, 143 (12): 2607-2618.

[12] PAN Q, HU C, FAN Y, et al. Efficacy of irreversible electroporation ablation combined with natural killer cells in treating locally advanced pancreatic cancer [J]. J BUON, 2020, 25 (3): 1643-1649.

[13] ALNAGGAR M, LIN M, MESMAR A, et al. Allogenic natural killer cell immunotherapy combined with irreversible electroporation for stage Ⅳ hepatocellular carcinoma: survival outcome [J]. Cell Physiol Biochem, 2018, 48 (5): 1882-1893.

[14] YANG Y, QIN Z, DU D, et al. Safety and short-term efficacy of irreversible electroporation and allogenic natural killer cell immunotherapy combination in the treatment of patients with unresectable primary liver cancer [J]. Cardiovasc Intervent Radiol, 2019, 42 (1): 48-59.

[15] WONDERGEM N E, NAUTA I H, MUIJLWIJK T, et al. The immune microenvironment in head and neck squamous cell carcinoma: on subsets and subsites [J]. Curr Oncol Rep, 2020, 22 (8): 81.

[16] YANG Y, YANG Y, YANG J, et al. Tumor microenvironment in ovarian cancer: function and therapeutic strategy [J]. Front Cell Dev Biol, 2020, 8: 758.

[17] HOSSAIN M A, LIU G, DAI B, et al. Reinvigorating exhausted CD3[+] cytotoxic T lymphocytes in the tumor microenvironment and current strategies in cancer immunotherapy [J]. Med Res Rev, 2021, 41 (1): 156-201.

[18] JIN M Z, JIN W L. The updated landscape of tumor microenvironment and drug repurposing [J]. Signal Transduct Target Ther, 2020, 5 (1): 166.

[19] AL-SAKERE B, BERNAT C, ANDRE F, et al. A study of the immunological response to tumor ablation with irreversible electroporation [J]. Technol Cancer Res Treat, 2007, 6 (4): 301-306.

[20] NOMAN M Z, MESSAI Y, Carré T, et al. Microenvironmental hypoxia orchestrating the cell stroma cross talk, tumor progression and antitumor response [J]. Crit Rev Immunol, 2011, 31 (5): 357-377.

[21] GABRILOVICH D I, NAGARAJ S. Myeloid-derived suppressor cells as regulators of the

immune system [J]. Nat Rev Immunol, 2009, 9 (3): 162-174.

[22] NOMAN M Z, HASMIM M, MESSAI Y, et al. Hypoxia: a key player in antitumor immune response. A review in the theme: cellular responses to hypoxia [J]. Am J Physiol Cell Physiol, 2015, 309 (9): C569-579.

[23] MCKENZIE B A, MAMIK M K, SAITO L B, et al. Caspase-1 inhibition prevents glial inflammasome activation and pyroptosis in models of multiple sclerosis [J]. Proc Natl Acad Sci U S A, 2018, 115 (26): E6065-E6074.

[24] BORTOLOTTI P, FAURE E, KIPNIS E. Inflammasomes in tissue damages and immune disorders after trauma [J]. Front Immunol, 2018, 9: 1900.

[25] WALSH M P, DUNCAN B, LARABEE S, et al. Val-boroPro accelerates T cell priming via modulation of dendritic cell trafficking resulting in complete regression of established murine tumors [J]. PLoS One, 2013, 8 (3): e58860.

[26] VON MOLTKE J, AYRES J S, KOFOED E M, et al. Recognition of bacteria by inflammasomes [J]. Annu Rev Immunol, 2013, 31: 73-106.

[27] ZHANG Y, LYU C, LIU Y, et al. Molecular and histological study on the effects of non-thermal irreversible electroporation on the liver [J]. Biochem Biophys Res Commun, 2018, 500 (3): 665-670.

[28] RINGEL-SCAIA V M, BEITEL-WHITE N, LORENZO M F, et al. High-frequency irreversible electroporation is an effective tumor ablation strategy that induces immunologic cell death and promotes systemic anti-tumor immunity [J]. EBioMedicine, 2019, 44: 112-125.

[29] VAN DEN BOS W, SCHEFFER H J, VOGEL J A, et al. Thermal energy during irreversible electroporation and the influence of different ablation parameters [J]. J Vasc Interv Radiol, 2016, 27 (3): 433-443.

[30] FAROJA M, AHMED M, APPELBAUM L, et al. Irreversible electroporation ablation: is all the damage nonthermal? [J]. Radiology, 2013, 266 (2): 462-470.

[31] DEN BROK M H, SUTMULLER R P, VAN DER VOORT R, et al. In situ tumor ablation creates an antigen source for the generation of antitumor immunity [J]. Cancer Res, 2004, 64 (11): 4024-4029.

[32] SLOVAK R, LUDWIG J M, GETTINGER S N, et al. Immuno-thermal ablations-boosting the anticancer immune response [J]. J Immunother Cancer, 2017, 5 (1): 78.

[33] SIDANA A. Cancer immunotherapy using tumor cryoablation [J]. Immunotherapy, 2014, 6 (1): 85-93.

[34] YAKKALA C, CHIANG C L, KANDALAFT L, et al. Cryoablation and immunotherapy: an enthralling synergy to confront the tumors [J]. Front Immunol, 2019, 10: 2283.

[35] RAAIJMAKERS T K, VAN DEN BIJGAART R J E, DEN BROK M H, et al. Tumor ablation plus co-administration of CpG and saponin adjuvants affects IL-1 production and multifunctional T cell numbers in tumor draining lymph nodes [J]. J Immunother Cancer, 2020, 8 (1): e000649.

[36] YAKKALA C, DENYS A, KANDALAFT L, et al. Cryoablation and immunotherapy of cancer [J]. Curr Opin Biotechnol, 2020, 65: 60-64.

[37] CHEN D S, MELLMAN I. Oncology meets immunology: the cancer-immunity cycle [J]. Immunity, 2013, 39 (1): 1-10.

[38] MANTOVANI A, ROMERO P, PALUCKA A K, et al. Tumour immunity: effector response to tumour and role of the microenvironment [J]. Lancet, 2008, 371 (9614): 771-783.

[39] LEI X, LEI Y, LI J K, et al. Immune cells within the tumor microenvironment: biological functions and roles in cancer immunotherapy [J]. Cancer Lett, 2020, 470: 126-133.

（魏颖恬，赵　俊，孟凡银，刘景琪）

第六章
不可逆电穿孔的麻醉与护理

PULSED ELECTRIC FIELD IN
MEDICAL APPLICATIONS

第一节　麻醉选择与术前评估

不可逆电穿孔的麻醉管理难度较大，麻醉过程中要密切注意脉冲电场对全身的生理影响。要严密监测血压、心率变化以及心律失常发生情况，及时妥善纠正术中出现的异常情况以确保患者安全。手术需采用全身麻醉，确保深度肌肉松弛，应用心电同步触发脉冲，以减少高电压脉冲引发的肌肉强烈收缩、血压短暂升高和心律失常。

一、麻醉选择

虽然不可逆电穿孔消融术是微创手术，但脉冲放电会对人体肌肉、心脏、血压等生理活动造成很大影响，所以其麻醉方法与其他热消融手术如射频消融术的麻醉方法明显不同（表6-1）。射频消融术只需适度的镇静和镇痛，一般不需要肌肉松弛和气管插管，术中血流动力学基本平稳。不可逆电穿孔消融术需在气管插管全身麻醉下进行，需要深度肌肉松弛和严密的血流动力学和心电图监测，术中有发生恶性心律失常的风险，需采用心电同步触发装置，需备好抢救药和除颤仪。麻醉医师术前应仔细评估患者的心脏状况，术中要及时处理新出现的循环系统状况，必要时暂停消融治疗，以保障患者生命安全。

表6-1　不可逆电穿孔消融术与射频消融术麻醉要求和适应证比较

项目	不可逆电穿孔消融术	射频消融术
原理	不可逆电穿孔	热凝固性坏死
麻醉	气管插管全身麻醉	适度镇静镇痛
深度肌肉松弛	需要	不需要
心律失常	有	基本无
有创动脉监测	最好需要	不需要
肌肉松弛监测仪	最好需要	不需要
心电同步触发装置	必需	不需要

续表

项目	不可逆电穿孔消融术	射频消融术
心房颤动患者	禁忌做	可以
癫痫患者	不建议做	可以
紧贴肝门部的肿瘤	适应证	禁忌证

二、术前评估

（1）术前需仔细评估患者的全身情况，如患者合并心房颤动、有症状的冠状动脉疾病、急性心力衰竭、新近脑梗死（＜1个月）以及有难控制性高血压和癫痫发作史，不建议行不可逆电穿孔消融术。对于Ⅱ、Ⅲ度房室传导阻滞患者则根据临床症状和心内科医师会诊意见决定是否放置临时或永久性起搏器。

（2）准备肌肉松弛监测仪和麻醉深度监测仪。

（3）肿瘤邻近膈肌、心包膜、肾上腺、胰腺以及全身情况较差的患者，需行连续有创动脉血压监测。每例患者均需心电图监测。

（4）准备常用的血管活性药物，如乌拉地尔、硝酸甘油、去氧肾上腺素、麻黄碱等。

（5）准备抢救药、除颤仪和吸引器。

第二节　麻醉管理与术后镇痛

由于不可逆电穿孔消融术对患者的影响特点为在放电过程中刺激很大但时间短暂，其余时间刺激很小，所以理想的麻醉管理应该是无放电时麻醉深度较浅从而降低麻醉药的不良反应，在放电过程中能快速加深麻醉，放电结束后麻醉深度能快速减浅。选用气管插管全身麻醉（全凭静脉麻醉或静脉－吸入复合麻醉）。罗库溴铵、顺式阿曲库铵等非去极化型神经肌肉阻断药能有效防止电刺激引起的肌肉抽搐。有条件的单位需用肌肉松弛监测仪来指导肌肉松弛剂的用量，最好4个成串刺激反应为0。异丙酚和依托醚酯均可用于麻醉诱导。心功能正常的患者对异丙酚诱导的耐受良好，该药较少引起术后恶心、呕吐等不良反应，故应为首选。心功能欠佳的患者宜选用依托醚酯诱导，该药对血流动力学的影响较少。瑞芬太尼是超短效的阿片类药物，起效快，作用时间短，能有效抑制高电压脉冲的刺激，减小消融过程中的血压波动，宜作为术中镇痛维持药。术中最好有麻醉深度监测仪（脑电双频指数、脑电熵指数、Narcotrend 指数等）来指导麻醉下意识水平的判断，从而尽可能避免浅麻醉状态时患者术中知晓的发生。要特别注意脉冲电场消融开始时的麻醉深度。超声指导下布针的操作刺激很小，而高压电脉冲的刺激很大，刺激在短时间内变化过大，如不相应加深麻醉，强刺激会诱发高血压、心律失常、肌肉颤动或电极针移位。此时，复合吸入麻醉（如七氟烷、地氟烷等吸入性麻醉药物）能起到较快速地加深或减浅麻醉的作用。

右美托咪定在抑制交感神经活性的作用上呈现一定的剂量相关性，脉冲电场消融前滴定右美托咪定负荷剂量能减少消融期间麻醉药的用量和血压波动。老年人或合并有心血管疾病的患者加用右美托咪定有利于血流动力学的稳定。值得注意的是，右美托咪定有中枢性抗交感神经和增加迷走神经活性的作用，会引起心率的进一步减慢并影响脉冲消融时间。一些心率偏慢的患者，不宜滴定右美托咪定。

术后疼痛一般不明显，无需给予镇痛药。偶有患者肿瘤比较接近胆囊，消融后会引发急性胆囊炎，这种疼痛可用多模式镇痛来控制。也有个别患者在电极针穿刺过程中发生包膜下血肿，消融病灶合并感染、胰漏、急性坏死性胰腺炎等术后会出现疼痛，这种情况首先要明确原因，再采取针对性的治疗措施。

第三节　并发症

一、心律失常

高电压有可能导致心律失常的发生，如室性期前收缩、室上性心动过速、室性心动过速、心室颤动。原因是电脉冲会增加心肌组织细胞膜的通透性，随后打开离子的传输通道。Ball 和他的团队观察到，不使用心电同步触发装置的情况下进行肝脏肿瘤不可逆电穿孔消融术，7 例患者术中出现室性心动过速，肿瘤越靠近心脏，脉冲过程中越容易出现室性心动过速。其中 4 例同时出现低血压，但在完成 10 次脉冲治疗后，血压和心电图都恢复正常。通过心电同步触发装置发送脉冲可以防止室性心律失常的发生。心电同步触发脉冲是通过 R 波检测，在心脏周期的绝对不应期（R 波后的微秒时间内）发送脉冲。文献显示，使用心电同步触发脉冲，只会出现不太严重的心律失常，消融结束后均会自动消失，1 天后的心电图检查均与术前相似，无明显异常。

为了提高心电同步触发脉冲的安全性和有效性，我们建议在已有心律失常的患者中禁忌应用电消融术，因为这些患者可能检测不到 R 波。另外，须在刚刚检测到 R 波的地方设置心电同步触发装置的增益，并选择与连接电极针的线成直角的导联（如 I 导联、II 导联、Ⅲ导联等），避免超强电压对心电信号的干扰。我们在临床试验中发现个别患者在脉冲过程中出现ST段明显抬高，改变电极针的角度后ST段又恢复正常。

二、肌肉收缩

当施加高电压脉冲时，需用神经肌肉阻滞药来避免严重的肌肉收缩。脉冲电场消融可激发动作电位，肌张力增高导致肌肉强烈收缩。中度的膈肌和腹肌兴奋可导致电极针移位和机械性损伤邻近组织。因此，目前建议不可逆电穿孔消融术在气管插管全身麻醉下进行，并需要深度肌肉松弛（4个成串刺激反应为0，强直刺激后计数为2，或无肉眼可见的肌肉颤动）。

三、高血压

不可逆电穿孔消融过程中常常有短暂的血压增高，通过额外增加异丙酚和瑞芬太尼的输注量可以控制大部分患者的血压波动。尽管血压变化的中位数不大，但个别反应明显的可能会对有心脑血管疾病的患者造成严重危害，心肌梗死、脑梗死、心力衰竭、心律失常的发生概率会明显增加。这种血压增加的确切机制尚不清楚，可能原因：①大脑皮质运动中枢直接兴奋延髓心血管中枢使自主神经兴奋性改变；②运动肌代谢产物释放，化学感受器刺激增加；同时机械感受器受到刺激，冲动分别通过Ⅳ型或Ⅲ型神经纤维传入心血管中枢产生相应的心血管反应；③在心包附近或膈肌附近、肾上腺、胰腺直接进行高电压刺激也可能造成血压、心率的剧变。在消融过程中要实时观察血压、心率、心电图的变化，积极使用瑞芬太尼和硝酸甘油等短效药物应对短时间内血压的突然变化，同时还要防止消融结束强刺激消失后患者血压进行性降低，使得患者平稳度过围手术期。有研究表明，右美托咪定在抑制交感神经活性的作用上呈现一定的剂量相关性，在以后的手术麻醉中可以选择使用。

四、癫痫发作

癫痫发作或以前有癫痫活动史的患者一般不推荐行脉冲电场消融术。理论上，放电可以通过脉搏性脑部刺激引发癫痫发作。电休克可治疗严重抑郁症，频率达到5 Hz的电脉冲可诱发癫痫样发作，但是超强的脉冲电场可以导致癫痫样发作目前尚无确切的证据。全身麻醉中使用的异丙酚是一种已知的脑电活动抑制剂；在高压电脉冲期间，脉冲之后没有观察到随之出现的应激性脑电活动。足够的麻醉深度可以完全排除癫痫发作。心电同步触发脉冲也降低了脉冲电场消融诱发癫痫发作的可能性。基于这些结果和论点，脉冲电场消融期间癫痫发作的风险非常低。

五、其他并发症

纳米刀能更精准地诱导肿瘤细胞凋亡而对肿瘤进行完全的消瘤减瘤，且不会对消瘤减瘤区内的其他重要组织，如血管、胆管、神经等造成不可逆的损伤，从而减少其他传统消瘤减瘤方式所伴有的并发症。纳米刀会对肿瘤细胞造成不可逆的损伤，引起细胞凋亡并最终导致细胞死亡。凋亡的优点之一就是它能够利用免疫来促进细胞死亡，人体将把细胞凋亡识别为正常的细胞死亡过程，然后通过细胞吞噬作用将凋亡组织清除掉，促进正常组织的再生与修复。但是当消融的病灶合并感染、胰漏、急性坏死性胰腺炎时，患者术后会出现腹痛加重、高热，严重者出现感染性休克、全身炎症反应综合征。病理生理过程将会发生改变，如感染部位将会组织坏死形成脓肿、胰腺组织的自我消化、胰漏、出血包裹形成假性囊肿。所以胰腺肿瘤消融术中、术后预防性抗生素和生长抑素的应用是很有必要的。

另外，布置电极针过程中可能会造成穿刺路径结构的损伤，如气胸、肝包膜下血肿等胸腹腔并发症，需在 B 超监测下观察并发症的进展。发生的气胸大部分不用处理而自愈，若肺压缩严重，可做胸腔闭式引流。肝包膜下的出血经压迫止血后可吸收。

综上所述，不可逆电穿孔消融术作为一种新的消融技术，对于一些特殊部位的肿瘤治疗具有独特优势，适应证的选择和治疗时机的把握尤为关键，术前评估、麻醉方式的选择和围手术期相关并发症的处理是麻醉医师需面对的新挑战，术中对胰腺等富含交感神经纤维的器官或组织实施不可逆电穿孔治疗时会有一过性的血压升高、心率增快，但当电刺激消失后血压会迅速下降，具体机制无定论，可能是局部强电流刺激所致。此项技术由于在国内开展的医院较少，对于麻醉中的特殊情况处理经验明显不足。全身麻醉下的不可逆电穿孔消融术在全身各部位肿瘤治疗中的应用有待今后进一步研究。

参考文献

[1] BALL C, THOMSON K R, KAVNOUDIAS H. Irreversible electroporation: a new challenge in "out of operating theater" anesthesia [J]. Anesth Analg, 2010, 110 (5): 1305-1309.

[2] THOMSON K R, CHEUNG W, ELLIS S J, et al. Investigation of the safety of irreversible electroporation in humans [J]. J Vasc Interv Radiol, 2011, 22 (5): 611-621.

[3] 张本厚, 池萍, 曹英浩, 等. CT引导纳米刀肿瘤消融术的麻醉处理 [J]. 中华麻醉学杂志, 2016, 36 (10): 1270-1271.

[4] NIELSEN K, SCHEFFER H J, VIEVEEN J M, et al. Anaesthetic management during open and percutaneous irreversible electroporation [J]. Br J Anaesth, 2014, 113 (6): 985-992.

[5] BELFIORE M P, REGINELLI A, MAGGIALETTI N, et al. Preliminary results in unresectable cholangiocarcinoma treated by CT percutaneous irreversible electroporation: feasibility, safety and efficacy [J]. Med Oncol, 2020, 37 (5): 45.

[6] BULVIK B E, ROZENBLUM N, GOUREVICH S, et al. Irreversible electroporation versus radiofrequency ablation: a comparison of local and systemic effects in a small-animal model [J]. Radiology, 2016, 280 (2): 413-424.

[7] SATIYA J, SCHWARTZ I, TABIBIAN J H, et al. Ablative therapies for hepatic and biliary tumors: endohepatology coming of age [J]. Transl Gastroenterol Hepatol, 2020, 5: 15.

[8] SOROKIN I, LAY A H, REDDY N K, et al. Pain after percutaneous irreversible electroporation of renal tumors is not dependenton tumor location [J]. J Endourol, 2017, 31 (8): 751-755.

[9] KOSTRZEWA M, TUELUEMEN E, RUDIC B, et al. Cardiac impact of R-wave triggered irreversible electroporation therapy [J]. Heart Rhythm, 2018, 15 (12): 1872-1879.

[10] 高攀峰, 潘伟. 胰腺肿瘤患者行开腹纳米刀消融术术中麻醉管理1例报告 [J]. 北京医学, 2016, 38 (6): 589; 593.

（孔海莹，黎海亮，赖仁纯，张晓明）

第七章
不可逆电穿孔在肝肿瘤中的应用

PULSED ELECTRIC FIELD IN
MEDICAL APPLICATIONS

第一节　总　论

一、流行病学

肝癌根据肿瘤病因可分为原发性肝癌和转移性肝癌两类。原发性肝癌目前位居我国常见恶性肿瘤的第 4 位及肿瘤致死病因的第 2 位，严重威胁我国人民的生命和健康。其病理学类型主要包括肝细胞癌、肝内胆管癌和混合型肝细胞癌－胆管癌 3 种类型，其中肝细胞癌占 75%～85%、肝内胆管癌占 10%～15%，三者在发病机制、组织病理学、生物学行为、治疗方法及预后等方面差异较大。我国肝细胞癌多在慢性肝病或肝硬化基础上发展形成，起病隐匿，早期症状不明显，多数患者确诊时已属中晚期，仅 20%～30% 的患者能够获得根治性手术切除的机会。

肝脏是最常见的血行转移器官，绝大多数转移性肝癌的原发病灶来源于消化系统，以结直肠癌最为常见。15%～25% 的结直肠癌患者在确诊时已经合并同时性肝转移，另有 15%～25% 患者在结直肠癌根治术后发生肝转移，其中绝大多数的肝转移灶无法获得根治性手术切除。因此，不论是原发性肝癌还是转移性肝癌的手术根治率均不高。各种非手术治疗方法成为治疗肝癌的重要手段。

二、肝肿瘤治疗现状

由于肝癌自身的发病特点，手术切除率不高，所以肝癌的治疗体系呈现出多学科参与、多种治疗方法共存的特点，常见治疗方法包括外科治疗、消融治疗、经导管动脉化疗栓塞术（transcatheter arterial chemoembolization，TACE）、放疗、系统治疗等。目前，针对不同分期的肝癌患者，有序组合的规范化综合疗法治疗肝癌的长期效果最佳。因此，肝癌诊疗需重视多学科诊疗的模式，特别是对疑难复杂病例的诊治，应联合多种治疗手段，避免单科治疗的局限性，促进学科交流，提高整体疗效。

（一）外科治疗

肝切除术包含传统开放手术、腹腔镜手术以及机器人辅助手术等，是肝癌患者获得长期生存的重要手段。对于肝脏储备功能良好的 CNLC Ⅰa、Ⅰb 和 Ⅱa 期肝癌的首选治疗方式为手术切除。尽管 CNLC Ⅱb 期和 Ⅲa 期肝癌患者不宜首选手术切除，但部分患者经谨慎的术前多学科评估后，仍有获得手术切除的机会。然而，由于肝癌起病隐匿，首次诊断时仅有不到 30% 的肝癌患者适合接受根治性治疗。此外，对于早期原发性肝癌患者，肝移植也是可供选择的根治性治疗方案之一，同时解决了肝肿瘤及肝功能不全的问题，尤其适用于肝功能失代偿、不适合手术切除及消融治疗的小肝癌患者，十年存活率可达 70%。不过由于供体的限制，肝移植治疗原发性肝癌在我国并没有得到广泛应用。

（二）消融治疗

肝癌消融治疗是在影像引导下，对病灶靶向定位，局部采用化学或物理的方法直接杀灭肿瘤组织的一类治疗手段，主要包括无水乙醇注射治疗、射频消融、微波消融、激光消融、冷冻消融、高强度聚焦超声、不可逆电穿孔等。尽管外科手术被认为是肝癌根治性治疗的首选方式，但由于肝癌患者常合并不同程度的肝硬化，部分患者不能耐受手术治疗。目前在临床已经广泛应用的各种消融治疗方法，具有创伤小、疗效确切、对肝功能影响小、恢复快的特点，在一些早期小肝癌患者中可获得与手术切除类似的效果。消融治疗适用于 CNLC Ⅰa 期及部分 Ⅰb 期肝癌（即单个肿瘤，最大径 ≤ 5 cm；或 2～3 个肿瘤，最大径 ≤ 3 cm）患者，可以取得根治性的疗效。对于不能手术切除的最大径 3～7 cm 的单发肿瘤或多发肿瘤，可采用消融治疗联合 TACE 治疗。消融治疗常用的影像引导方式包括超声检查、CT 检查和 MRI 检查，其中最常用的是超声检查，具有实时、简便、灵活、无辐射等特点。CT 检查、MRI 检查通常用于观察常规超声检查无法探及的肝癌病灶和引导对其的消融治疗，还可用于引导肺、肾上腺、骨等肝癌转移灶的消融治疗。消融治疗的路径有经皮、经腹腔镜、开腹和经内镜 4 种。大部分位置安全、显示清晰的小肝癌可经皮穿刺消融，具有经济、方便、微创等优点。而引导困难或经皮消融危险较大的肝癌（如位于肝包膜下或贴近心脏、膈肌、胃肠道、胆囊等的肝癌）可考虑采用经腹腔镜消融、开腹消融或水隔离技术辅助消融。

（三）TACE

TACE 是原发性肝癌常用的非手术治疗方法，其主要用于具有手术切除或消融治疗适应证，但由于高龄、肝功能储备不足、肿瘤位于高危部位等非手术原因，不能或不愿接受上述治疗方法的 CNLC Ⅰa、Ⅰb 和 Ⅱa 期肝癌患者。但此治疗方法需要满足门静脉主干未完全阻塞，或虽完全阻塞但门静脉代偿性侧支血管丰富，或通过门静脉支架植入可恢复门静脉血流等要求。在临床中，对于一些具有高危复发因素（包括肿瘤多发、合并肉眼或镜下癌栓、姑息性手术、术后甲胎蛋白等肿瘤标志物未降至正常范围等）的肝癌患者，手术切除后可以辅助行 TACE，减少复发，延长生存期。此外，对于那些初始不可切除的肝癌患者，术前 TACE 治疗可以实现转化，为手术切除及消融治疗创造机会。TACE（包括传统 TACE 和药物洗脱微球 TACE）必须遵循规范化和个体化的方案。目前，主流观点提倡精细 TACE，以减少因肿瘤异质性而导致的 TACE 疗效差异。提倡 TACE 联合消融治疗、放疗、外科手术、分子靶向药物治疗、免疫治疗和抗病毒治疗等综合治疗，以进一步提高 TACE 的疗效。

（四）放疗

放疗根据放疗目的可以分为根治性放疗、姑息性放疗、巩固或转化放疗和辅助性（术前或术后）放疗。小肝癌的体部立体定向放疗应该以根治性为目的，而中晚期肝细胞癌的放疗基本上属于姑息性放疗。姑息性放疗目的是减轻患者疼痛、梗阻或出血等症状，减缓肿瘤发展，从而有效延长患者生存期。但对于一部分局限于肝内的中晚期肝细胞癌患者，通过姑息性放疗，可使得肿瘤缩小或降期，获得手术切除的机会（包括肝移植），从而可以从姑息转化为根治。对于窄切缘或裸切缘术后的肝细胞癌患者，术后辅助放疗可降低复发率，提高总生存率。门静脉癌栓患者接受术前新辅助放疗，生存期可以获得明显延长。放疗分为外放疗和内放疗。外放疗是利用放疗设备产生的射线（光子或粒子）从体外对肿瘤进行照射。内放疗是利用放射性核素，经机体管道或针道植入肿瘤内，包括 ^{90}Y 微球疗法、^{131}I 单抗、放射性碘化油、^{125}I 粒子植入等。粒子植入技术包括组织间植入、门静脉植入、下腔静脉植入和胆道内植入，分别用于治疗肝内病灶、门静脉癌栓、下腔静脉癌栓和胆管内癌或癌栓。对肝内肿瘤的放疗，可能诱发不同程度的肝损伤，轻者表现为 Child-Pugh 评分上升、转氨酶上升，严重者可以出现放射性肝病。放射性肝病是肝脏放疗的剂量限制性并发症，尤其是肝癌伴肝硬化患者。一旦发生放射性肝病，患者死亡率极高。然而，我国肝癌患者大多数伴有肝硬化，放疗在这部分患者中应用时受到严重制约。

（五）系统治疗

系统治疗又称全身性治疗，主要指抗肿瘤治疗，包括化疗、分子靶向药物治疗、免疫治疗和中医中药治疗等。由于肝癌起病隐匿，仅有不到 30% 的肝癌患者在首次诊断时适合接受根治性治疗，系统治疗在中晚期肝癌的治疗过程中具有重要作用，可控制疾病的进展，延长患者的生存时间。系统治疗的适应证：① CNLC Ⅲa、Ⅲb 期肝癌患者；②不适合手术切除或 TACE 治疗的 CNLC Ⅱb 期肝癌患者；③ TACE 治疗抵抗或 TACE 治疗失败的肝癌患者。一线抗肿瘤治疗方案可以选择仑伐替尼联合 PD-1 免疫检查点抑制剂帕博利珠单抗（俗称的"可乐组合"）、信迪利单抗联合贝伐珠单抗类似物、多纳非尼、索拉非尼或含奥沙利铂的系统化疗。二线抗肿瘤治疗方案，在我国可以选择瑞戈非尼、阿帕替尼、卡瑞利珠单抗或替雷利珠单抗。目前国内外学者对免疫检查点抑制剂治疗与靶向药物、化疗药物、局部治疗的肝癌联合方案的研究也在不断探索之中。根据病情需要，可应用中医中药。系统治疗当然也包括了针对肝癌基础疾病的治疗，如抗病毒治疗、保肝利胆治疗和对症支持治疗等。在抗肿瘤治疗的同时，抗病毒治疗应贯穿治疗全过程，同时酌情进行保肝利胆治疗、对症支持治疗等。然而，肝癌细胞作为一种先天性耐药的肿瘤细胞，普遍对放化疗不敏感，且肝癌患者早期症状缺乏典型性，多数患者确诊时已为晚期，生存期短，复发率高，随之而来的对化疗药物敏感性降低，继之"多药耐药"成为原发性肝癌系统性抗肿瘤治疗失败的重要原因之一。同时，尽管化疗是治疗肝癌有效、经济、实用的方法之一，但是其药物不良反应显著，会给患者带来诸多不适，部分患者还会出现较为明显的不良反应，需及时采取措施。可以说化疗是把"双刃剑"，它在杀灭肿瘤细胞的同时，也会对人体的正常细胞造成危害。

三、不可逆电穿孔在肝肿瘤治疗中的进展

自 1993 年 Rossi 等首次临床应用射频消融治疗肝癌以来，肝癌的消融治疗成为继腹腔镜手术后微创治疗的又一进展，如射频消融、冷冻消融、微波消融、激光消融等，均已在临床成功应用，具有疗效肯定、创伤小、操作简便、患者易耐受、住院时间短、恢复快、并发症少等优点，其中以影像引导经皮射频消融和微波消融应用最为成熟。消融治疗已被美国国立综合癌症网络指南、欧洲巴塞罗那指南等国际权威指南推荐为临床早期肝癌的根治性治疗策略。近年来，局部消融治疗因技术及器械的进步逐渐成为可与根治性手术切除相媲美的治疗方案之一。此种治疗手段运用冷、热等物理能量使得肿瘤细胞发生凝固性坏死，对于直径 < 3 cm、总数不超过 3 个的肿瘤进行局部消融可达到与根治性手术切除相似的疗效，五年生存率达 68.5%，十年生存率可达 27.3%。然而，上述传统消融手段难以避免消融过程中产生的高温或超低温，在杀伤肿瘤细胞的同时损伤消融区域内的管道系统或神经等重要组织，同时血液循环引起的热沉效应，使得热消融术在邻近血管或胆管的肝肿瘤治疗中应用受限。

近年来随着技术的发展，不可逆电穿孔消融作为一种新的治疗手段应运而生，且在治疗特殊部位肝癌中展现出巨大的应用前景。自 2015 年我国批准和引进该技术至今，我国一直积极进行相关研究与临床应用，现已逐步应用于临床。目前研究显示，不可逆电穿孔安全有效，能够很好地克服热消融术的不足，在肝癌，尤其是邻近血管、胆管、膈顶、肠道等危险部位的肝癌治疗中展现出独特优势。

（一）实验研究

自从不可逆电穿孔作为一种新型肿瘤局部治疗方式被提出后，一系列的实验研究

对肝脏不可逆电穿孔消融参数、是否损伤血管和胆道、消融前后影像学表现及免疫反应等领域进行了探索。2005年，Miller等率先利用不可逆电穿孔消融人肝癌细胞株（HepG2），结果表明体外采用1 500 V/cm电场强度、300微秒脉冲宽度和10个脉冲的消融参数可以完全灭活肝癌细胞。Lee等通过扫描电镜发现，消融区内的肝细胞膜上形成了80～490 nm的微孔，消融后24小时微孔大小仍保持不变，证实了不可逆电穿孔消融可诱导肝细胞产生不可逆电穿孔。Guo等用SD大鼠构建肝癌模型并进行不可逆电穿孔治疗，治疗后15天MRI检查提示病灶明显缩小，病理检查发现9只大鼠肿瘤已经完全消退，剩余1只大鼠仅残留＜5%的肿瘤细胞，从病理学层面证实了不可逆电穿孔治疗的有效性。Lee等对16头猪进行超声引导下的不可逆电穿孔治疗，研究发现不可逆电穿孔消融区域与正常肝组织分界清晰，胆管和血管保留完整。消融区域TUNEL和Bcl-2癌蛋白染色呈阳性，显示凋亡过程参与了由不可逆电穿孔引起的细胞死亡。

在大量实验研究证实不可逆电穿孔可以用于肝癌治疗的基础上，近些年为了进一步提高疗效，科学家们开始探索不可逆电穿孔联合治疗方法。Isfort等发现与单独不可逆电穿孔相比，不可逆电穿孔治疗后即刻进行药物洗脱微球TACE可产生更大的消融体积，提高局部治疗疗效。Tam等通过不可逆电穿孔联合纳米金颗粒治疗兔VX2肿瘤发现，不可逆电穿孔可导致纳米颗粒沉积在肿瘤细胞内以及肿瘤周围区域，实现治疗区域覆盖肿瘤及肿瘤边缘，进而降低了不可逆电穿孔治疗后残留的风险。Fang等利用3D肝肿瘤模型来探索射频消融预热对不可逆电穿孔消融的增强作用，结果显示与单独不可逆电穿孔相比，使用射频消融预热可增大不可逆电穿孔消融体积，降低杀灭肿瘤细胞的阈值电场强度，该联合方法有望用于毗邻重要器官的大肿瘤治疗。

（二）临床研究

在实验研究取得满意结果的基础上，关于不可逆电穿孔临床应用的探索也从未停止脚步。2009年，美国Angio Dynamics公司研制的首台不可逆电穿孔消融设备Nano knife获得FDA临床试验许可，并于2010年开展首例前列腺癌消融手术。2012年4月，FDA正式批准Nano knife应用于临床，同年10月Nano knife获得欧盟临床许可。2015年6月，我国国家食品药品监督管理总局批准Nano knife应用于肝肿瘤和胰腺肿瘤的消融治疗。近年来，随着不可逆电穿孔应用逐渐广泛，国内外多家医疗机构对不可逆电穿孔治疗肝癌的有效性与安全性进行了深入研究，取得了较好的观测和评估结果（表7-1）。

表7-1 不可逆电穿孔治疗肝癌临床研究

作者	出版年份	研究设计	纳入患者	病灶数目	病灶病理类型	中位肿瘤大小/cm	中位随访时间/月	初次消融有效率	并发症发生率
Kingham	2012	前瞻性	28	28	肝细胞癌（2）、肝转移癌（25）、其他（1）	1.5	6.0	93.8%	3.00%
Cannon	2013	前瞻性	44	44	肝细胞癌（14）、肠癌肝转移（20）、其他（10）	2.5	12.0	59.5%	11.36%
Philips	2013	回顾性	60	60	肝细胞癌（13）、肠癌肝转移（23）、胆管细胞癌（2）、其他（22）	3.8	18.0	无	12.60%
Hosein	2014	回顾性	28	58	肠癌肝转移（58）	2.7	10.7	97.0%	6.90%
Scheffer	2014	前瞻性	10	10	肠癌肝转移（10）	2.4	0	88.9%	10.00%
Eller	2015	前瞻性	14	18	肝细胞癌（5）、肠癌肝转移（11）、其他（2）	2.0	55.4	86.0%	29.00%
Niessen	2015	回顾性	25	48	肝细胞癌（22）、肠癌肝转移（16）、胆管细胞癌（6）、其他（4）	1.7	6.0	70.8%	无
Niessen	2016	前瞻性	34	65	肝细胞癌（33）、肠癌肝转移（22）、其他（10）	2.4	13.9	94.5%	23.30%
Niessen	2017	回顾性	71	57	肝细胞癌（31）、肠癌肝转移（16）、胆管细胞癌（6）、其他（4）	2.3	35.7	68.3%	14.50%
Frühling	2017	前瞻性	30	38	肝细胞癌（23）、肠癌肝转移（8）、其他（7）	2.4	22.3	78.9%	19.00%
Sutter	2017	回顾性	58	75	肝细胞癌（75）	2.4	9.0	77.3%	19.00%
Distelmaier	2017	前瞻性	29	43	肝细胞癌（4）、其他（39）	6.4	24.0	93.0%	10.30%
Mafeld	2019	回顾性	52	56	肝细胞癌（20）、胆管细胞癌（3）、肝转移癌（33）	2.4	无	75.0%	17.00%
Kalra	2019	回顾性	21	21	肝细胞癌（21）	2.6	10.0	100.0%	42.90%
Freeman	2021	回顾性	23	33	肝细胞癌（33）	2.0	20.4	87.9%	9.00%

2012年，Kingham等首次报道了采用不可逆电穿孔治疗肝癌的临床研究，研究者对28例患者共65个肝癌病灶（距离肝静脉或门静脉主干1 cm以内）进行不可逆电穿孔消融，肿瘤直径0.5～5.0 cm，中位随访时间6个月，结果表明肿瘤完全消融率达98.1%，局部复发率为5.7%，仅1例患者出现术中心律不齐，1例患者出现门静脉血栓，无严重并发症发生。2013年，Cannon等对邻近重要结构肝癌不可逆电穿孔消融的有效性和安全性进行了前瞻性多中心研究，结果显示44例患者在术后3个月、6个月和12个月的局部无复发生存率分别为97.4%、94.6%和59.5%，术后有5例患者出现轻微不良反应，30天内均可自行缓解。Huang等研究发现，不可逆电穿孔治疗肝门部肝癌的完全消融率和局部复发率与外科手术相近，术后随访未发现消融区域邻近管道系统损伤相关并发症。随着不可逆电穿孔的临床推广，不可逆电穿孔用于肝癌治疗的临床研究得到广泛开展，其主要的受试对象为邻近血管、胆管、膈肌、胃肠道或肝门等重要结构的肝癌患者，其在这些外科手术和传统热消融治疗困难的肝癌中展现出良好的疗效。

目前研究结果显示，不仅对困难部位的肝癌患者，对那些肝储备功能较差的肝肿瘤患者，不可逆电穿孔也是一种微创和有效的治疗选择。Bhutiani等对55例Child-Pugh B级肝硬化背景下的肝癌患者进行了微波消融或不可逆电穿孔消融治疗，结果显示两者完全消融率无明显差异，但接受不可逆电穿孔治疗的患者比接受微波消融治疗的患者耐受性更好，住院时间更短。Martin等对26例进展型胆管细胞癌患者在经皮肝胆管引流术后行不可逆电穿孔消融，手术成功率达96%，在术后平均随访的305天时间内，26例患者均不需要行胆道引流，避免了对照组患者因胆道引流引起的感染和闭塞等并发症。该研究证明，对于进展型胆管细胞癌伴梗阻性黄疸的患者，不可逆电穿孔是一种安全有效的治疗方式，可以改善胆道梗阻症状，提高患者的生存质量。Cannon等对5位中晚期肝癌患者进行了不可逆电穿孔治疗，不可逆电穿孔消融术后47～264天患者行肝移植手术，中位随访时间为403天，4名患者存活且无复发，1例患者在不可逆电穿孔消融术后297天因移植相关并发症死亡，研究表明不可逆电穿孔有望成为高风险肝癌通往肝移植的桥梁。

在积极验证不可逆电穿孔治疗肝癌有效性的同时，不少学者也在探索影响不可逆电穿孔疗效的相关因素。Niessen等研究发现病灶大小与病理分型和局部复发率独立相关，病灶直径＞5 cm，胆管细胞癌或转移癌复发率较高。而病灶与肝动脉、肝静脉、门静脉和胆管的距离与局部复发率无明显相关，进一步证明了不可逆电穿孔在治疗重要管道结构周围病灶的优势。随后，作者发表了该研究的长期随访结果，研究显示病灶直径＜3 cm或少于2个病灶的患者比具有较大或较多病灶的患者生存期更长，Child-Pugh A级患者生存期明显长于Child-Pugh B/C级患者。

不可逆电穿孔消融并发症包括心律失常、腹痛、局部血肿、胆管损伤、感染、气胸和静脉血栓等。心律失常常发生在距离心脏较近的肿瘤患者身上，为了避免其发生，整个不可逆电穿孔消融过程应在全身麻醉和同步心电监护下进行，电脉冲应在心动周期的不应期之间施加。不可逆电穿孔消融后 3.4%～46.0% 的患者会出现术后疼痛，但仅个别患者需要大剂量静脉注射吗啡，其余仅需观察或使用简单的镇痛药。虽然不可逆电穿孔消融不产生热沉效应，但当电极放置不平行时电极针间温度分布不均匀，温度会集中在电极间距较小的区域，产生的热量有可能损伤胆管或血管，导致胆管狭窄或血管血栓形成。不可逆电穿孔消融术后平均谷丙转氨酶、谷草转氨酶和总胆红素水平常显著升高，一般会在不可逆电穿孔消融术后 2 周恢复到术前基线水平。

（三）总结与展望

越来越多的研究证实不可逆电穿孔是一种治疗肝癌安全有效的消融技术，相较于传统热消融治疗，不可逆电穿孔具有以下几点优势：①不可逆电穿孔作用于细胞膜脂质双分子层，而构成血管、胰管、胆管和神经的骨架成分可以保留，保证了治疗后有功能组织的快速恢复；②不可逆电穿孔不依靠温度杀伤肿瘤细胞，故疗效不受热沉效应影响，提高了血管、胆管周围肿瘤的完全消融率；③不可逆电穿孔工作原理为诱导细胞凋亡而非蛋白质变性坏死，可更好地保留肿瘤抗原，激活宿主抗肿瘤免疫应答，不可逆电穿孔结合免疫治疗有望提高患者的远期疗效。

然而，不可逆电穿孔治疗肝癌依然有一系列问题有待解决：第一，不可逆电穿孔消融产生的直流电刺激会引起肌肉的不自主强烈收缩，部分患者在消融时会出现血压升高，故需要充分的全身麻醉以保障术中安全；第二，不可逆电穿孔多针治疗时需平行布针，电极间距必须保持一定的范围（1.2～2.4 cm），操作技术难度较大，对穿刺者水平要求高；第三，不可逆电穿孔治疗参数繁多，协同不好易导致疗效不佳和产热等不良反应；第四，在电脉冲优化和术前仿真上需要加强研究，未来需要开发更精准的模型算法及导航系统，保障治疗过程精准和微创。

综上，不可逆电穿孔凭借其独特的优势，已成为传统热消融或手术无法治疗困难部位肝癌和肝储备功能较差患者的重要治疗手段。相信随着新型治疗设备的研发、治疗参数的优化以及临床实践中远期有效性和安全性的论证，不可逆电穿孔在肝癌的局部治疗中将发挥越来越重要的价值。

第二节　适应证与禁忌证

一、适应证

（1）经临床或病理确诊的肝脏恶性肿瘤，单发直径 ≤ 5 cm 或多发肿瘤（数目 ≤ 3 个），最大直径≤3 cm。

（2）肿瘤邻近重要结构，如肝门、血管、胆管、膈肌或胃肠道等。

（3）肝功能分级 Child-Pugh A/B 级。

（4）不能手术切除的直径＞5 cm 的单发肿瘤或直径＞3 cm 的多发肿瘤，可行姑息性消融或与其他治疗方法联合使用。

（5）预计生存期在 3 个月以上，卡诺夫斯凯计分＞50 分。

二、禁忌证

（1）一般情况差（ECOG 评分＞2 分）或合并重要脏器如心脏、肺、脑、肝脏或肾脏等严重功能障碍者。

（2）肝功能分级 Child-Pugh C 级，经保肝治疗无法改善者。

（3）合并门静脉主干或肝静脉癌栓者。

（4）肿瘤位于肝脏表面，其中 1/3 以上外裸者。

（5）活动性感染，尤其是合并胆道系统感染者。

（6）有不可纠正的凝血功能异常者。

（7）有心脏起搏器植入病史者。

（8）有癫痫或严重心律失常病史的患者。

（9）近期（6 个月之内）发生过大面积心肌梗死的患者。

（10）美国麻醉医师协会麻醉风险分级标准＞3 级。

（11）消融区内胆管中存在金属支架。

第三节　术前准备

一、术前检查

患者在术前必须进行肝肿瘤大小、位置、数量的评估，近期的 CT 增强检查和 MRI 检查是不可或缺的。术前治疗规划是保证消融有效的关键环节，具体内容如下。①确定肿瘤边界：指影像学能界定的病变区域，即确定病灶的位置、大小、形态、数量及与邻近重要脏器的关系。②空间电场规划：较大肿瘤需要多针组合电场覆盖，应结合不同消融参数的消融区形态及肿瘤边界完成设计，尽量以较少的布针次数覆盖肿瘤及其周达 5 mm 的癌旁组织（如情况允许）。③消融顺序制订：多发肿瘤应根据肿瘤部位分布情况制订合理的消融顺序。④进针点及路径：针对肿瘤特点选择合适的患者体位、恰当的进针点和穿刺路径，测量进针深度，确认路径上不经过重要结构。计算机辅助三维可视化技术有助于介入医师制订合理的术前规划。

患者也需要常规行心电图检查及肺CT检查，合并心肺疾病者应进一步检查超声心动图、24小时动态心电图及肺功能。此外，还需要进行血常规、肝功能、肾功能和电解质检测（包括总胆红素、直接胆红素、血尿素氮、血肌酐、钠离子、钾离子、氯离子和碳酸氢盐等），以及凝血功能检查（包括血浆凝血酶原时间、国际标准化比值、活化部分凝血活酶时间等）。

患者术前禁食8小时，禁水4小时，常规建立静脉通道，肿瘤邻近肠道者需清洁肠道，女性患者避开月经期。对富血供肿瘤及有出血倾向者，术前可使用止血药物预防出血。尽可能通过穿刺活检明确病理诊断，一般可在术前通过影像引导以18G活检针穿刺获取病灶标本2～3条进行活检或在术中消融治疗前行穿刺活检。推荐住院消融，便于完善术前检查及术后观察处理并发症。遵循知情同意原则，患者需签署手术知情同意书。

二、麻醉管理

为了确保不可逆电穿孔治疗过程中电刺激不引起强烈的肌肉痉挛，患者术前需要进行全身麻醉及气管插管。不可逆电穿孔治疗前应对患者进行术前麻醉评估，判断患者是否患有心律不齐或有严重的主动脉瓣关闭不全、冠心病等会因术中血压波动而产生不良结果的疾病，并且在术前按照美国麻醉医师协会麻醉风险分级标准对患者进行评估。任何影响患者无法接受肌肉松弛处置以及全身麻醉的因素均应该先行排除。同时，麻醉医师必须在术中监控患者的肌肉松弛程度，密切观察心率、血压等波动情况。对于有潜在风险的患者，必要时应置入中央静脉导管以及动脉导管，术中维持输液补充。

三、设备

不可逆电穿孔主机包含电源供应系统、内建计算器，以及6个电极针外接处，由此接上电极针将电流导入人体。主机在术前需进行准备与开机，以及软件功能测试。由于治疗时每次放电消融均需配合监测心动周期，故需在胸前及周边贴好心电贴片，并确定心电监护仪能正常显示心电波形。

不可逆电穿孔可以经皮操作或在外科手术中进行，经皮操作时一般以超声引导或CT引导，术前应先进行影像学检查确定肿瘤大小、位置及与其他组织结构之间的关系，可使用造影剂注射以提高诊断敏感度；外科手术中进行可分为开腹下进行和腔镜下进行2种，两者均需在术中超声引导下进行，术中超声探头需术前做好消毒或是无菌套包覆。

此外，还需准备麻醉设备、呼吸支持设备、心电监护设备、消毒物品、麻醉药品、急救药品等。

第四节　操作规范

在不可逆电穿孔操作时，必须使用影像引导技术如超声或CT来协助肿瘤定位，并引导多根电极针来进行穿刺，将这些电极针精准穿刺置入目标区域内。不可逆电穿孔用于肝肿瘤消融时，常使用超声引导经皮肝脏穿刺的方式。由于肿瘤位置及超声影像的限制，对部分患者可使用腹腔镜手术协助进行，或是考虑开腹手术的必要性。当使用手术方法进行不可逆电穿孔时，术中需要超声的协助引导（图7-1）。

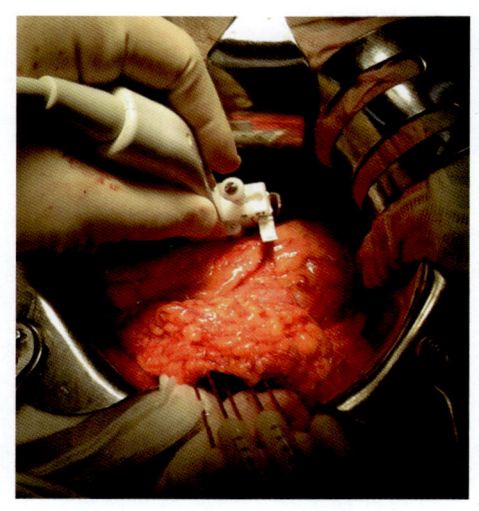

图7-1　术中超声协助引导

注：在超声引导下，将2～6根电极针平行插入肿瘤进行消融，在治疗期间需要以超声持续监测消融过程。

在影像引导下，医师可以将电极针数目、位置和电压等信息输入主机发生器之后计算消融区的位置和大小（图7-2）。不可逆电穿孔使用的电极针规格为19G，有一个可活动绝缘套，可以调节针尖裸露范围，范围在0.5～4.0 cm，尖端还包括1个回声标记，因此可以在超声下清楚显示电极针（图7-3）。

在不可逆电穿孔治疗过程中，心电同步激发非常重要，在心电同步触发器的辅助下，在心脏不应期给予电脉冲，可以将出现心律不齐的风险降至最低。心电同步触发器必须检测到稳定且速度适中的心率，方能启动治疗，如果心率快于120次/分或是慢于60次/分，将无法发动电流，此时必须请麻醉医师进行药物控制。要注意电极针放置的位置需恰当，以确保所有电极针尖端平行均匀分布而没有会聚或分散。如果需要将电极针撤回重新调整，务必重新检查电极针尖端的位置以确保它们平行。电极针放置好后，需先使用每对电极针 10～20 个脉冲来进行组织导电率测试。通常不可逆电穿孔的初始能量输送设定在电极针暴露深度 1～2 cm、电场强度 1 500 V/cm，脉冲时间每对电极针 70～90 微秒。在上述设定之后，软件和能量传输将以标准方法重新开始，以进行组织导电率测试。完成导电率测试后，标签页上将出现结果图，以确保每对电极针起始电流水平在 20～35 A 范围内。如果任何电极针间的电流强度超出此范围，则应进行相应调整，然后使用上述的组织导电率测试方法重新进行测试。

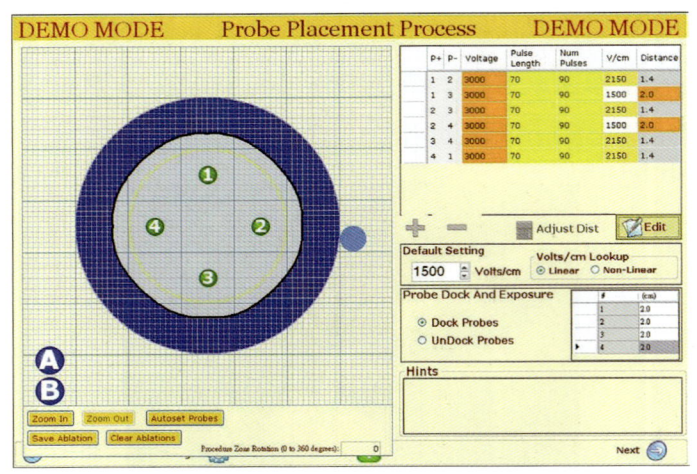

图 7-2　主机发生器计算消融区的位置和大小

注：不可逆电穿孔主机内的软件能根据所用电极针数目、电压大小及电极针位置来预测消融区域的形状和大小，使用者根据肿瘤大小、形状以及周边结构来决定所用针数和针与针之间的距离。

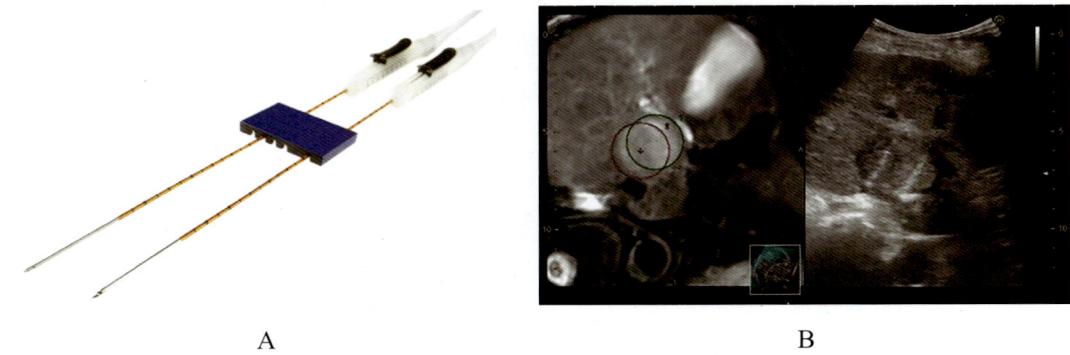

A　　　　　　　　　　　　　　B

A. 不可逆电穿孔使用的电极针为 19G 的单极针，长度有 15 cm 和 25 cm 两种，针尖有高回声涂料，供超声下可视，电流由针尖发出形成电场，达到区域内出现不可逆电穿孔；B. 在超声引导下，电极针清晰可见，可以测量针尖之间的距离，进一步估计消融范围。

图 7-3　不可逆电穿孔使用的电极针及超声下电极针

行组织导电率测试后，如果确定电流＜20 A，建议采取以下步骤进行故障排除：首先确认电极针间距是否太宽，因为低电流（＜20 A）通常是电极针间距太宽（＞2.5 cm）引起的。待确定电极针间距＜2.0 cm后，才可以对电流不足（＜20 A）的电极针增加200～400 V/cm的电场强度。如果发现多个电极针间的电流都偏低，可以考虑将电极针针尖裸露长度增加0.5～1.0 cm。而在进行组织导电率测试后，如果发现电流＞35 A，建议采取以下步骤进行故障排除：首先确认电极针间距是否太窄，高电流最常见的原因是电极针间距太窄（＜1 cm）。待确定电极针间距合适后，特别是如果发现多个电极针间的电流强度都偏高，可考虑将电极针的针尖裸露长度减少0.5～1.0 cm，但通常不会使用＜1.0 cm的针尖裸露长度。若确定了电极针间距合适且电极针针尖裸露长度已处于1.0 cm，就要考虑将脉冲时间从90微秒减小到70微秒，尤其是出现在每个脉冲持续时间内电流强度都急剧上升至＞40 A的情况时。最后，建议将受影响电极针距的电场强度降低200～400 V/cm。

在每个治疗步骤结束后，评估结果页中的图表，以确认每对电极针间的电流起基准状态增加至少10 A。这是由消融区域中局部电阻的降低所致，可用来评估疗效。Ivorra和Rubinsky是第一个提出以消融区域局部电阻降低作为不可逆电穿孔疗效评估依据的学者，他们指出不可逆电穿孔治疗将导致离子透过细胞膜上的穿孔流出到细胞外基质，造成电流传导率增加，而出现局部电阻降低。如果电极针间电流没有增加至少10 A，则建议为该对电极针增加额外的90个脉冲。不可逆电穿孔消融过程中的组织特性变化取决于多种因素，因此，是否给予特定的电极针间额外的治疗脉冲序列应由治疗医师决定。目前认为，对于特定的组织区域，在电极针间给予超过270个的额外脉冲，并无法增加治疗区域范围。

消融所需的时间则依治疗的组织类型和使用的电极针数量而定。在整个治疗过程中，应密切地监测体温、尿量、血压、血氧饱和度、呼气末二氧化碳浓度和心电图的变化。实时超声监测消融部位有助于发现微小气泡的形成和确保血管的安全。对于较大的肿瘤，操作医师可以先进行肿瘤深部的消融，再将电极针撤回进行浅部肿瘤消融，使叠加的消融范围覆盖整个瘤体，以完全消融大小超过电极针尖端长度的肿瘤。在完成不可逆电穿孔治疗后，可以重新布针，以治疗其他部位肿瘤。治疗医师应评估电极针在轴线方向上的肿瘤深度及消融的安全范围是否足够，如果不需继续治疗，可退出电极针完成治疗，并压迫穿刺点止血。

不可逆电穿孔手术过程中，需要患者全身麻醉，且保持患者处于深度肌肉松弛的状态即保持4个成串刺激为0。当手术结束后，需要将患者送入监护室或恢复室，以等待患者术后肌肉松弛的完全恢复，临床医师在此期间可给予患者适当的镇静药物。临床医师在肌肉松弛监测仪指导下，待患者的潮气量、意识等指标均达到标准拔管指征后，拔除气管导管。同时，临床医师应在术后对患者疼痛情况根据视觉模拟评分法进行量化评分，并依据患者的评分结果采取必要的镇痛措施。

第五节 病例展示

一、邻近肝内大血管肿瘤

病例 1

患者，男，49岁，肝癌术后4年，第4次射频消融后1年，发现肝占位半个月，病灶紧贴门静脉右支，大小约1.5 cm×0.8 cm，术前MRI检查和超声造影检查如图7-4、图7-5所示。常规热消融可能损伤门静脉分支及胆管，不可逆电穿孔治疗更适合该病灶，可以降低大血管热沉效应导致肿瘤残留复发的概率。

患者经超声定位确认病灶位置及消融路径，3根电极针平行布于肿瘤周边，不可逆电穿孔治疗后即刻超声造影检查显示消融区域内病灶未见明显增强（图7-6）。患者消融治疗过程安全，消融区域内血管、胆管结构无损伤，术中、术后无明显出血及严重胆漏。术后6个月MRI检查随访显示消融区域肿瘤完全灭活，疗效确切（图7-7）。

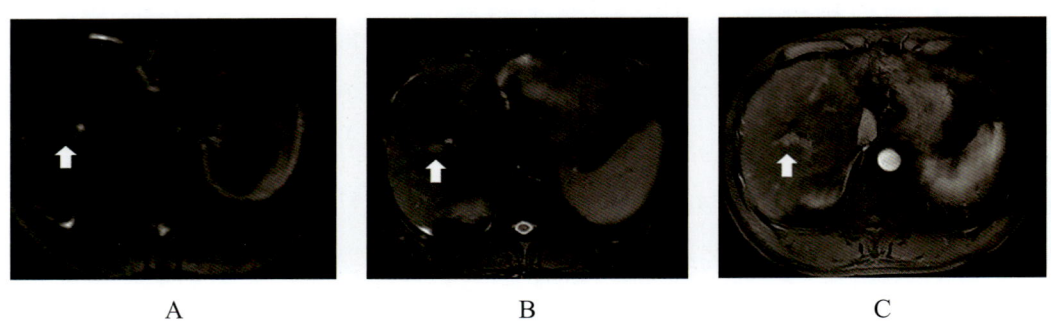

A. 弥散加权成像（diffusion weighted imaging，DWI）序列病灶呈高信号；B. T$_2$序列病灶呈高信号，紧贴门静脉右支分支；C. 动脉期病灶呈明显高增强，紧贴门静脉分支。

图7-4 术前MRI检查

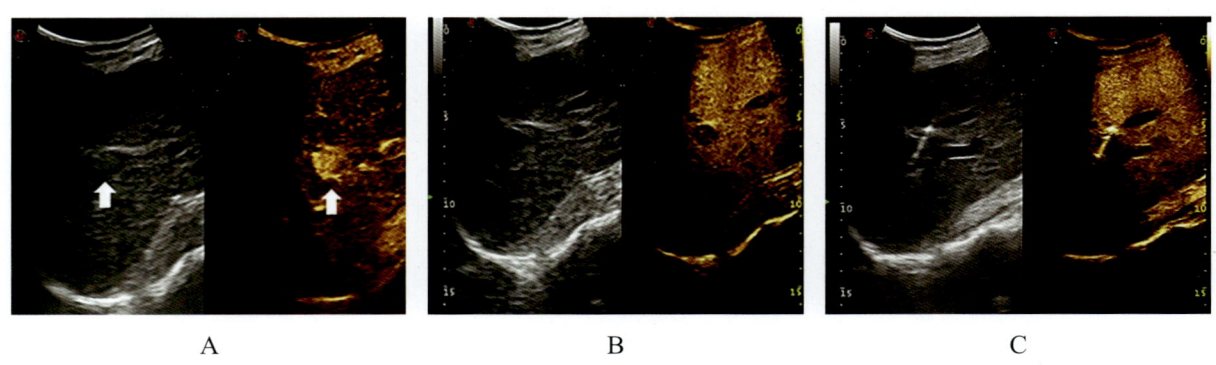

A. 注射造影剂24秒后病灶呈高增强；B. 造影后100秒病灶明显消退；C. 行超声造影引导下穿刺活检术，病灶病理提示肝细胞性肝癌。

图7-5 术前超声造影检查

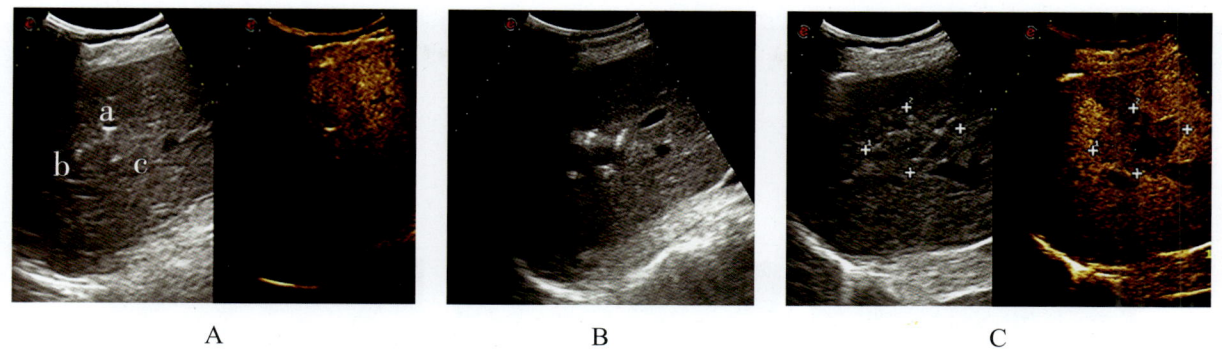

A.a、b、c三处高回声点分别是3根电极针的针尖，两两距离分别为1.6 cm、1.7 cm、1.8 cm；B.另一个切面显示平行的2根针之间的消融范围；C.术后即刻超声造影检查显示消融区内病灶未见明显增强。

图7-6　消融布针及术后即刻超声造影检查

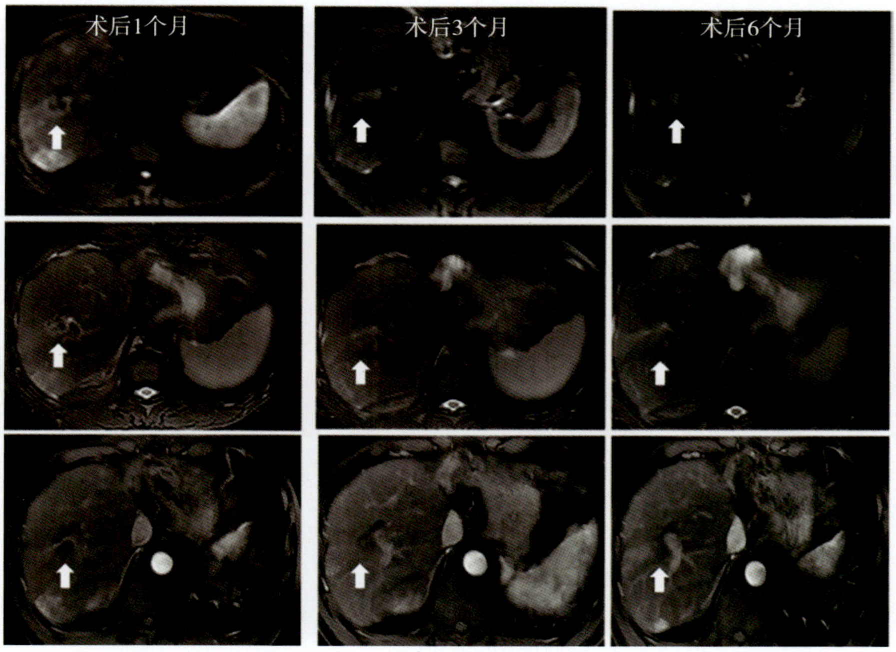

图7-7　术后6个月MRI检查随访

注：第一行DWI显像、第二行T_2显像、第三行动脉期显像。术后1个月MRI检查随访显示病灶DWI、T_2序列上呈不均匀稍高信号，动脉期不增强；术后3个月、6个月MRI检查随访显示病灶较前吸收，动脉期不增强。

病例2

患者，男，47岁，乙型病毒性肝炎病史20余年，发现肝占位1周余。患者术前MRI检查和超声检查及超声造影检查图像如图7-8、图7-9所示。肝内占位紧贴门静脉右支，且患者肝功能较差，不能耐受外科手术，常规热消融可能损伤门静脉分支，受热沉效应影响，引起肿瘤残留风险，不可逆电穿孔治疗更适合该患者。

2根电极针平行布于肿瘤周边，不可逆电穿孔消融术后即刻超声造影检查显示消融区域内病灶无明显增强（图7-10）。患者消融治疗过程安全，消融区域内血管结构无明显损伤。术后6个月超声造影检查和MRI检查随访显示消融区域肿瘤完全灭活，疗效确切（图7-11、图7-12）。

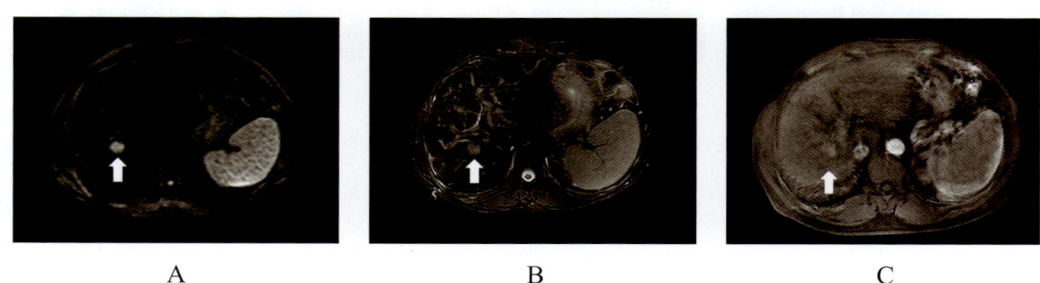

A.病灶DWI呈稍高信号；B.病灶T₂WI呈稍高信号，紧贴门静脉分支；C.多期增强检查显示动脉期病灶明显强化。

图7-8　术前MRI检查

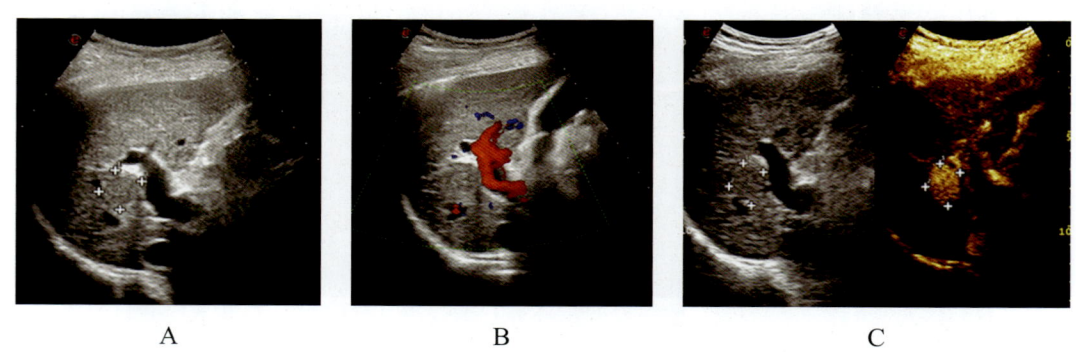

A.病灶大小约2.1 cm×1.9 cm，紧贴门静脉右支；B.彩色多普勒超声检查显示病灶紧贴门静脉右支；C.病灶超声造影检查23秒快速增强。

图7-9　术前超声检查及超声造影检查

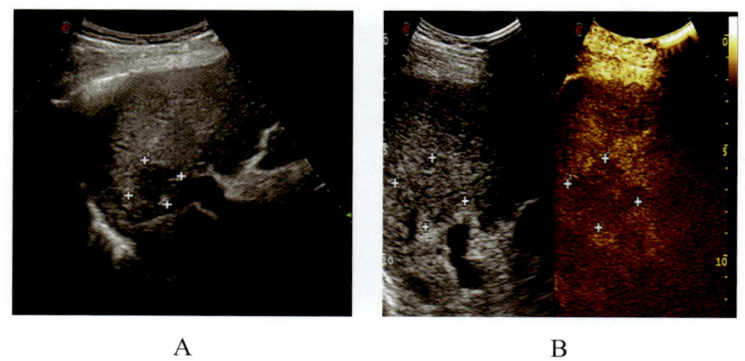

A.2根电极针的间距为1.5 cm；B.2根电极针之间的消融范围，术后即刻超声造影检查显示病灶未见明显增强。

图7-10　消融布针及术后即刻超声造影检查

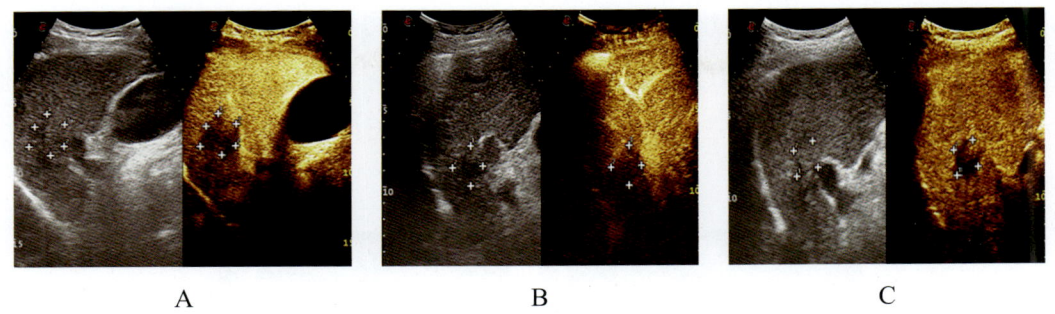

A　　　　　　　　　B　　　　　　　　　C

图7-11　术后6个月超声造影检查随访

注：A、B、C分别代表术后1个月、3个月、6个月的超声造影检查，病灶范围分别为2.7 cm×2.5 cm、2.4 cm×2.1 cm、2.4 cm×1.9 cm。

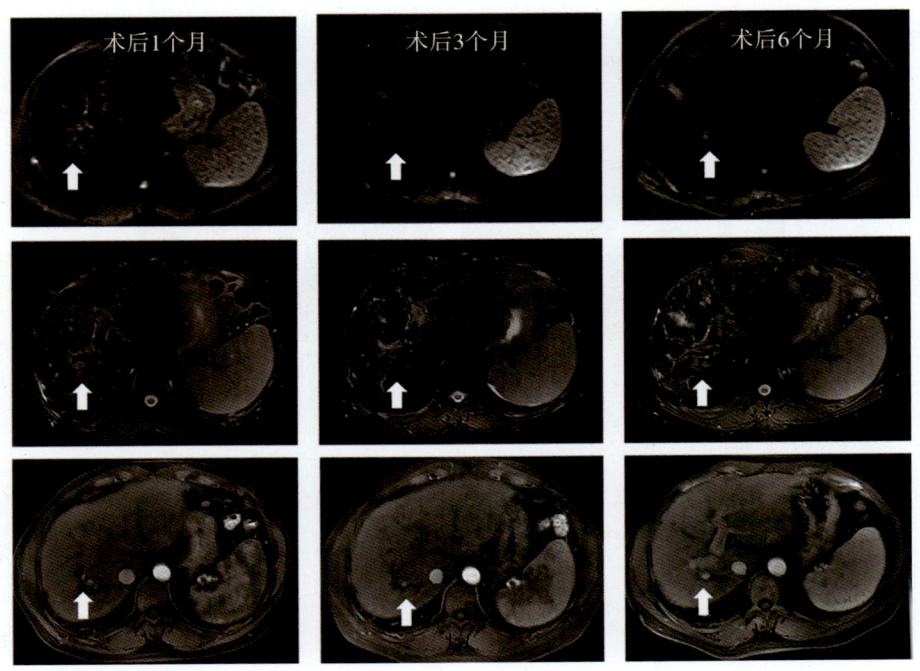

图7-12　术后MRI检查随访

注：第一行DWI显像、第二行T$_2$WI显像、第三行动脉期显像。S7段可见斑片状异常信号灶，边界欠清，DWI呈高信号，T$_2$WI呈稍高信号，增强检查未见明显增强。

二、第一肝门处肿瘤

病例1

患者，男，73岁，肝右叶可见结节状强化影2.0 cm×1.5 cm，肿瘤位置特殊，位于门静脉右支和胆囊之间，外科手术需要切除右半肝，患者肝功能储备较差，不能耐受右半肝切除，常规热消融一方面出血风险大，另一方面可能损伤门静脉右支或者胆囊，不可逆电穿孔消融更适合该患者。

患者经CT定位确认病灶位置及消融路径，2根电极针平行布于肿瘤周边，针间距约

2 cm，不可逆电穿孔治疗后 CT 增强检查显示消融区域可见类圆形低密度影。患者消融治疗过程安全，消融区域内及周围血管结构无损伤，术中无出血及胆漏。术后 1 个月随访复查显示消融区域完全覆盖肿瘤，CT 增强检查显示病灶无强化，证明消融区域内肿瘤细胞坏死，疗效确切（图 7-13）。

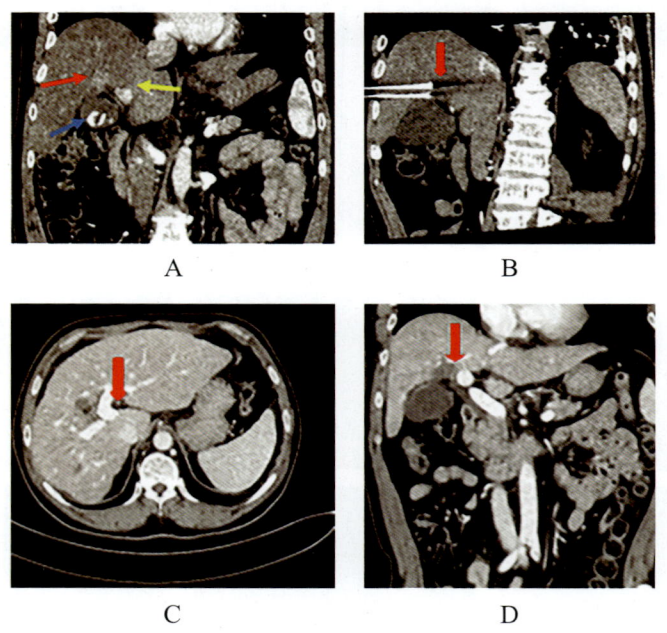

A.肝右叶可见类圆形病灶（红色箭头），紧邻门静脉（黄色箭头）和胆囊（蓝色箭头）；B.术中采用两电极布针，消融范围覆盖病灶；C、D.术后 1 个月腹部 CT 增强检查显示，消融区完全、边界清晰、病灶无强化。

图 7-13　术前、术中及术后 1 个月 CT 增强检查图像

病例 2

患者，男，45 岁，肝硬化 4 年余，发现肝占位 20 余天。MRI 检查显示肝脏 S5 段可见一类圆形异常密度影，大小约 1.6 cm×1.2 cm，T_2WI 呈稍高信号，DWI 呈高信号，增强后动脉期明显强化，门静脉期及平衡期减弱。术前 MRI 检查、CT 增强检查、超声检查、超声造影检查等提示肝 S5 段原发性肝癌（图 7-14～图 7-17）。肿瘤位置特殊，位于第一肝门处，同时紧邻胆囊，对于外科手术而言，手术复杂，难度较大。而常规热消融又极易引起大血管附近肿瘤残留，同时存在胆漏风险，不可逆电穿孔消融更适合该患者。

患者经超声定位确认病灶位置及消融路径，2 根电极针平行布于肿瘤周边，针间距约 2 cm，不可逆电穿孔治疗后即刻超声造影检查显示消融区域无灌注（图 7-18）。患者消融治疗过程安全，消融区域内及周围血管结构无损伤，术中无出血及胆漏。术后 1 个月、3 个月、6 个月 MRI 检查随访显示消融区域完全覆盖肿瘤，MRI 增强检查显示病灶无强化，证明消融区域内肿瘤细胞坏死，疗效确切（图 7-19）。

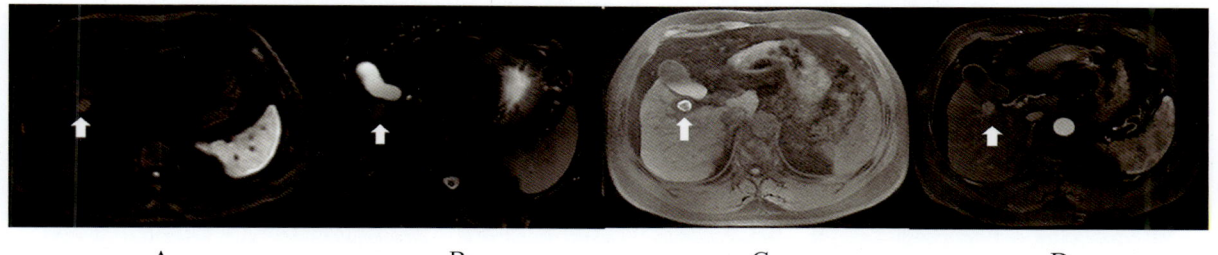

A. 病灶DWI呈高信号；B. 病灶T_2WI呈稍高信号；C. 病灶T_1WI呈高信号；D. 病灶动脉期增强。

图7-14　术前MRI检查

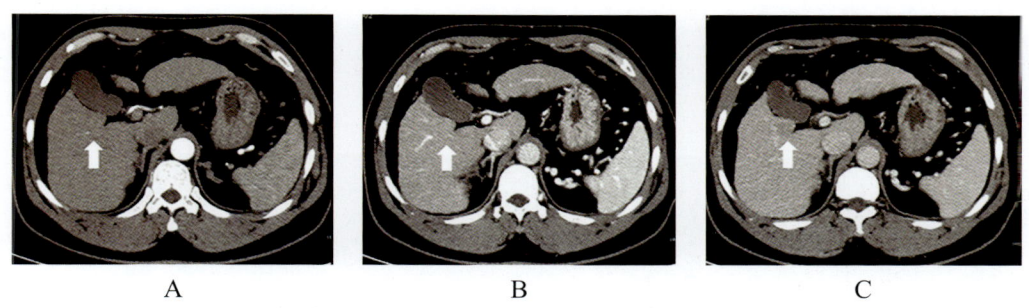

A. 动脉期病灶增强；B、C. 门静脉期-延迟期病灶明显消退。

图7-15　术前CT增强检查

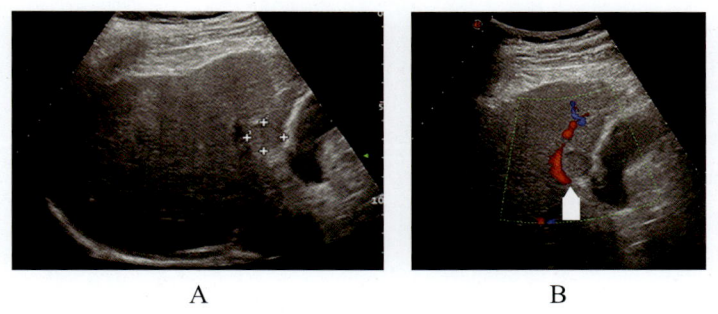

A. 病灶大小约1.8 cm×1.3 cm，紧贴胆囊；B. 彩色多普勒超声检查显示病灶紧贴门静脉右前支。

图7-16　术前超声检查

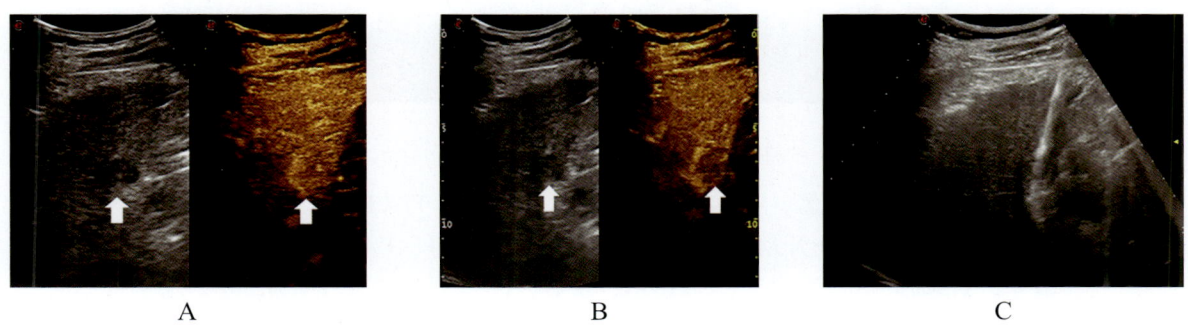

A. 病灶20秒呈高增强；B. 病灶79秒明显消退；C. 病灶行术前粗针穿刺活检，病理提示肝细胞性肝癌。

图7-17　术前超声造影检查

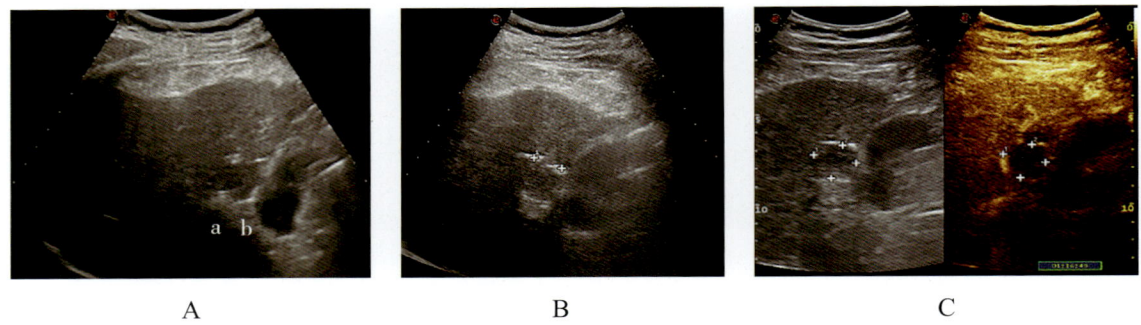

A.a、b代表2根电极针,间距1.5 cm;B.2根电极针之间的消融范围;C.消融术后即刻超声造影检查显示病灶未见明显增强。

图7-18 消融布针及术后即刻超声造影检查

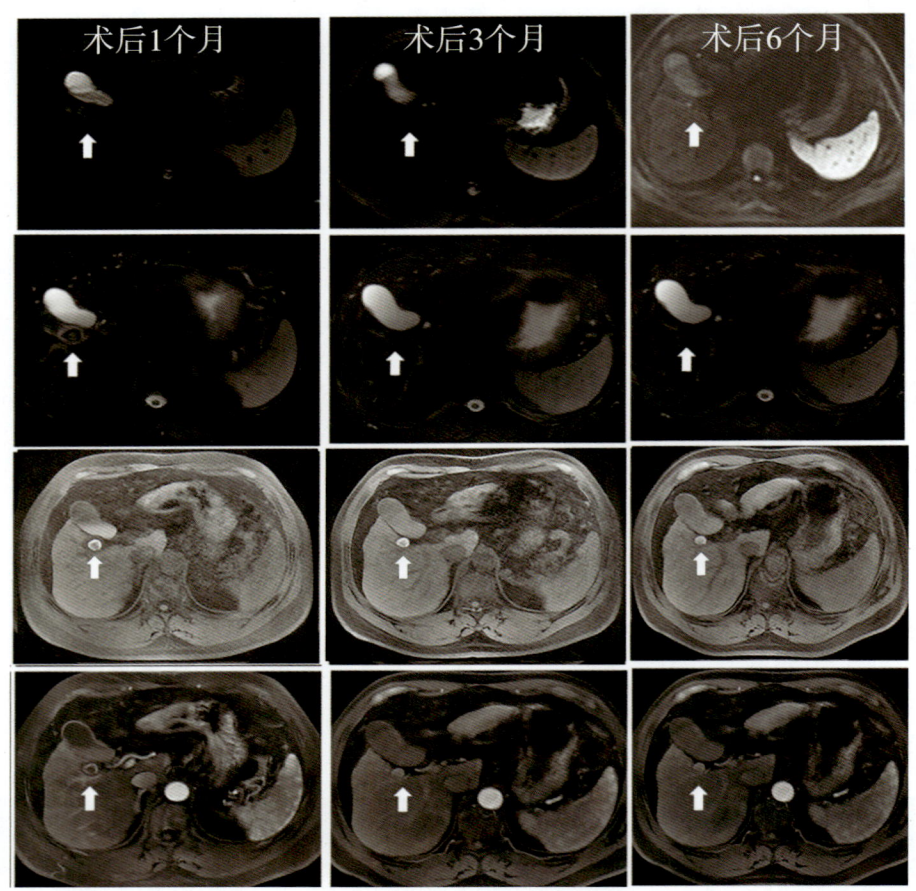

图7-19 术后MRI检查随访

注:第一行DWI显像、第二行T_2WI显像、第三行T_1WI显像、第四行动脉期显像。术后1个月MRI检查随访显示病灶DWI、T_2WI呈周边环形高信号,T_1WI提示周边出现环形钙化,动脉期不增强;术后3个月、6个月MRI检查随访显示病灶较前吸收,动脉期不增强。

三、包膜下肿瘤

> 病例1

患者，男，51岁，MRI检查显示肝S5段包膜下可见一类圆形异常密度影，大小约1.4 cm×0.8 cm，T$_2$WI呈稍高信号，DWI呈高信号，增强后动脉期明显强化，门静脉期及平衡期减弱。术前MRI检查、超声检查、超声造影检查等提示肝S5段包膜下原发性肝癌（图7-20、图7-21）。肿瘤位置特殊，紧贴肠道，患者肝功能较差，难以耐受外科手术，常规热消融极易损伤肠道，因此不可逆电穿孔更适合该患者。

患者经超声定位确认病灶位置及消融路径，2根电极针平行布于肿瘤周边，针间距约2.0 cm，不可逆电穿孔治疗后即刻超声造影检查显示消融区域无灌注（图7-22）。患者消融治疗过程安全，消融区域内及周围血管结构无损伤，术中无出血及肠道组织坏死、肠漏等严重并发症。术后1个月、3个月以及6个月MRI检查随访显示肿瘤完全消失，疗效确切（图7-23）。

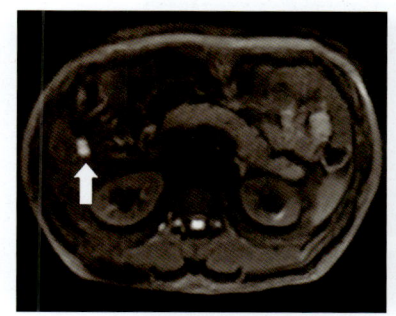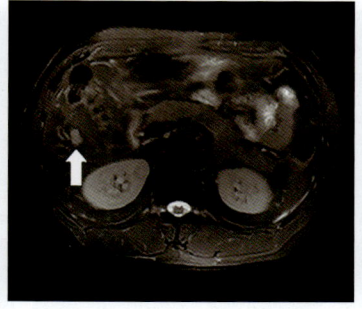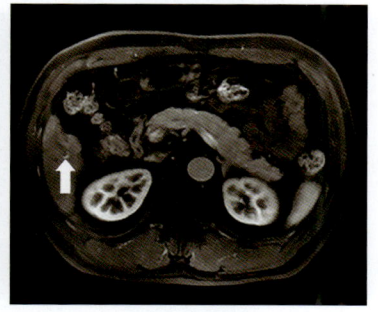

图7-20　术前MRI检查

注：S5段包膜下可见一类圆形异常信号影，边界欠清，T$_2$WI呈稍高信号，DWI呈高信号，增强检查见明显强化，门静脉期强化程度减弱。

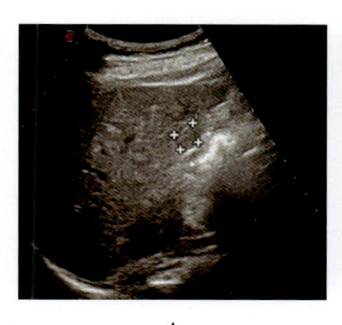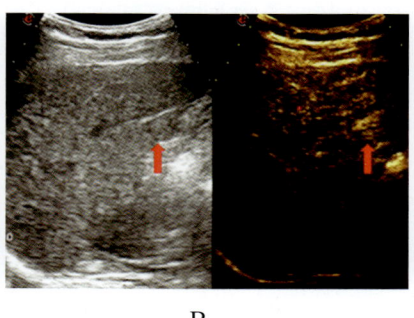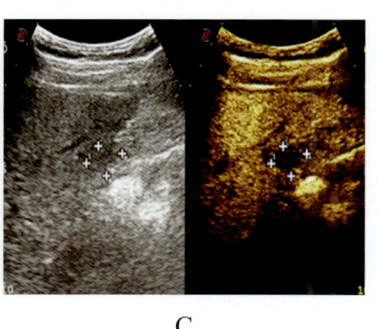

A　　　　　　　　　　　B　　　　　　　　　　　C

A.病灶大小约1.5 cm×1.2 cm，紧贴肠道；B、C.病灶25秒快速增强，81秒出现消退。

图7-21　术前超声检查及超声造影检查

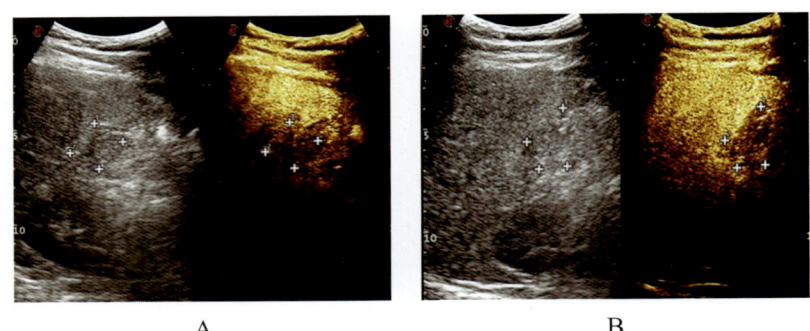

A.2根电极针的间距为1.7 cm，相互平行；B.2根电极针之间的消融范围，消融术后即刻超声造影检查显示病灶未见明显增强。

图7-22　消融布针及术后即刻超声造影检查

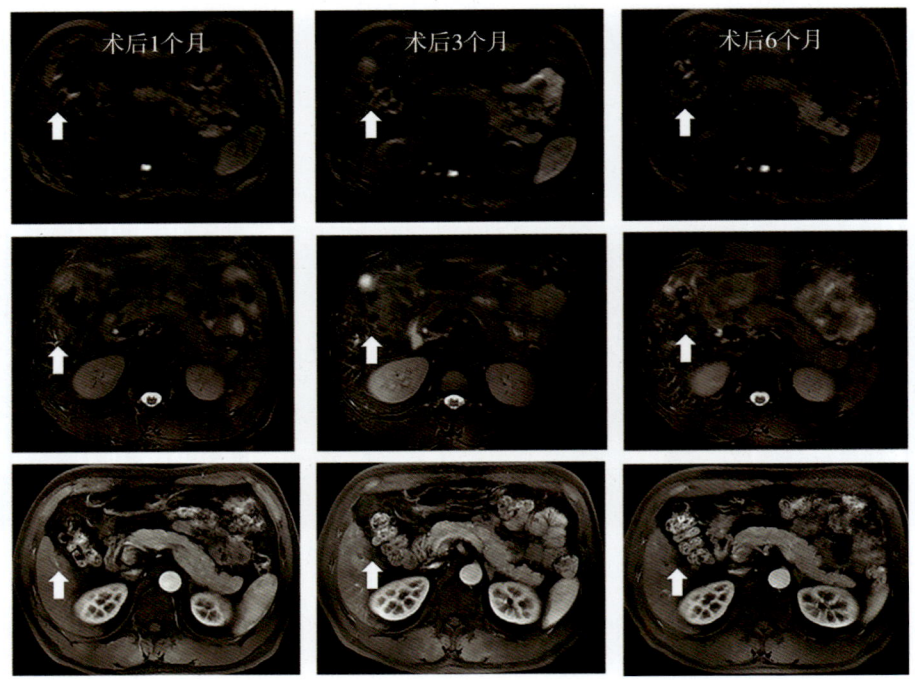

图7-23　术后MRI检查随访

注：第一行DWI显像，第二行T$_2$WI显像、第三行动脉期显像。术后1个月、3个月以及6个月MRI检查随访期间，原先S5段包膜下异常信号灶逐渐完全消失。

病例2

患者，男，79岁，肝癌左肝部分切除术病史。MRI检查显示肝S4段切缘处可见一类圆形异常信号灶，大小约1.5 cm×1.7 cm，T$_2$WI呈稍高信号，DWI呈高信号，增强后快进快出。术前MRI检查、超声造影检查等提示S4段肝癌复发（图7-24、图7-25）。肿瘤属于术后复发灶，切缘处存在多处粘连，再次手术难度极大。并且病灶位于第二肝门大血管旁，紧贴肝包膜，常规热消融极易出现残留，同时存在肠道损伤风险。不可逆电穿孔消融更适合该患者。

患者经超声定位确认病灶位置及消融路径，2根电极针平行布于肿瘤周边，针间距约2.0 cm，不可逆电穿孔治疗后即刻超声造影检查显示消融区域无灌注（图7-26）。患者消融治疗过程安全，消融区域内及周围血管结构无损伤，术中无出血及胆漏。术后1个月、4个月MRI检查随访显示消融区域完全覆盖肿瘤，MRI增强检查显示病灶无强化，证明消融区域内肿瘤细胞坏死，疗效确切（图7-27）。

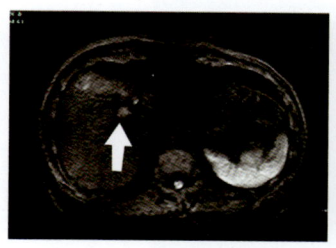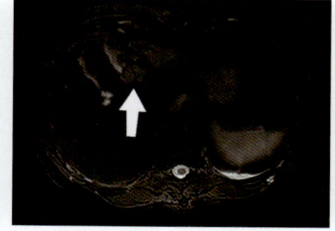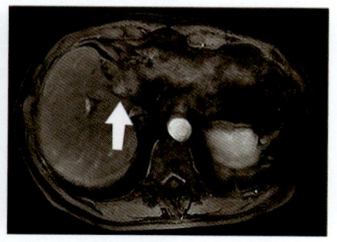

图7-24　术前MRI检查

注：S4段切缘包膜下可见一类圆形异常信号灶，边界欠清，T_2WI呈稍高信号，DWI呈高信号，增强检查见明显强化。

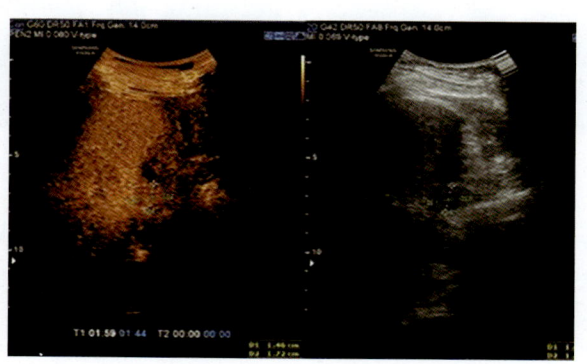

图7-25　术前超声造影检查

注：术前超声造影检查显示肝S4段切缘外可见一类圆形病灶，紧贴肝包膜。

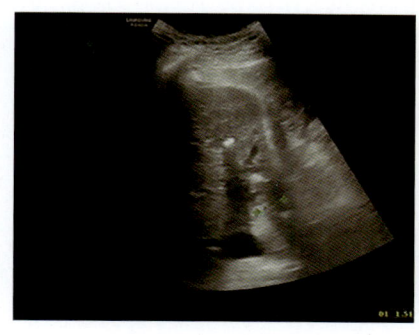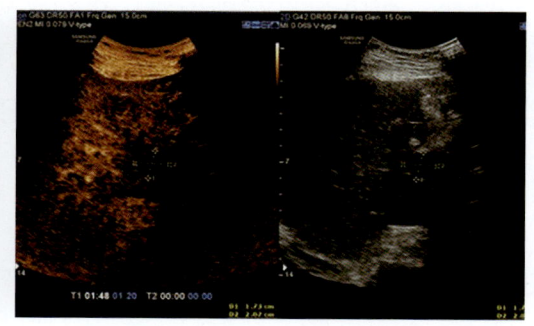

A　　　　　　　　　　　　　　　　B

A.术中采用两电极布针，针间距2.0 cm，消融范围覆盖病灶；B.消融术后即刻超声造影检查显示消融区无灌注，提示消融完全。

图7-26　消融布针及术后即刻超声造影检查

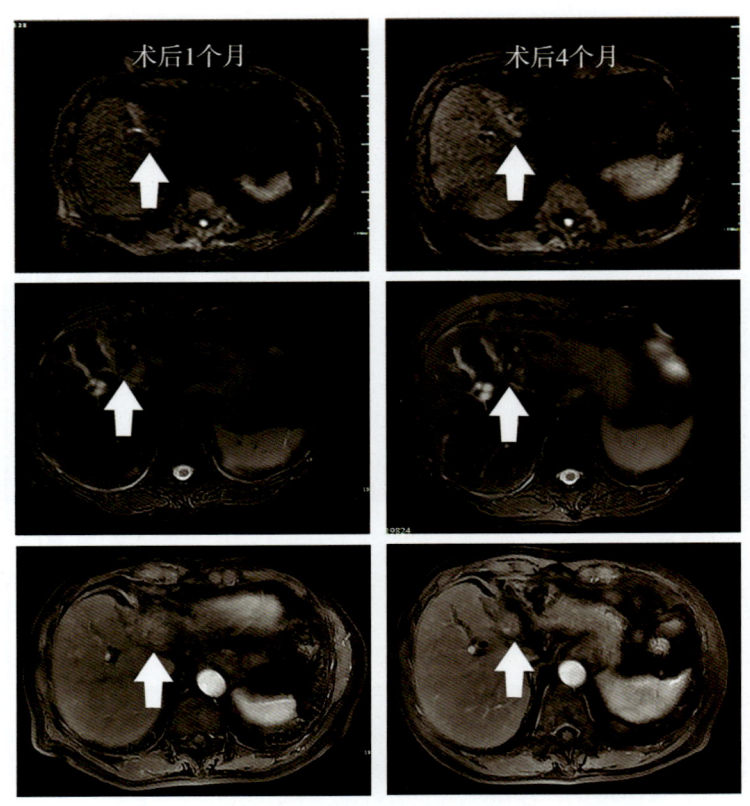

图7-27 术后MRI检查随访

注：第一行DWI显像、第二行T$_2$WI显像、第三行动脉期显像。术后1个月、4个月MRI检查随访期间，原先包膜下异常信号灶逐渐完全消失。

病例3

患者，男，68岁，乙型病毒性肝炎病史10年余，2015年行肝癌消融，2017年行腹腔镜下肝癌切除术，2018年行肝癌消融，现因发现肝占位10余天入院。术前MRI检查、CT血管造影检查、超声检查、超声造影检查如图7-28～图7-30所示。肿瘤位置特殊，紧贴肝包膜；患者肝功能储备较差，不能耐受肝部分切除，常规热消融或者冷冻消融容易出现肿瘤残留，不可逆电穿孔治疗更适合该患者。

患者经超声定位确认病灶位置及消融路径，2根电极针平行布于肿瘤周边，不可逆电穿孔治疗后即刻超声造影检查显示消融区域无灌注（图7-31）。消融治疗过程安全，患者治疗前、后无明显严重并发症。消融术后超声造影检查随访如图7-32所示。术后1个月、3个月、6个月MRI检查随访显示消融区域肿瘤完全灭活，疗效确切（图7-33）。

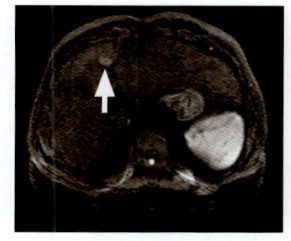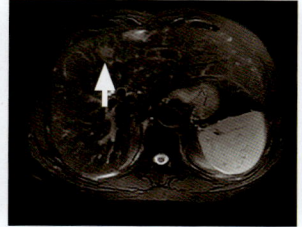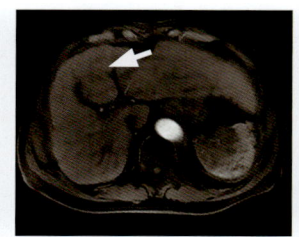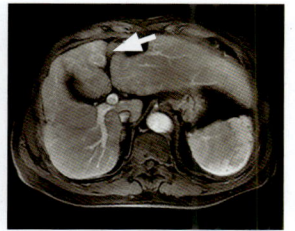

图7-28　术前MRI检查

注：S4段可见一椭圆形异常信号灶，T_2WI呈稍高信号，DWI呈高信号，增强检查见明显强化，门静脉期强化程度减退，呈低信号。

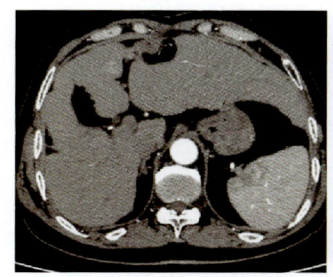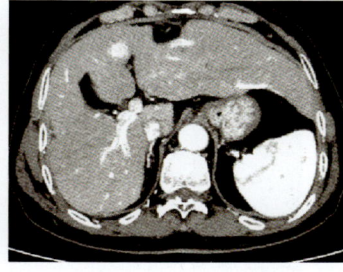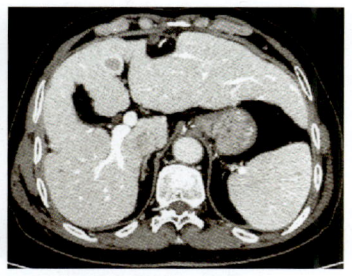

图7-29　术前CT血管造影检查

注：S4段见稍低密度影，增强后见快进快出强化。

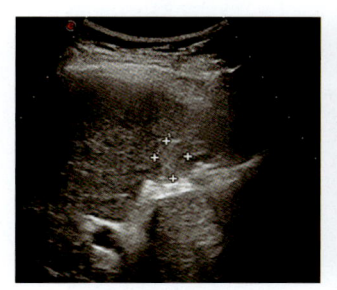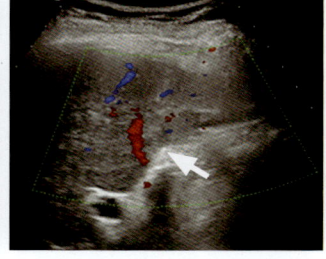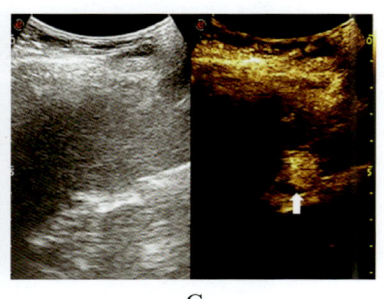

A　　　　　　　　　　B　　　　　　　　　　C

A、B.病灶大小约1.6 cm×1.3 cm，紧贴肝包膜、血管；C.病灶20秒快速增强。

图7-30　术前超声检查及超声造影检查

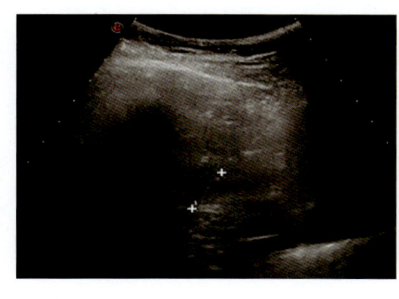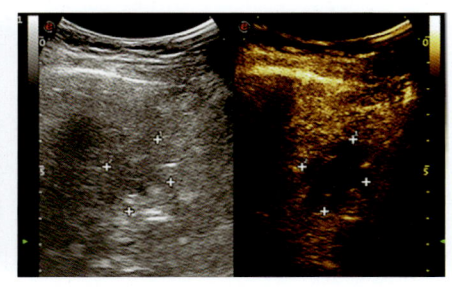

A　　　　　　　　　　　　B

A.2根电极针的间距为1.8 cm，相互平行；B.2根电极针之间的消融范围为3.0 cm×2.5 cm，消融术后即刻超声造影检查显示病灶未见明显增强。

图7-31　消融布针及术后即刻超声造影检查

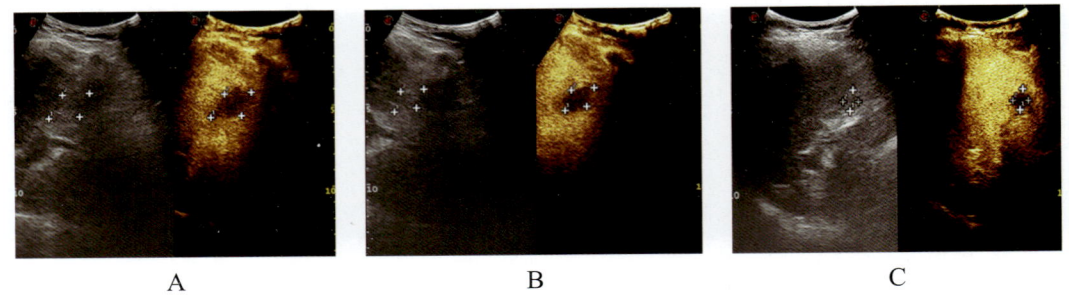

图7-32 术后超声造影检查随访

注：A、B、C分别代表消融术后1个月、3个月、6个月超声造影检查，病灶无增强，且范围分别为2.9 cm×1.6 cm、2.2 cm×1.4 cm、1.4 cm×0.6 cm，逐渐缩小。

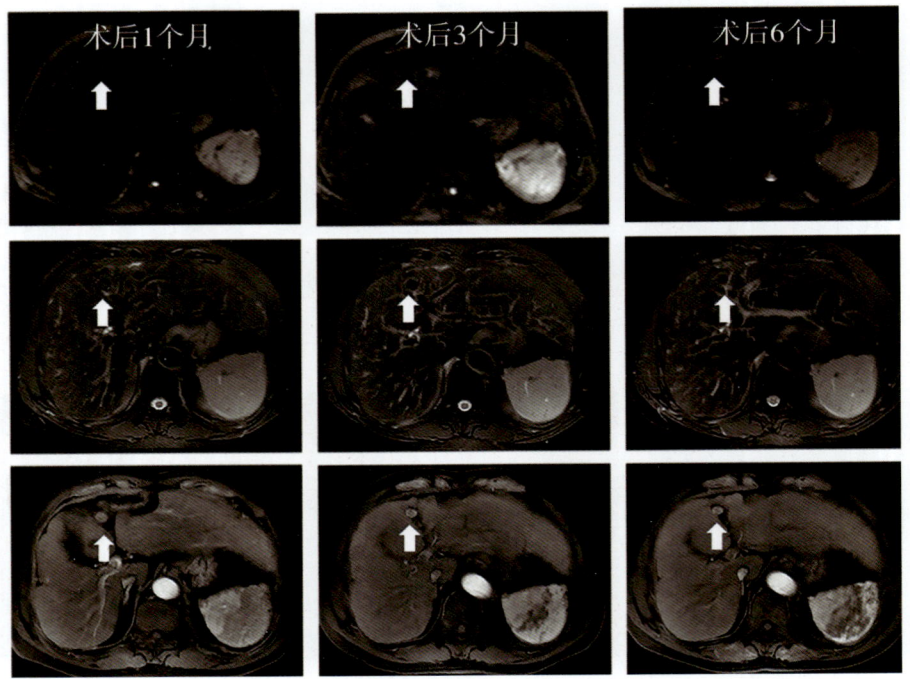

图7-33 术后MRI检查随访

注：第一行DWI显像、第二行T_2WI显像、第三行动脉期显像。S4段可见一类圆形信号灶，随访期间逐渐缩小，T_2WI呈稍高信号，DWI呈等信号，增强检查未见明显增强，出现环形钙化，提示消融完全。

四、近膈顶肿瘤

患者，中老年男性，胆管细胞癌，肿瘤位于肝右叶近膈肌处，患者肝功能储备差，无法耐受外科手术，常规热消融损伤膈肌，风险较高，不可逆电穿孔消融治疗适合该患者。

患者经CT定位确定肿瘤位置和进针位置及方向，进针后CT检查显示3根电极针分别平行布于肿瘤周边，两针尖间距约2.0 cm，呈现等边三角形。不可逆电穿孔治疗后CT增强检查显示消融区域呈现类圆形低密度影。治疗过程安全，患者无膈肌损伤，术后1周和3个月CT增强检查随访显示病灶缩小无强化，治疗效果满意（图7-34）。

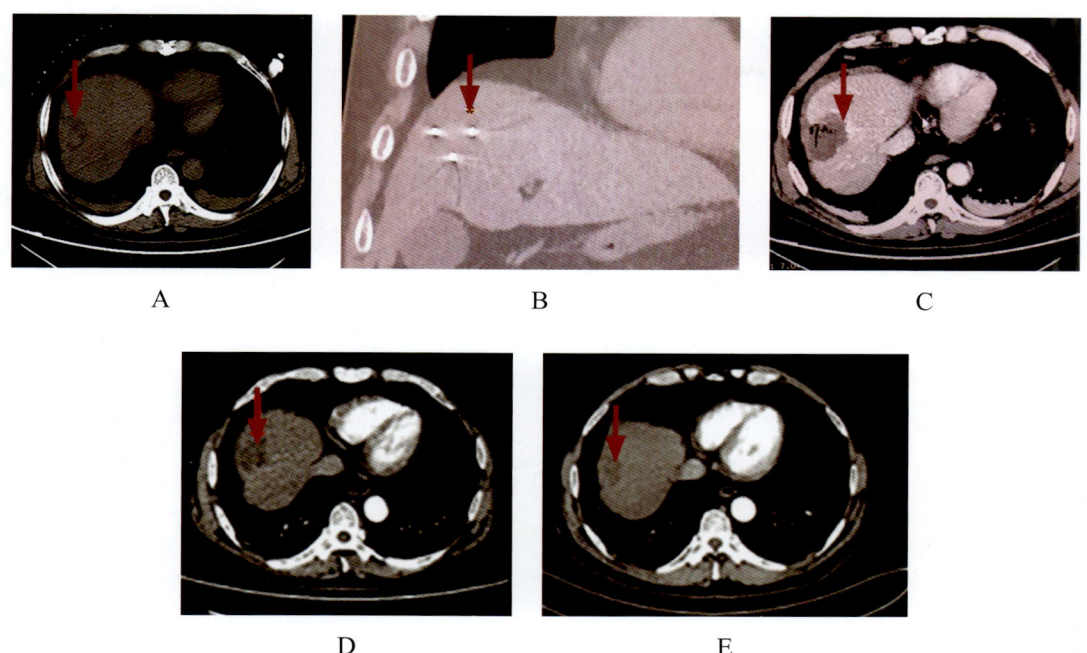

A.肝右叶靠近膈肌的位置可见类圆形病灶；B.术中采用三电极布针，消融范围覆盖病灶；C.消融后即刻CT增强检查可见消融区域界限清晰，中间可见电离后的气泡影；D.术后1周CT增强检查显示消融区完全、边界清晰，病灶无强化；E.术后3个月CT增强检查显示病灶消融完全、无强化，病灶缩小。

图7-34　术前、术中及术后图像

第六节　术后管理

目前不可逆电穿孔可能产生的严重并发症包括胆漏、胆管狭窄、迟发性出血以及门静脉或肝动脉附壁血栓形成等。需要注意的是，虽然电场不损伤脉管系统纤维组织，但是可能会破坏血管内皮细胞从而导致附壁血栓形成。因此，在术后管理过程中需要对患者的安全性指标进行密切观察，具体项目包括体温、心率、呼吸、血压、血常规、尿常规、大便常规、心电图、肝功能、肾功能等，并对术中及术后并发症如心律失常、出血、胆管瘘等进行重点排查。在临床治疗过程中，当血管位于电极之间或被电极穿过时，患者可能会出现溶血性贫血，表现为血小板计数降低、血红蛋白浓度下降和一过性血尿等，术后应监测患者血红蛋白水平以便及时纠正，并注意观察尿液颜色变化。除上述基本指标以外，术中部分患者心率也会明显上升，但具体对患者心肌损伤的影响程度，国内外研究尚无报道。在后续的研究中还应对患者术后的心肌酶水平进行及时检测，以量化手术对患者心功能的影响程度。

综上所述，返回至病房后建议对患者进行以下术后管理。①生命体征监测：术后 24 小时，多功能心电监护仪实时监测生命体征变化。②穿刺部位处理及卧床休息：穿刺部位加压包扎、卧床 6～24 小时。③给予保肝、止血及营养支持治疗。④血液指标监测：定期复查血常规、凝血功能、肝功能、肾功能电解质指标、肿瘤标志物及 C 反应蛋白。⑤根据患者情况酌情使用镇痛药物。⑥预防感染：对于临近胆道、有过胆肠吻合或者十二指肠乳头切开史的患者，注意围手术期抗生素应用预防感染。

第七节　并发症及其处理

欧洲心血管与介入放射学会 2017 年的指南将介入治疗的并发症分为严重并发症和轻度并发症。严重并发症是指不经治疗可能危及患者生命、导致永久后遗症或者延长住院时间的并发症。不需要特殊处理的并发症定义为轻度并发症。肝癌不可逆电穿孔后的严重并发症包括出血、肝脓肿、气胸、胆瘘、心律失常、臂丛神经损伤以及深静脉血栓等。轻度并发症包括术后肝区疼痛、血清酶升高、自限性包膜下出血或者无需处理的动脉 - 门静脉瘘等。

Dollinger 等通过回顾分析了 85 例肝癌患者术中所出现的不良反应（无病例死亡）。研究表明，严重并发症的发生率约为 8.2%（7/85），其中肝脓肿 4 例、出血 2 例（1 例输血治疗、1 例肝动脉栓塞治疗）、肾衰竭 1 例。轻度并发症的发生率约为 18.8%（16/85），其中约 3.5%（3/85）的患者出现无需胸腔插管引流的气胸，同时这些患者也出现了肝动静脉分流；约 2.4%（2/85）的患者在身体右侧上肢出现了神经功能障碍，但在他们出院时已完全康复。在临床治疗过程中，将患者右手臂固定在头部可有效减少此类事件发生。在其他文献中报道的主要不良反应还包括发热、轻度右侧胸腔积液、腹水、肝包膜下血肿、心房颤动和部分门静脉血栓形成。

在与其他手术方法比较时，研究人员发现不可逆电穿孔与其他消融技术相比，疗效和并发症的发生率并无明显差异。Narayanan 等将不可逆电穿孔与射频消融治疗肝癌时患者经历的疼痛程度进行了比较，通过对比 2 组患者的平均疼痛评分或用于镇痛的阿片类药物（氢吗啡酮）剂量，发现所得数据均无显著差异。Verloh 等比较了包括射频消融术和微波消融术在内的热消融术与不可逆电穿孔从轻度到危及生命的各种并发症的发生率发现：射频消融/微波消融组中约有 26.5%（31/117）的患者出现Ⅰ级和Ⅱ级不良反应事件，而不可逆电穿孔组的患者中约有 34.0%（16/47）出现Ⅰ级和Ⅱ级不良反应事件。2 组病例的主要并发症发生率相当，射频消融/微波消融组和不可逆电穿孔组的主要并发症发生率分别约为2.6%（3/117）和2.1%（1/47）。因此，这项研究也证明了这些技术并发症的发生率无显著差异。

总之，充分术前准备、严格规范操作、准确定位与穿刺及术中动态监控是减少并发症发生率的重要方法。结合肝癌的射频消融、微波消融及冷冻消融等局部治疗方法，肝癌不可逆电穿孔消融常见并发症及处理如下。

一、消融后综合征

消融后综合征主要表现为发热、疼痛等，少见的有血尿等，术后注意止痛等对症治疗，定期复查肝功能、肾功能。

二、血管并发症

血管并发症包括出血、假性动脉瘤、肝动静脉瘘、肝动脉－门静脉瘘、肝静脉或者门静脉血栓形成。肝癌不可逆电穿孔消融术后出血的常见原因是术中电极针穿刺损伤肝动脉、膈动脉或者肋间动脉，另外也和患者的凝血功能、肿瘤位置相关。术中及术后即刻出现，术后即刻CT检查及彩色多普勒超声检查可以发现；术后心电监护，若患者出现血压下降、心率增快以及腹痛加重等征象，应及时复查血常规及CT增强检查；对于动脉血管结构损坏引起的出血应及时采取介入栓塞止血或超声引导下热消融止血，必要时外科止血。不可逆电穿孔消融虽不会对血管结构造成不可逆破坏，但电脉冲释放可对血管内皮细胞造成可逆性损伤使血管内膜不光滑和血流减慢，术后可引起门静脉系统内血栓形成，尤其对于术前已有肿瘤侵犯门静脉导致管腔狭窄的患者，必要时可应用抗凝药物预防血栓形成。

三、心律失常

由于不可逆电穿孔消融时产生高压电脉冲，高压电场可引起区域内细胞TMV增加，导致细胞通透性增高，形成大量离子转运通道，引起人体生物电紊乱，诱发患者心律失常，且手术过程中电脉冲对肌肉及神经组织的刺激可引起患者严重的肌肉收缩及癫痫发作。不可逆电穿孔消融采取全身麻醉并且术中采用肌肉松弛药及神经阻滞药物维持患者肌肉完全松弛。有报道胰腺癌不可逆电穿孔消融时，患者术中出现自限性室性期前收缩二联律，并于手术结束后5分钟内消失，而且部分患者在脉冲释放过程中曾出现血压及心率一过性轻度升高，于脉冲释放结束后，逐渐恢复正常，且多在胰腺肿瘤消融时出现。因此，虽然不可逆电穿孔消融术中患者心律失常的发生多为自限性，但为确保手术安全，术中应常规备有除颤装置。

四、肝脓肿

对于有胆道手术史的患者，应注意围手术期抗生素应用，术中注意无菌操作。对于已经发生肝脓肿者，在应用抗生素的同时及时穿刺引流。

五、肾功能损伤

对于使用 CT 定位的患者，时常需要行 CT 增强检查定位病变，并且术后需要 CT 增强检查评价即时消融效果，可能出现对比剂引起的肾功能不全，应及时水化、利尿，必要时进行透析治疗。

六、肿瘤种植转移

肿瘤种植转移主要是反复多次穿刺造成的。临床医师应通过熟练操作、准确定位、减少穿刺次数来预防其发生。发生种植转移后可选择消融治疗、手术切除、放疗等。

七、大量胸腔积液、血胸或气胸

大量胸腔积液、血胸或气胸多为消融伤及膈肌、肺组织或患者合并严重肝硬化所致，可行置管引流治疗。

八、肠瘘

对于肿瘤侵犯肠管及血管壁全层的患者，术后消融区域组织坏死，易引起肠瘘等严重并发症。肠瘘发生后应行手术治疗。

九、肋间神经损伤

肋间神经损伤可出现进针侧腹部疼痛，可应用镇痛药物对症处理。

第八节　疗效评估

目前，不可逆电穿孔有效性的评估主要依赖术后 CT/MRI 检查为主的影像学检查观察消融范围、肿瘤坏死情况以及管道系统完整性，同时也可行 PET-CT 检查对肿瘤代谢情况进行进一步观察，此外还可观察肿瘤血清标志物变化（癌胚抗原、糖类抗原 19-9、甲胎蛋白等检测）。值得注意的是，循环肿瘤 DNA 包含了拷贝数变异、表观遗传变异和单核苷酸变异等全面的肿瘤基因组概况的信息，因此，以循环肿瘤DNA为生物学标志物的液体活检技术是预测术后患者复发转移的潜在标志物，也是评估肝癌患者预后风险的重要手段，可以指导患者进行术后辅助治疗。

推荐在肝癌不可逆电穿孔消融治疗后4～6周门诊或者入院复查，对于复查显示肿瘤完全坏死的患者推荐间隔2～3个月随访1次。对于仍有肿瘤存活或者有新发病灶的患者，根据肿瘤的大小、位置以及肝功能情况选择不同的治疗方式进一步治疗。

复查时推荐检验项目包括血常规、肝功能、肾功能、凝血功能、甲胎蛋白等实验室检查，转移性肝癌多以癌胚抗原作为评价指标。影像学检查建议行CT增强检查或MRI增强检查。对于有条件的医院建议行MRI增强检查，获得动脉期、门静脉期、延迟期和肝胆期图像。短期疗效评价和长期疗效评价如下。

一、短期疗效评价

根据影像学检查结果，采用术后改良实体瘤疗效评价标准评估疗效。①完全缓解：动脉期增强检查显示所有目标病灶均消失，消融区域可见散在气体影分布；②部分缓解：动脉期增强检查显示目标病灶直径总和缩小≥30%；③疾病稳定：动脉期增强检查显示病灶缩小未达部分缓解或增加未到疾病进展；④疾病进展：动脉期增强检查显示目标病灶直径总和增加≥20%或出现新病灶。计算客观缓解率（客观缓解率＝完全缓解＋部分缓解）。

二、长期疗效评价

计算患者的总生存期和肿瘤进展时间来评价长期疗效。

值得注意的是，在不可逆电穿孔疗效评估上目前大量研究的样本量均偏小，其临床疗效评估还需进一步证实。其次，目前大量文献报道均为短期疗效，还缺乏长期疗效的数据。后续的研究应对患者进行长期随访。最后，不可逆电穿孔的临床试验缺乏统一的研究标准，入组患者的基线情况、随访策略及评估标准都不一致，具体相关标准的统一值得以后进一步讨论。

参考文献

[1] ZHOU M, WANG H, ZENG X, et al. Mortality, morbidity, and risk factors in China and its provinces, 1990-2017: a systematic analysis for the Global Burden of Disease Study 2017 [J]. Lancet, 2019, 394 (10204): 1145-1158.

[2] CHEN W, ZHENG R, BAADE P D, et al. Cancer statistics in China, 2015 [J]. CA Cancer J Clin, 2016, 66 (2): 115-132.

[3] SUNG H, FERLAY J, SIEGEL R L, et al. Global cancer statistics 2020: GLOBOCAN estimates of incidence and mortality worldwide for 36 cancers in 185 countries [J]. CA Cancer J Clin, 2021, 71 (3): 209-249.

[4] 朱德祥, 任黎, 许剑民. 中国结直肠癌肝转移诊断和综合治疗指南（2020版）[J]. 中国实用外科杂志, 2021, 41 (1): 1-11.

[5] SIEGEL R L, MILLER K D, FUCHS H E, et al. Cancer Statistics, 2021 [J]. CA Cancer J Clin, 2021, 71 (1): 7-33.

[6] SAPISOCHIN G, HIBI T, TOSO C, et al. Transplant oncology in primary and metastatic liver tumors: principles, evidence, and opportunities [J]. Ann Surg, 2021, 273 (3): 483-493.

[7] PINNA A D, YANG T, MAZZAFERRO V, et al. Liver transplantation and hepatic resection can achieve cure for hepatocellular carcinoma [J]. Ann Surg, 2018, 268 (5): 868-875.

[8] SHIINA S, SATO K, TATEISHI R, et al. Percutaneous ablation for hepatocellular carcinoma: comparison of various ablation techniques and surgery [J]. Can J Gastroenterol Hepatol, 2018, 2018: 4756147.

[9] GORDAN J D, KENNEDY E B, ABOU-ALFA G K, et al. Systemic therapy for advanced hepatocellular carcinoma: ASCO guideline [J]. J Clin Oncol, 2020, 38 (36): 4317-4345.

[10] YANG J D, HEIMBACH J K. New advances in the diagnosis and management of hepatocellular carcinoma [J]. BMJ, 2020, 371: m3544.

[11] ARELLANO R S. What's new in percutaneous ablative strategies for hepatocellular carcinoma and colorectal hepatic metastases? 2020 Update [J]. Curr Oncol Rep, 2020, 22 (10): 105.

[12] LIU Z G, CHEN X H, YU Z J, et al. Recent progress in pulsed electric field ablation

for liver cancer [J]. World J Gastroenterol, 2020, 26 (24): 3421-3431.

[13] WANG X, SU Z, LYU T, et al. 18F-FDG PET biomarkers help detect early metabolic response to irreversible electroporation and predict therapeutic outcomes in a rat liver tumor model [J]. Radiology, 2018, 287 (1): 137-145.

[14] NAULT J C, SUTTER O, NAHON P, et al. Percutaneous treatment of hepatocellular carcinoma: state of the art and innovations [J]. J Hepatol, 2018, 68 (4): 783-797.

[15] SUTTER O, CALVO J, N'KONTCHOU G, et al. Safety and efficacy of irreversible electroporation for the treatment of hepatocellular carcinoma not amenable to thermal ablation techniques: a retrospective single-center case series [J]. Radiology, 2017, 284 (3): 877-886.

[16] DISTELMAIER M, BARABASCH A, HEIL P, et al. Midterm safety and efficacy of irreversible electroporation of malignant liver tumors located close to major portal or hepatic veins [J]. Radiology, 2017, 285 (3): 1023-1031.

[17] LEE E W, CHEN C, PRIETO V E, et al. Advanced hepatic ablation technique for creating complete cell death: irreversible electroporation [J]. Radiology, 2010, 255 (2): 426-433.

[18] ISFORT P, RAUEN P, NA H S, et al. Does drug-eluting bead TACE enhance the local effect of IRE? Imaging and histopathological evaluation in a porcine model [J]. Cardiovasc Intervent Radiol, 2019, 42 (6): 880-885.

[19] TAM A L, MELANCON M P, ABDELSALAM M, et al. Imaging intratumoral nanoparticle uptake after combining nanoembolization with various ablative therapies in hepatic VX_2 rabbit tumors [J]. J Biomed Nanotechnol, 2016, 12 (2): 296-307.

[20] 秦子淋，曾健滢，牛立志. 不可逆电穿孔消融治疗肝恶性肿瘤现状 [J]. 介入放射学杂志, 2017, 26 (3): 285-289.

[21] FREEMAN E, CHEUNG W, KAVNOUDIAS H, et al. Irreversible electroporation for hepatocellular carcinoma: longer-term outcomes at a single centre [J]. Cardiovasc Intervent Radiol, 2021, 44 (2): 247-253.

[22] 黄凯文. 履险如夷之纳米刀肝癌消融 [J]. 肝癌电子杂志, 2015, 2 (2): 36-41.

[23] 赵建军，张业繁，茅锐，等. 不可逆电穿孔治疗肝脏恶性肿瘤的研究进展 [J]. 医学研究杂志, 2020, 49 (1): 1-4.

[24] ALNAGGAR M, QAID A M, CHEN J, et al. Irreversible electroporation of malignant liver tumors: effect on laboratory values [J]. Oncol Lett, 2018, 16 (3): 3881-3888.

[25] SCHECK J, BRUNERS P, SCHINDLER D, et al. Comparison of chronologic change in the size and contrast-enhancement of ablation zones on CT images after irreversible electroporation and radiofrequency ablation [J]. Korean J Radiol, 2018, 19(4): 560-567.

[26] RUARUS A H, BARABASCH A, CATALANO O, et al. Irreversible electroporation for hepatic tumors: protocol standardization using the modified delphi technique [J]. J Vasc Interv Radiol, 2020, 31(11): 1765-1771.

[27] FILIPPIADIS D K, BINKERT C, PELLERIN O, et al. Cirse quality assurance document and standards for classification of complications: the cirse classification system [J]. Cardiovasc Intervent Radiol, 2017, 40(8): 1141-1146.

[28] VERLOH N, JENSCH I, Lürken L, et al. Similar complication rates for irreversible electroporation and thermal ablation in patients with hepatocellular tumors [J]. Radiol Oncol, 2019, 53(1): 116-122.

[29] 魏颖恬. 影像学引导胰腺癌不可逆电穿孔消融治疗专家共识2018版[J]. 临床肝胆病杂志, 2019, 35(2): 299-302.

[30] LENCIONI R, LLOVET J M. Modified RECIST (mRECIST) assessment for hepatocellular carcinoma [J]. Semin Liver Dis, 2010, 30(1): 52-60.

（蒋天安，黄凯文，许　敏，陈　光）

第八章
不可逆电穿孔在门静脉癌栓中的应用

PULSED ELECTRIC FIELD IN
MEDICAL APPLICATIONS

第一节　总　论

一、流行病学

门静脉癌栓是肝癌发生、发展过程中常见的并发症，属于肝癌的肝内转移，对门静脉癌栓的诊断必须结合肝癌诊断，肝癌合并门静脉癌栓预示肝癌术后出现较高的复发和转移风险，其发生率为44.0%～62.2%。一旦出现了门静脉癌栓，患者病情进展迅速，中位生存期仅2.7个月。程树群等人所提出的根据受侵门静脉的部位可将癌栓分成Ⅰ0～Ⅳ型。Ⅰ0型是显微镜下可见癌栓形成；Ⅰ型是指癌栓侵犯肝叶或肝段的门静脉分支；Ⅱ型是指癌栓累及门静脉左支或右支；Ⅲ型是指癌栓累及门静脉主干；Ⅳ型是指癌栓累及肠系膜上静脉或下腔静脉。门静脉癌栓一旦形成，生长迅速，从门静脉二级分支生长到一级分支平均仅需8.5天，而从一级分支蔓延至主干平均仅需11.5天，可引起黄疸、腹胀和门静脉高压相关临床症状。

二、门静脉癌栓治疗现状

按照《肝细胞癌合并门静脉癌栓多学科诊治中国专家共识（2018版）》，门静脉癌栓的治疗方式主要分为手术治疗、非手术治疗以及对症支持治疗。不管选择哪种或哪几种治疗方法，其主要目的就是防止癌栓继续生长、蔓延，将癌栓控制、缩小甚至完全去除，以期延长患者生存期，改善生活质量。

（一）手术治疗

肝癌合并门静脉癌栓的治疗原则以保障肝功能基础为前提，根据原发肿瘤情况和门静脉癌栓分型，首次治疗尽量选择能最大可能去除或控制肿瘤的方法，强调通过多学科联合的综合治疗手段，延长患者生存期，改善生活质量。手术切除是肝癌合并门静脉癌栓患者首选的、有可能完全治愈的方法，程氏分型Ⅰ/Ⅱ型较Ⅲ/Ⅳ型更适合手术治疗，但目前仍面临着手术切除率低、术后复发率高的困境。对于程氏分型Ⅰ/Ⅱ型癌栓切除可达到根治的目的，但是对于Ⅲ/Ⅳ型则需要进行术前降期治疗，从而延长患者无瘤生存期，一般术前降期以放疗为主。另外，对于门静脉癌栓手术切除后的辅助治疗也有相关研究，主要包括 TACE、肝动脉灌注化疗、放疗等。术后辅助治疗比单纯手术治疗更能有效延长患者生存期。

（二）非手术治疗

大部分肝癌合并门静脉癌栓患者就诊时已失去手术机会，因此临床使用很多非手术治疗方法来延长患者生存期，主要有 TACE、放疗（包括三维适形放疗和立体定向放疗等）、分子靶向治疗、免疫治疗、局部治疗等，不同的治疗方法各有优缺点。TACE 会导致肝功能异常，甚至出现肝衰竭。放疗的主要影响则是放射性肝病和胃肠道损伤。索拉非尼及仑伐替尼是公认可延长晚期肝癌患者生存期的分子靶向药物。对于不可切除肝癌合并门静脉癌栓患者，索拉非尼联合 TACE 较单纯 TACE 明显延长患者生存期。仑伐替尼联合免疫抑制剂（如 PD-1 抑制剂）是当前不可切除肝癌患者（包括合并门静脉癌栓者）极具前景的治疗方案之一，其有效性及安全性均已得到临床试验证实，且药物毒性可控。局部治疗方法主要包括局部或腔内射频消融、微波消融、放射性 ^{125}I 粒子植入、门静脉内支架植入和门静脉内 ^{125}I 粒子条置入等，这对操作者的技术要求较高，仅可作为门静脉癌栓的治疗选择之一，旨在阻止和延缓肿瘤进展，但这些治疗措施的疗效尚须进一步临床研究证实。

（三）对症治疗

门静脉癌栓的并发症多为门静脉高压所致，常见的有上消化道出血、腹水、脾功能亢进、肝肾综合征、肝衰竭等，需要按照门静脉高压相关症状进行处理。

（四）抗病毒治疗

由于乙型肝炎病毒持续感染是乙型病毒性肝炎相关肝癌发生、发展、复发的重要危险因素，更是肝癌患者死亡的危险因素之一，因此需持续进行抗病毒治疗。

在实际临床工作中，一般会为门静脉癌栓患者选择联合治疗方案，充分发挥不同治疗方法的优点和特长，以期达到更好的治疗效果。

三、不可逆电穿孔在门静脉癌栓治疗中的进展

临床上不可逆电穿孔在肝脏恶性肿瘤消融中的报道较热消融逐渐增多，不可逆电穿孔可导致细胞凋亡而不损伤细胞外基质成分，血管、胆管等形态结构得以保留，因此在胰腺、肝门部等特殊部位的肿瘤治疗中应用广泛。门静脉癌栓的不可逆电穿孔消融属于姑息性治疗，主要目的是防止癌栓进展，从而缓解或延迟门静脉癌栓带来的相关临床症状及不良预后。目前不可逆电穿孔在消融门静脉癌栓方面的报道较少，但是理论上可行。国内蒋天安、许林峰等进行了此方面的尝试，取得较好的治疗效果。由于不可逆电穿孔消融仅可针对门静脉管腔内实性成分，消融范围局限，所以对肝内节段

性的门静脉癌栓病灶消融具有一定的优势，而无法处理肝外的或范围较广呈树枝样分布的癌栓病灶。

因此，基于不可逆电穿孔消融时保留纤维组织结构的这一优势，未来不可逆电穿孔消融的适应证会扩大到血管周边乃至血管内的消融，从而解决各种原因如血管外压迫、血管内膜增厚、血管内癌栓等导致的血管腔狭窄或闭塞，实现血管再通、组织再灌注，恢复组织器官的正常功能。

第二节 适应证与禁忌证

一、适应证

（1）门静脉分支癌栓，肝内病灶或转移病灶控制良好者。

（2）无法耐受手术或者放疗者。

（3）肝功能分级 Child-Pugh A/B 级，或经保肝治疗达到该标准者。

（4）心肺功能可耐受全身麻醉者。

（5）ECOG 评分 ≤ 2 分者。

二、禁忌证

（1）一般情况差（ECOG 评分 > 2 分），或合并重要脏器如心、脑、肝、肾等严重功能障碍者。

（2）门静脉主干癌栓者。

（3）肝功能分级 Child-Pugh C 级，经保肝治疗无法改善者。

（4）癫痫、室性心律失常、心电起搏或除颤装置植入者及充血性心力衰竭者（NYHA 心功能分级 3 级和 4 级）。

（5）活动性感染，尤其是合并胆道感染者。

（6）不可纠正的凝血功能障碍及严重血象异常，有严重出血倾向者。

第三节　术前准备

一、术前检查

（1）术前影像学检查：CT 增强检查、MRI 增强检查、腹部 CT 血管造影检查、PET-CT 检查（必要时），术前常规进行的三维重建及其他必要影像学检查；心电图检查或 24 小时动态心电图检查；肺部 CT 检查或胸部 X 线检查。

（2）术前血液学检查：血常规、凝血功能、肝功能、肾功能、肿瘤标志物及术前四项其他必要血液学检查。

（3）术前半小时预防性应用止血、镇痛、镇静等药物，保留静脉通道。

（4）术前停止使用抗凝及抗血小板聚集药物。

二、器械与材料准备

（1）超声、CT 及其他用于引导或监测治疗的设备。

（2）多功能心电监护仪。

（3）手术相关器材、不可逆电穿孔消融系统及配套电极针。

（4）急救车及药物（麻醉药、镇静药、镇痛药、止血药、降压药、糖皮质激素等）。

（5）常规急救设备（除颤仪、呼吸机、气管插管等）。

第四节　操作规范

选择方便手术操作的患者体位。常规消毒、铺巾。采用全身麻醉，术中应用肌肉松弛药维持患者肌肉松弛。根据肿瘤大小、形态和位置确定所需的电极针数目（2～6 根），规划布针方案，计算机模拟消融设计，明确预期消融范围可否完全覆盖目标病灶。皮肤穿刺点选择以穿刺路径最安全、手术操作方便和易于呼吸监测管理为基本原则。路径内避开神经、肠管、胰管、胆管及大血管等重要组织结构。在影像学（CT 或超声）引导下将 2 根及以上电极针沿预设穿刺路径经皮平行穿刺至门静脉癌栓病灶边缘。

针距 1.4～2.2 cm，肝脏组织多采用针尖裸露长度 1.5～2.0 cm，电场强度 1 500～1 800 V/cm，脉冲宽度 90 微秒，脉冲数 70～100 个。一次循环后，可根据电流及电压曲线调整消融参数，重复消融。再次 CT 检查或超声检查，通过影像学表现评估消融效果，并监测术中并发症。消融结束后拔针，记录消融参数，CT 检查或超声检查确认无重要组织结构及脏器损伤后结束手术。患者复苏，返回病房。

第五节　病例展示

目前常用 CT 或超声引导对门静脉癌栓进行经皮不可逆电穿孔消融治疗，以下展示 3 例不可逆电穿孔在肝癌合并门静脉癌栓患者中的应用情况。

病例 1

患者，男，65 岁，2016 年发现肝癌术后复发（左肝外叶一处复发病灶及门静脉左支矢状部癌栓形成），左肝复发病灶行 TACE + 消融治疗，局部控制良好；门静脉左支癌栓，经多学科会诊建议行不可逆电穿孔消融治疗，术后患者至今癌栓病灶控制良好，未见明确肝内复发征象（图 8-1）。

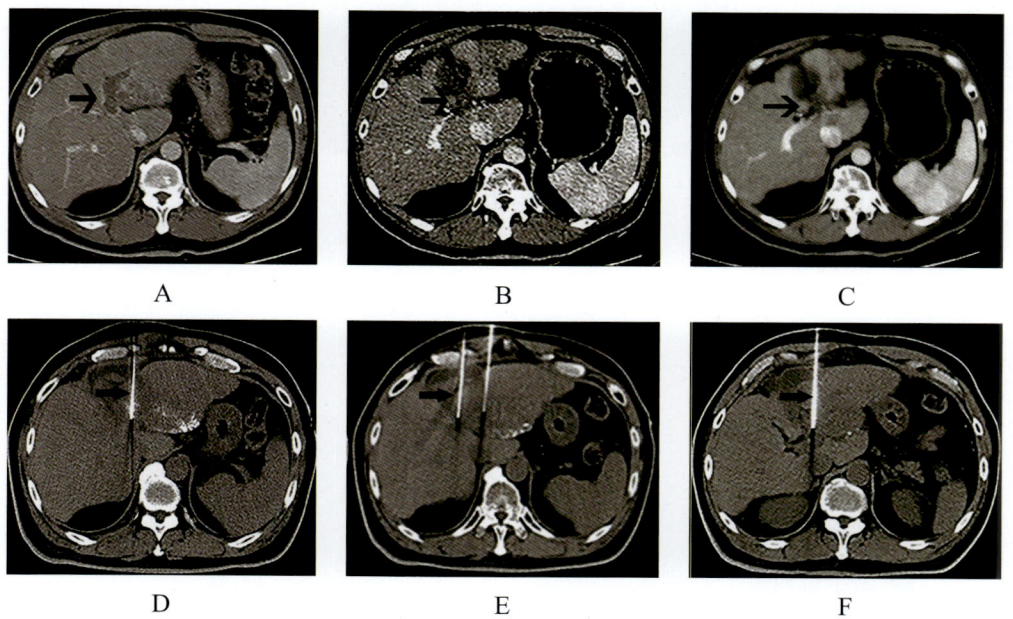

A. 术前 CT 检查提示门静脉左支癌栓形成；B. 术后 1 周 CT 检查提示癌栓消融完全；C. 术后 1 个月复查 CT 提示门静脉左支癌栓消融完全；D、E、F. 不可逆电穿孔消融术中布针情况：4 根电极针，两两完全平行置入病灶周边。

图 8-1　CT 引导下门静脉左支癌栓经皮不可逆电穿孔消融术

病例2

患者,男,57岁,肝癌切除术后三年于2016年发现门静脉右支癌栓形成,行4次TACE治疗后癌栓仍有活性;遂接受超声引导下不可逆电穿孔消融术,术后癌栓完全失活(图8-2～图8-7)。

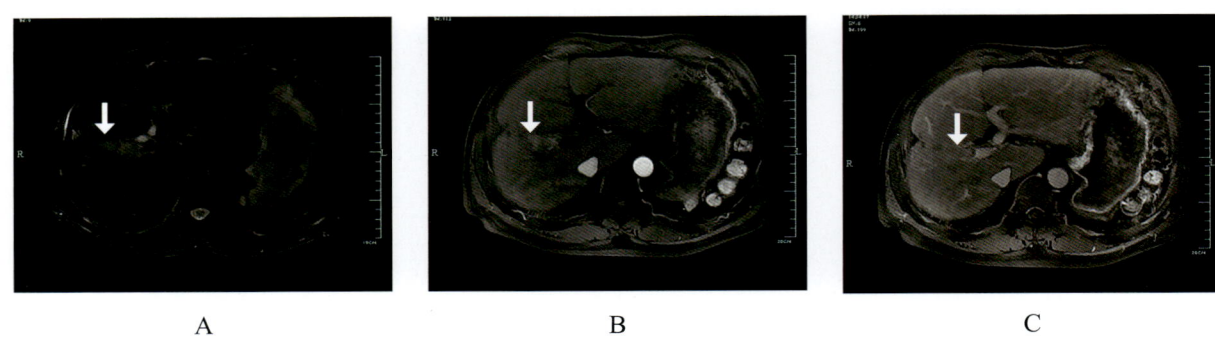

A.T_2序列可见门静脉右前支内中高信号充填(白色箭头);B.动脉期可见门静脉右前支内病灶(白色箭头)高增强;C.门静脉期可见门静脉右前支内充盈缺损(白色箭头),管腔基本闭塞。

图8-2　术前MRI检查

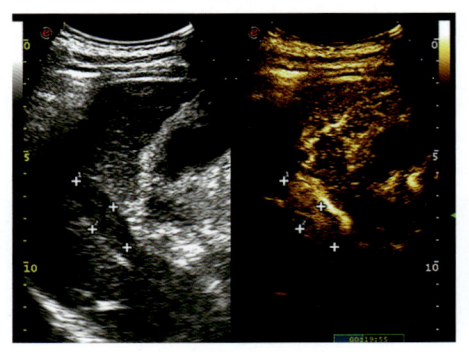

图8-3　术前超声造影检查

注:超声造影检查可见门静脉右前支内栓子动脉期显著高增强。

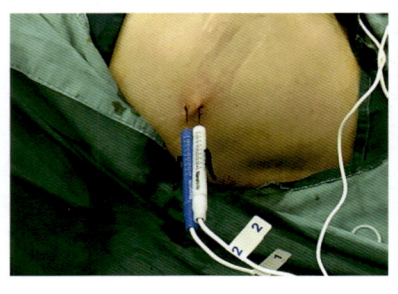
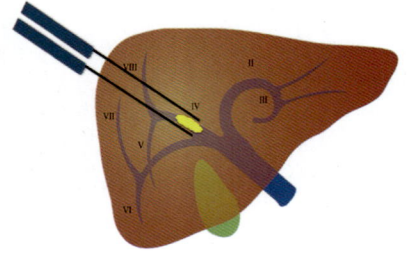

图8-4　术中双针布针及其示意图

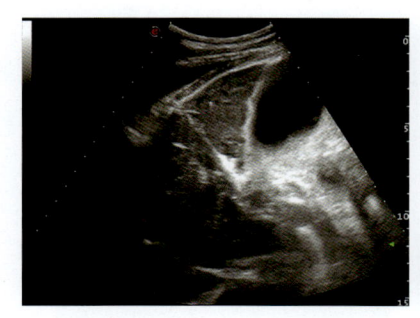 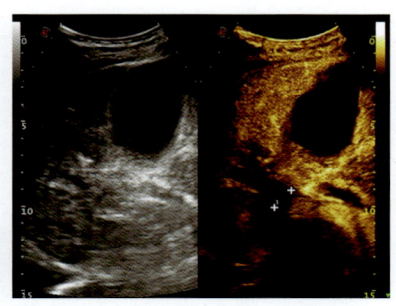

A B

A.将2根电极针在超声引导下平行穿刺置入门静脉右前支癌栓两侧,间距2.0 cm;B.术后即刻超声造影检查可见消融区内全期无增强。

图8-5　消融布针及术后即刻超声造影检查

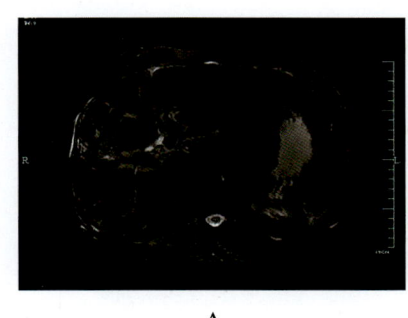 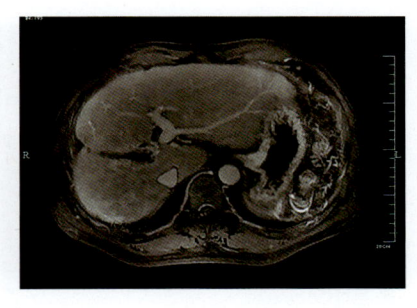

A B

A.术后1个月MRI检查T_2序列显示病灶信号明显减低;B.MRI增强检查显示目标消融区内全期无增强,周边轻度强化。

图8-6　术后1个月MRI检查

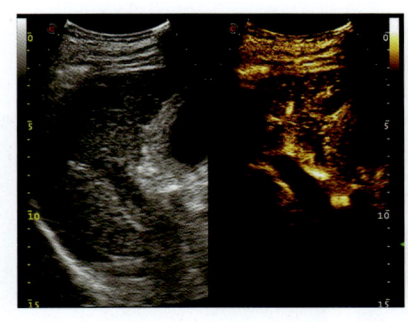 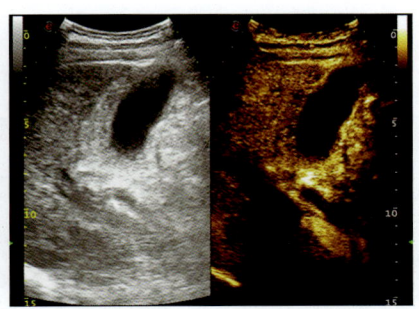

A B

A.超声造影动脉期;B.超声造影门脉期。

图8-7　术后1个月超声造影检查

注:术后1个月超声造影检查可见栓子全期无增强,周边门静脉管壁轻度强化,近端门静脉管腔内血流不受影响。

病例3

患者，男，51岁，肝癌综合治疗后，发现肝S4段占位及门静脉右后支癌栓形成2月余，肝S4段病灶已行TACE及微波消融治疗，经多学科会诊对门静脉右后支癌栓行不可逆电穿孔消融治疗，术后癌栓完全失活（图8-8～图8-10）。

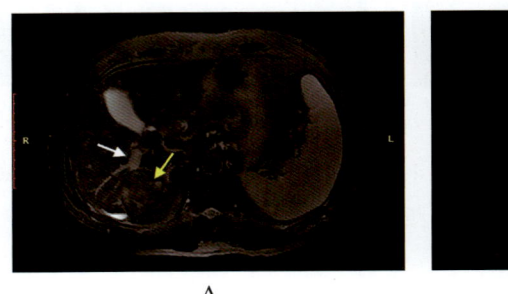
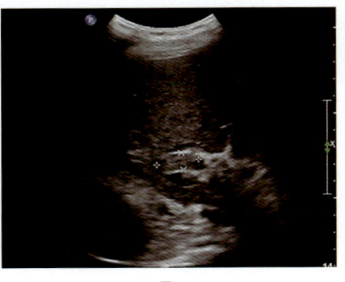

A

B

A. 术前MRI检查T_2序列见门静脉右后支癌栓形成（白色箭头）及肝S6段肝癌治疗后病灶（黄色箭头）；B. 超声检查见门静脉右后支内实性低回声团，大小约1.5 cm×0.7 cm。

图8-8　术前MRI检查和超声检查

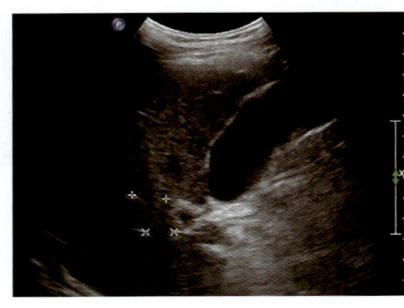
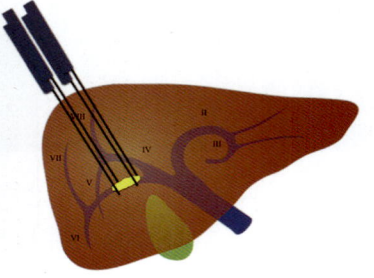

A

B

A. 将4根电极针在超声引导下平行穿刺置入门静脉右后支癌栓两侧，保持距离在1.5～2.2 cm进行消融治疗；B. 术中四针布针示意图。

图8-9　术中布针及其示意图

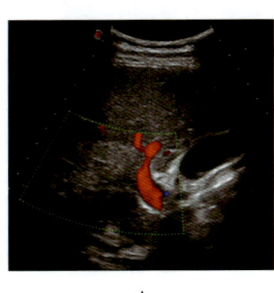
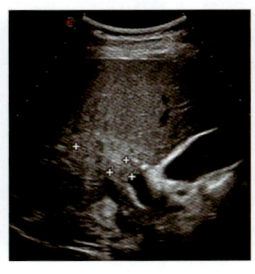
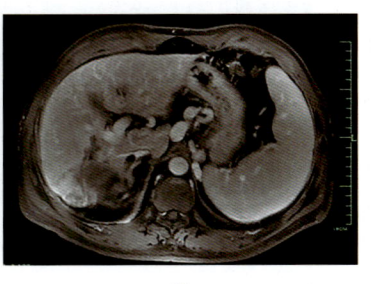

A　　　　　　　　B　　　　　　　　C

A、B. 术后1个月复查超声显示门静脉右前支内血流通畅，门静脉右后支管腔闭塞，代之以片状高回声，内无明显血流信号；C. 术后1个月MRI增强检查显示门静脉右后支癌栓全期无增强。

图8-10　术后1个月超声检查及MRI增强检查

第六节　术后管理

术后给予一级护理并持续心电监护，加强抗感染、止血、补液等对症支持治疗，重点观察术区有无疼痛、切口愈合情况。术后 24 小时复查超声及超声造影观察消融区内血流灌注情况、累及门静脉的血流情况及其他分支血流情况，观察整体肝实质血流灌注情况。评估有无手术相关并发症发生，如血肿、假性动脉瘤、胆道出血、肝衰竭等。术后 1 个月行 CT 增强检查、MRI 增强检查、肿瘤标志物检查、肝功能检查、肾功能检查来评估不可逆电穿孔消融的疗效、整体肝内肿瘤控制情况以及肝功能情况。

第七节　并发症及其处理

由于不可逆电穿孔消融原理与热消融不同，并发症发生率相对较低。门静脉癌栓不可逆电穿孔消融术后并发症主要包括血肿、胆汁瘤、门静脉血栓及感染等。

一、血肿

血肿主要由不可逆电穿孔布针穿刺过程中对肝内血管的机械性损伤所致，应在穿刺布针前仔细评估针道与周围血管之间的关系，选择避开周围大血管的安全路线进行穿刺布针。一般小的血肿形成后如无明显增大，可观察随访、保守治疗，若血肿持续增大，则应行数字减影血管造影下栓塞止血或微波消融止血，必要时行外科手术。

二、胆汁瘤

胆汁瘤通常由穿刺过程中机械损伤胆管壁所致。小的胆汁瘤可随访观察，若胆汁瘤较大且持续增大或出现感染情况，则应行置管引流，后期一般可自行闭合。

三、门静脉血栓

门静脉血栓一般由不可逆电穿孔消融损伤血管内皮细胞所致，门静脉内出现实性成分后首先应行超声造影检查、CT 增强检查、MRI 增强检查以确定栓子性质，若为血栓可随访观察其范围与程度。一般远端门静脉小分支血栓形成影响较小，若门静脉主干或二级分支出现血栓需评估其与肝功能之间的关系，血栓范围较大时在评估出血风险后，可在消融治疗 24～48 小时后谨慎行溶栓治疗。

四、感染

不可逆电穿孔消融门静脉癌栓后感染多数由无菌操作不规范或胆道损伤引起，需及时给予抗生素控制感染。

第八节　疗效评估

疗效一般通过术后的随访及复查进行评估，主要评估手段包括血清甲胎蛋白水平、肝脏 MRI 增强检查/CT 增强检查及门静脉癌栓术后穿刺活检等。

一、血清甲胎蛋白水平

血清甲胎蛋白水平在原发性肝癌门静脉癌栓形成的病例中有一定阳性率。对于术前甲胎蛋白异常升高患者，血清甲胎蛋白水平可作为不可逆电穿孔消融术后疗效评价的指标之一。术后甲胎蛋白下降可认为不可逆电穿孔消融治疗有效，同时影像学评估癌栓完全消融时，可通过甲胎蛋白指标评估患者是否存在肝内、外转移。建议术后第 1 年每 3 个月行 1 次甲胎蛋白检测，此后每 6 个月 1 次。

二、肝脏 MRI 增强检查/CT 增强检查

肝脏 MRI 增强检查应包括常规 T_1、T_2、DWI 和动态增强检查；CT 增强检查应包括 CT 平扫和动态增强检查。MRI 增强检查对门静脉癌栓活性的评估具有较高的敏感性和特异性，阴性预测值高，阳性预测值适中，是术后随访的首选影像学检查方法。术后 1 个月应行术后首次影像学检查，此后每 3 个月复查 1 次，可根据患者病情调整随访方案。对于可疑复发、甲胎蛋白检测异常者，可适当增加影像学复查频率。

三、门静脉癌栓术后穿刺活检

对于门静脉癌栓行不可逆电穿孔消融术后的疗效评估主要通过肝脏增强影像检查进

行。当门静脉癌栓行不可逆电穿孔消融术后肝脏MRI检查评估怀疑癌栓仍有活性存在时，可对消融区内门静脉癌栓中的可疑活性部分进行穿刺活检，取得病理学依据。若病理结果为阳性，则需要再行治疗；若病理结果为阴性，则可继续随访观察。若在术后影像学随访中怀疑肿瘤复发或进展，需病理学结果验证时，仍可再次穿刺活检。

参考文献

[1] ZHANG Z M, LAI EC, ZHANG C, et al. The strategies for treating primary hepatocellular carcinoma with portal vein tumor thrombus [J]. Int J Surg, 2015, 20: 8-16.

[2] SHUQUN C, MENGCHAO W, HAN C, et al. Tumor thrombus types influence the prognosis of hepatocellular carcinoma with the tumor thrombi in the portal vein [J]. Hepatogastroenterology, 2007, 54 (74): 499-502.

[3] GON H, KIDO M, TANAKA M, et al. Growth velocity of the portal vein tumor thrombus accelerated by its progression, alpha-fetoprotein level, and liver fibrosis stage in patients with hepatocellular carcinoma [J]. Surgery, 2018, 164 (5): 1014-1022.

[4] ZHU K, CHEN J, LAI L, et al. Hepatocellular carcinoma with portal vein tumor thrombus: treatment with transarterial chemoembolization combined with sorafenib—a retrospective controlled study [J]. Radiology, 2014, 272 (1): 284-293.

[5] GIORGIO A, MEROLA M G, MONTESARCHIO L, et al. Sorafenib combined with radio-frequency ablation compared with sorafenib alone intreatment of hepatocellular carcinoma invading portal vein: a western randomized controlled trial [J]. Anticancer Res, 2016, 36 (11): 6179-6183.

[6] CHAI W, TIAN G, JIANG T. Percutaneous irreversible electroporation for portal vein tumor thrombus: a case report [J]. Ultrasound Q, 2017, 33 (4): 296-299.

[7] FINN R S, IKEDA M, ZHU A X, et al. Phase I b study of lenvatinib plus pembrolizumab in patients with unresectable hepatocellular carcinoma [J]. J Clin Oncol, 2020, 38 (26): 2960-2970.

[8] WU W C, LIN T Y, CHEN M H, et al. Lenvatinib combined with nivolumab in advanced hepatocellular carcinoma-real-world experience [J]. Invest New Drugs, 2022, 40 (4): 789-797.

[9] 中国医师协会肝癌专业委员会. 肝细胞癌合并门静脉癌栓多学科诊治中国专家共识（2018版）[J]. 中华消化外科杂志, 2019, 18 (1): 8-15.

[10] 程树群, 孙居仙. 肝癌合并门静脉癌栓的诊治进展 [J]. 中国普外基础与临床杂志, 2019, 26 (5): 513-518.

[11] 中华医学会外科学分会门静脉高压症学组. 肝硬化门静脉高压症食管、胃底静脉曲张破裂出血诊治专家共识（2015）[J]. 中国实用外科杂志, 2015, 35 (10): 1086-1090.

（许林锋，黄学全，赵齐羽，王卫东）

第九章
不可逆电穿孔在胰腺肿瘤中的应用

PULSED ELECTRIC FIELD IN
MEDICAL APPLICATIONS

第一节　总　论

胰腺癌是一种起源于胰腺导管上皮及腺泡细胞的高度恶性的消化系统肿瘤。其生物学行为活跃，发病原因不明，目前公认的危险因素是吸烟，可能与烟草特异性 N-亚硝酸盐对器官的特异作用有关。其他的危险因素还包括高脂饮食、肥胖、酗酒、糖尿病和慢性胰腺炎等。胰腺癌具有一定的遗传易感性，约 10% 的胰腺癌患者具有遗传背景，*BRCA1/2*、*CDKN2A* 和 *PALB2* 等基因突变被认为与家族胰腺癌的发生关系密切。

一、流行病学

胰腺癌的发病率呈逐年快速上升趋势。2017 年美国癌症协会发布的数据显示，美国新增恶性肿瘤病例中胰腺癌新发病例数男性列第 11 位、女性列第 8 位，胰腺癌死亡率居恶性肿瘤死亡率第 4 位。欧盟统计胰腺癌病死率也得到了类似结果，居恶性肿瘤的第 4 位。中国癌症中心最新统计数据显示，胰腺癌发病率整体呈逐年上升趋势，胰腺癌已经成为我国男性恶性肿瘤患者的第六大死因。女性患者的第七大死因，65 岁以上老年人的胰腺癌发病率已达到高发国家水平。1998—2007 年统计资料显示，我国城市男性发病率每年以 1.86% 的比例上升，女性发病率每年上升 2.1%。20 世纪 70 年代，死于胰腺癌的病例相对少见，第一次全国死因回顾抽样调查没有单列。20 世纪 90 年代第二次死因回顾抽样调查结果显示：胰腺癌死亡居各类癌症死亡第 10 位。而 2004—2005 年全国第三次死因回顾抽样调查结果显示：胰腺癌死亡已跃居各类癌症死亡的第 7 位。

二、胰腺肿瘤治疗现状

胰腺癌起病隐匿，81.6% 的患者就诊时已属于晚期，局部治疗风险大、并发症多，根治性手术难以彻底切除肿瘤，治疗成为临床难点。

（一）外科治疗

手术切除是目前唯一可能治愈胰腺癌的治疗手段，然而手术切除率约 20%。80% 的患者因合并远处转移或者因肿瘤侵犯周围的重要血管如肠系膜上动脉、腹腔干或门静脉等无法进行手术切除（40%）。可进行手术切除患者的一年生存率低于 25%，五年生存率不超过 5%。局部进展期和伴转移的胰腺癌患者中位生存期分别为 6～10 个月和 3～6 个月。Ⅱ～Ⅳ期胰头癌手术切除率几乎为 0，五年生存率也几乎为 0。虽然手术术式经过不断改进，手术切除的成功率不断提高，但胰腺癌手术后中位生存期和五年生存率在过去 20 年中并无明显变化。

（二）化疗和放疗

化疗总体治疗效果不佳，化疗方案以吉西他滨或氟尿嘧啶类药物（包括卡培他滨、替吉奥、氟尿嘧啶联合亚叶酸钙）单药治疗为主；体能状态较好的患者可联合化疗，联合化疗多用于局部进展期和合并远处转移的胰腺癌患者。

胰腺癌对放疗抵抗性较高，且相邻空腔脏器不能耐受高剂量放射，因此不能给予胰腺癌患者根治性的高剂量放疗。放疗在局部进展期胰腺癌治疗中的作用，尚未被前瞻性临床随机对照研究证实。对于合并远处转移的胰腺癌患者，放疗对缓解胰腺癌引起的腹背疼痛有一定疗效，但也仅作为姑息性治疗。虽然近年来 FOLFIRINOX 方案化疗、AG 方案化疗及立体定向放疗显示出一定的疗效，但就总体而言疗效仍然欠佳，包括对可手术切除和交界可切除胰腺癌的新辅助放化疗、胰腺癌手术切除后的放疗、局部进展期胰腺癌的同期放化疗、手术后局部肿瘤和区域淋巴结复发的放化疗、姑息性放疗等。

（三）介入微创治疗

常用的热能依赖型消融手段包括射频消融、微波消融、高强度聚焦超声等并不适合胰腺癌的消融治疗，由于胰腺解剖位置特殊，不但受到热沉效应的影响，更重要的是热损伤易导致胰漏、胆漏、肠穿孔、出血等致死性并发症。因此，基于热能的消融技术在胰腺癌治疗中的应用受到很大限制。

放射性粒子植入近距离治疗，应用于无法通过外科手术切除的胰腺癌患者，疗效确切、局部控制率高，具有一定的应用前景。近年来国内学者在放射性粒子植入方式、引导方式、剂量计算、手术适应证等方面进行了大量的基础研究和临床研究，取得了众多的科研成果。但是胰腺特殊的位置和毗邻关系使穿刺的安全性降低，粒子植入难以达到理想分布。目前，国内各医疗中心应用放射性粒子治疗胰腺癌的流程不尽相同，难以达到同质化，严重影响疗效的评估，且该治疗技术的实施对从业人员、场地、病房、医院、质量控制、辐射防护等均有相关要求，因此并未全面普及。值得说明的是，放射性粒子植入治疗对缓解胰腺癌疼痛具有一定疗效，其疗效高于传统治疗方法。

动脉内灌注化疗针对肿瘤供血动脉，可选后灌注化疗；对于伴有肝转移者进行经肝动脉灌注化疗，若造影检查见肝内转移灶血供丰富，可联合栓塞治疗。

（四）其他治疗

其他治疗包括去间质治疗、分子靶向治疗、免疫治疗等，目前多在临床试验阶段。

三、不可逆电穿孔在胰腺肿瘤治疗中的进展

不可逆电穿孔也称为纳米刀,是近年来兴起的一种局部消融技术。2012年4月被美国FDA批准应用于临床,2015年6月被国家食品药品监督管理总局批准用于胰腺癌和肝癌的治疗。其原理是利用瞬时(70～100微秒)高压直流电(1 000～3 000 V/cm)脉冲释放引起消融区域内细胞膜脂质双分子层产生不可逆的纳米级微孔,导致细胞凋亡,而胶原纤维和其他结缔组织细胞膜脂质成分少,受消融影响小,从而得以保存。因此,不可逆电穿孔消融无热沉效应,对邻近的组织器官不会造成热损伤,消融区域内的血管、胆管、胰管、神经组织等得以保存,减少了胰瘘、胆漏和出血等并发症。因为不可逆电穿孔不损伤脉管系统,它越来越多地被用于治疗局部进展期胰腺癌患者。最新研究表明,不可逆电穿孔联合化疗与传统化疗相比能显著延长局部进展期胰腺癌患者的总生存期和无进展生存期。目前报道不可逆电穿孔治疗局部进展期胰腺癌的形式主要包括外科开腹术中超声引导消融和经皮CT引导消融2种,但部分团队开发出超声联合CT引导经皮消融,也取得了不错的治疗效果。

目前最新的临床研究均显示不可逆电穿孔在胰腺癌的治疗中展示了良好的应用前景。最大宗的病例报道来自美国的一项多中心、前瞻性研究,结果显示不可逆电穿孔消融联合化(放)疗的综合治疗模式治疗200例局部晚期胰腺癌患者,中位总生存期近2年。中山大学肿瘤防治中心的研究数据表明,相对于化疗、放化疗或射频消融治疗,不可逆电穿孔联合化疗能显著提高局部进展期胰腺癌患者的总生存期。国内最大宗病例回顾分析显示,不可逆电穿孔联合化疗治疗局部进展期胰腺癌患者的总生存期达到26个月,与转化手术治疗的疗效相当。

不可逆电穿孔治疗除了作为局部进展期胰腺癌消融治疗的主要手段,还可以作为其余局部进展期胰腺癌综合治疗的组成部分。对于新辅助化疗后潜在降期可切除的患者,不可逆电穿孔消融肿瘤边缘后再行手术切除是一种新的研究方向。不可逆电穿孔消融术具有一定的全身和局部免疫激活的作用,联合免疫治疗也是一种对于局部进展期胰腺癌较为新颖的治疗方式,值得在临床实践中进一步探索与应用。

但值得注意的是,胰腺癌不可逆电穿孔消融的并发症发生率超过肝癌不可逆电穿孔消融的并发症发生率,研究报道的并发症往往较为严重,包括门静脉血栓、胰腺炎、胆汁或胰液漏、胆管狭窄和消化道出血等,与不可逆电穿孔治疗有关的死亡事件已经发生。并发症的发生多数是因为意外发生的热效应,使得健康胰腺组织发生坏死或水肿,导致胆道和血管狭窄或闭塞。胰腺癌的不可逆电穿孔治疗应该被视为一种高风险的手术操作,需要在专业团队的配合下完成。

随着医学影像引导技术的突飞猛进,CT引导下不可逆电穿孔治疗具有适应证宽、患者依从性好、治疗安全等特点,能更好地体现出肿瘤微创治疗的优势,而超声引导方式由于操作简便、可实时监测、无放射性等特点,成为不可逆电穿孔治疗的另一种重要影像引

导方式。国内已经有多个医学中心开展 CT 或超声引导术式，是不可逆电穿孔治疗胰腺癌的方法之一，具有广泛的应用前景。

第二节　适应证与禁忌证

一、适应证

（1）病理诊断明确的局部进展期胰腺癌经过 3～4 个疗程化疗后评估仍不可手术切除者。

（2）预计生存期＞3 个月，无法手术切除者。

（3）无胰腺外转移灶及淋巴结转移者。

（4）心肺功能可耐受全身麻醉，卡诺夫斯凯计分＞80 分者。

（5）胰腺癌切除术后残留病灶者。

二、禁忌证

（1）心肺功能不能耐受全身麻醉，卡诺夫斯凯计分≤80 分者。

（2）广泛淋巴结转移或远处转移者。

（3）严重心律失常未控制、半年内发生过心肌梗死、安装心脏起搏器或有癫痫病史者。

（4）术前有不可纠正的凝血功能障碍及有严重出血倾向者。

（5）肿瘤伴发急性胰腺炎、腹膜炎、大量腹水者。

（6）妊娠、意识障碍或不能配合治疗者。

三、相对禁忌证

（1）预计生存期＜3 个月，为缓解持续性上腹及腰背部疼痛可慎重选择不可逆电穿孔治疗。

（2）对于原发肿瘤最大径＞6.0 cm 者应慎重选择不可逆电穿孔治疗。

（3）消融区域内有金属支架。

（4）患者术前推荐行 CT 增强检查等明确肿瘤与血管关系，对于肿瘤侵入血管致血管内膜不光滑者，不可逆电穿孔术后出血可能性大，不建议行不可逆电穿孔治疗。

（5）合并胆道梗阻及胆红素升高者可术前予以经超声内镜胆道逆行塑料支架植入、经皮肝穿刺胆道引流 2 周或术中行胆肠吻合术。

（6）合并胃肠道潴留者可行胃肠旁路手术。

（7）对于肿瘤侵犯十二指肠者，消融后容易引起肠道穿孔、肠漏及大出血等并发症，应慎重选择行不可逆电穿孔消融术，或者行不可逆电穿孔消融术合并术中胃肠改道。

（8）开腹探查发现合并局限性区域淋巴结转移者，可配合术中放疗。

（9）超声无法清晰显示穿刺路线者可选择 CT 引导的方式治疗。

第三节　术前准备

一、心理准备

患者往往呈现焦虑、恐惧、压抑等心态，不可逆电穿孔消融治疗是一种新技术，可能加重患者的心理负担。应向其详细说明本疗法的治疗原理、操作过程、优势、辅助治疗、随访等诊疗过程，使患者以积极的心态接受治疗。

二、黄疸患者的预处理

胰腺肿瘤患者出现梗阻性黄疸比例较高，因此对于黄疸时间长、肝功能较差的患者，术前减黄是必要的，协同药物保肝治疗，短时间内可恢复肝功能至可承受麻醉和手术的水平。减黄措施：①经内镜逆行胆胰管成像下鼻胆管或塑料支架置入，或经皮肝穿刺胆道引流；②对于局部进展期不可切除胰腺癌或合并远处转移者，行经内镜逆行胆胰管成像下金属支架置入术；③合并上消化道狭窄、梗阻，或曾行消化道重建手术等不能开展经内镜逆行胆胰管成像下支架置入的梗阻性黄疸患者，或经内镜逆行胆胰管成像下支架减黄失败的患者，可行经皮肝穿刺胆道引流减黄治疗。梗阻性黄疸患者常出现维生素 K_3 缺乏，这会导致患者凝血因子缺乏，手术过程中易出血，因此术前应给予补充。

三、陡脉冲消融仪器准备

治疗前先检查陡脉冲消融治疗仪器是否处于正常工作状态，电极针或线路是否准备好，根据肿瘤大小、形态，设置电压、脉冲数，做好术前布针规划，有条件者可以配备陡脉冲消融机器操作专业技术人员。

四、签署手术知情同意书

不可逆电穿孔治疗前每例患者都需签署知情同意书，由术者告知手术过程、风险和预后相关的可能性，充分知情同意。

五、麻醉管理

胰腺肿瘤患者行不可逆电穿孔消融需要全身麻醉，丙泊酚诱导，空气/氧气/七氟烷混合气体麻醉维持，芬太尼或瑞芬太尼术中镇痛。术中应同时行血压、心电图、血氧饱和度监测。需要注意的是，高压瞬时脉冲电场会引起肌肉收缩，中度以上的后腹膜或横膈膜刺激会导致靶器官移位，从而增加穿刺电极对靶器官的损伤或影响布针的准确性。因此，需要术中联合应用非去极化型神经肌肉阻滞剂（维库溴铵、罗库溴铵等），降低电刺激导致的肌肉收缩幅度，减少靶器官移位，确保不可逆电穿孔电极针消融范围可控。此外，不可逆电穿孔消融时，心率、血压有明显增快、增高，需要注意术中降压药物的使用。虽然有陡脉冲设备配备心电同步监测仪，但仍有术中出现心律失常的情况，也应在麻醉管理过程中予以关注并及时给予药物处理。

六、手术相关准备

（一）常规检查

常规检查包括血常规检查、生化常规检查、术前四项检查、凝血功能检查、肿瘤标志物检查、心电图检查、超声心动图检查、心肌酶谱检查、肺功能检查。

（二）影像学检查

影像学检查包括胸部 CT 检查、腹部 MRI 增强检查等，有条件者可行 PET-CT 检查。上腹部 CT 增强检查或 3D 成像检查有助于了解肿瘤与周围血管的关系。

（三）备皮及胃肠道准备

常规上腹部手术区域备皮，术前 1 周停用具有抗凝或抗血小板聚集作用的药物如华法林、阿司匹林等；术前 6 小时禁食、禁水，常规行清洁灌肠，留置导尿管，必要时留置胃管，建议熟悉不可逆电穿孔手术麻醉技术的麻醉师行术前麻醉评估。

第四节　操作规范

胰腺癌不可逆电穿孔消融布针方法包括经皮、开腹以及腹腔镜下 3 种，其中腹腔镜下进针操作难度较大，仅少数中心尝试进行。目前有多项研究表明胰腺癌经皮不可逆电穿孔消融的可行性高，但由于胰腺复杂的解剖毗邻关系，经皮进针可能会损伤肠管、血管等重要结构，仍存在一定的风险。目前外科主流的进针方式是开腹下进针消融，但是有逐渐向 CT 引导、超声引导或超声联合 CT 引导的经皮进针方式过渡的趋势。以下分别阐述开腹下不可逆电穿孔消融、CT 引导下不可逆电穿孔消融和超声联合 CT 引导下不可逆电穿孔消融。

一、开腹下不可逆电穿孔消融

（一）腹腔镜探查

对于术前影像学怀疑存在腹腔胰外转移的患者，推荐行腹腔镜探查。若无明确转移灶，则依照原计划行不可逆电穿孔胰腺癌消融治疗。

（二）上腹部手术入路

患者选取仰卧位，从肚脐向上取 8～10 cm 正中切口，逐层开腹，显露胰腺肿瘤区域。

（三）术中超声应用

应用超声，明确病灶边界及周围血管关系，有条件者可行超声-CT 融合成像引导术中消融电极穿刺布针。根据肿瘤大小及位置确定电极针进针角度及路径。目前常使用 19G 单极电极针，长度 15 cm，针尖裸露长度 1.0～1.5 cm。布针完成后需要再行超声确认各电极针针尖横断面的位置，测量针尖距离，在陡脉冲主机显示器上模拟消融范围，使之完全覆盖肿瘤病灶。对于直径较大、一次不能完全覆盖的肿瘤，可以多次布针，直至完全消融。

（四）布针原则

（1）多针消融：根据瘤体大小选取 2～6 根电极针。

（2）平行布针：尽量使电极针平行，针距在 2 cm 左右，多针组合消融时将肿瘤完全置于主机所模拟的消融范围内。

（3）沿肿瘤长径进针：多采用自足侧向头侧进针，横结肠系膜下沿肿瘤最大径线进针。

（4）进针时保持与肠系膜上静脉、动脉等大血管走向平行，避免损伤血管。

（5）逐步退针消融：对于肿瘤较大者，第 1 次消融结束后可退针 0.5～1.0 cm 继续消融，直到消融范围能够完全覆盖肿瘤。

（五）消融参数设置

目前国内外临床研究对于胰腺肿瘤消融所采用的脉冲参数为电场强度 1 200～1 800 V/cm、脉冲宽度 70～100 微秒、脉冲数 90～100 个。对于电极针间脉冲释放能否达到良好消融效果，脉冲释放前需对消融进行预测试，即电极针到位后，采用每组电极针暴露 1.0～1.5 cm、电场强度 1 500 V/cm、脉冲宽度 90 微秒的参数进行 10～20 个脉冲测试。测试及消融结束后可通过电压及电流波形变化进行消融效果评估，测试电流为 20～35 A 并随时间有上升趋势者为测试合格，即可开始正式消融，如电流过低将导致消融不完全，可通过增加暴露端长度或提升电压进行调整，电流过高会引起不必要的组织热损伤。一组循环脉冲释放后查看电流上升幅度是否达 12～15 A，最大不能接近 50 A，如果电流＞50 A，系统将自动终止脉冲释放。整个消融过程始终需要在术中超声监测下进行，确保肿瘤完全消融且无重要组织或器官损伤。

（六）附加手术

胰腺肿瘤不可逆电穿孔消融术完成后，应仔细检查确定无活动性出血及邻近器官的损伤。根据病情决定是否需要合并行胆肠、胃肠旁路等手术，胰周放置引流管，关腹。

（七）注意事项

不可逆电穿孔消融对布针的技术要求较高，操作者应具有超声引导下肿瘤消融治疗的相关经验，术前的 3D 影像学评估有助于引导精准布针。由于不可逆电穿孔电极针型号均为 19G，同时包被有塑料绝缘膜，对超声波反射能力有限，为了精准布针，建议选用穿刺架或超声–CT 融合成像系统引导布针（消融布针针尖应避免损伤胰管、胆管及大血管，故应重视术中超声引导和监测）。

二、CT 引导下不可逆电穿孔消融

胰腺恶性肿瘤生长迅速，位置较深，解剖位置特殊，周围组织器官随呼吸和心跳活动度大，肿瘤周围的脉管系统（血管、淋巴管、胆管、胰管）复杂，术前主要考虑因素包括患者胰腺肿瘤的位置及其与周围脏器的毗邻关系、脉管系统侵犯程度、操作人员对影像引导方式的熟悉程度、设备等。

（一）术前影像学引导基本原则

（1）完整（显示整个胰腺）。

（2）精细（层厚 1～3 mm 的薄层扫描）。

（3）动态增强检查清晰显示肿瘤大小、位置、密度及血供情况，并依此判断肿瘤与血管、邻近器官的毗邻关系，指导术前穿刺计划。

（4）立体（多轴面重建，全面了解毗邻关系）。

（5）多模态图像融合的应用可以发挥 MRI 检查除显示胰腺肿瘤解剖学特征外，在水肿性胰腺炎或慢性肿块性胰腺炎鉴别方面的优势，有助于明确胰腺囊性病变和实性病变，明确胰管、胆管的扩张及侵犯情况，提高计划的精准性。

（二）胃肠道准备

术前应用抗生素，术前禁食水大于 12 小时，行胃肠减压，可应用抑制胃酸分泌药物及抑制胰酶分泌药物，术前 6～12 小时清洁肠道，手术前 30 分钟静脉滴注抗生素 1 次。

（三）术前治疗计划

手术前通过影像学检查进行三维立体数字化影像重建，评估肿瘤特点，根据胰腺肿瘤病灶大小、位置及其与周围正常组织间的关系，精确制订、绘制出立体图标、进针方向和深度，同时给出临床需要的治疗参数。

（四）术中生命体征监测

专人观察心电监护指标，有问题及时处理。由于手术是在 CT 室或超声室完成，要完善吸氧管道、抢救设备及药物等，因此临床医师应准备相关物品以备使用。

（五）手术操作

患者在麻醉状态下有利于提高穿刺精度，进而提高布针精度。经皮穿刺过程中应仔细观察穿刺路径上的血管、胆管和胰管的走行，避免误伤。经皮穿刺过程中无法进行手法止血和处理胰瘘、胆瘘，因此，操作应比开腹手术更加仔细。胰腺的解剖位置深，胰腺肿瘤经常有一部分位于胃大弯侧后方，为了达到术前治疗计划要求，穿刺路径常需通过胃壁。术前检查预计穿过胃壁的病例手术前应给予抑制胃肠蠕动药物及解痉药物，以期减少胃肠蠕动，利于手术操作。

（六）新技术的应用

随着引导技术的发展，CT 引导下 3D 打印模板辅助穿刺技术的使用使治疗变得更为精准，能较好地遵从术前计划，有效缩短手术时间。对于位置固定的肿瘤，使用 3D 打印模板辅助穿刺可较好地完成手术。但是 3D 打印模板辅助治疗存在诸多问题有待解决：①模板复位困难；②运动器官不易操作；③在较长的模板制作过程中肿瘤本身可生长变大或因其他辅助治疗而变小，进而需改变之前制订的治疗计划，而模板不能术中改变治疗计划；④对于位置较深的肿瘤，由于穿刺路径较远，针道容易产生偏移，副损伤出现的可能性随之加大；⑤价格较高等。上述诸多因素影响了 3D 打印模板的应用。因此，CT 引导下使用 3D 打印模板辅助穿刺具有一定的局限性。

三、超声联合 CT 引导下不可逆电穿孔消融

当胰腺肿块位置贴近腹壁，经皮超声检查显示清晰时，超声实时引导电极针布针可避开大血管与肿块周围重要结构，超声引导是一种最便捷的消融引导方式。但由于胰腺的特殊解剖位置，部分较深病灶受胃肠道气体干扰，超声无法清晰准确地显示。而此类病例在 CT 引导下穿刺可有效弥补超声引导的缺陷，因此将超声的实时引导和 CT 的静态扫查结合应用，在超声可显示部位发挥超声实时、精准和快速引导的优势，对有胃肠气体影响而显示不清的路径选用 CT 引导定位，二者交替引导显示出胰腺肿物的确切位置、血管走形情况及其与邻近器官的毗邻关系，方便术者操作中避开大血管和其他重要脏器，使电极针

准确到达预定靶部位。超声联合 CT 引导下不可逆电穿孔消融的具体操作方法如下。

（1）术前 CT 检查明确肿瘤大小、形状、位置及其与邻近组织的关系，确定不可逆电穿孔电极针数量及穿刺途径，穿刺避开胆管和肠管。

（2）在超声引导下行不可逆电穿孔电极针布针。布针原则及消融参数与开腹直视下超声引导消融术一致。当针尖在超声图像上到达预计部位附近后，行术中 CT 检查，根据三维立体数字化影像重建，精确制订、绘制出立体图标、进针方向和深度，并测定针间距，如不理想则进行超声引导下的布针调整。多次反复操作后，使得电极针准确地布置于肿瘤区域。

第五节　病例展示

病例 1

患者，女，63 岁，局部进展期胰腺癌，行 6 个疗程化疗（吉西他滨＋替吉奥），化疗后多学科诊疗评估疾病稳定，于 2015 年 11 月 24 日行开腹下胰腺癌不可逆电穿孔消融治疗，术后继续口服替吉奥 4 个疗程，术后生存 57 个月（图 9-1）。

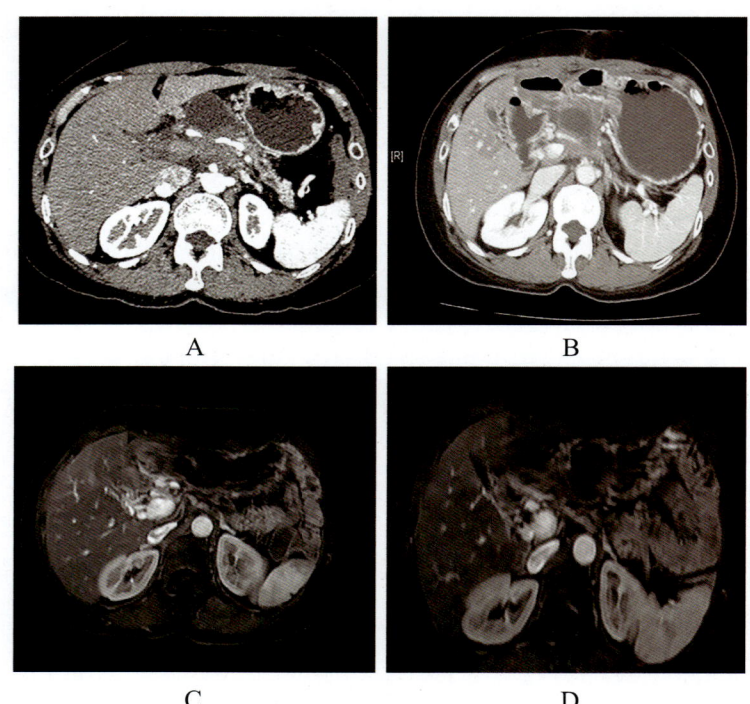

A. 术前 MRI 检查；B. 术后 3 个月 MRI 检查；C. 术后 9 个月 MRI 检查；D. 术后 20 个月 MRI 检查。

图 9-1　不可逆电穿孔治疗前、后影像资料

病例2

患者，男，60岁，局部进展期胰腺癌，行4个疗程化疗（吉西他滨）+调强适形放疗（40 Gy），放化疗后多学科诊疗评估疾病稳定，于2017年4月22日行开腹下胰腺癌不可逆电穿孔治疗，术后继续口服替吉奥4个疗程，目前仍存活（图9-2）。

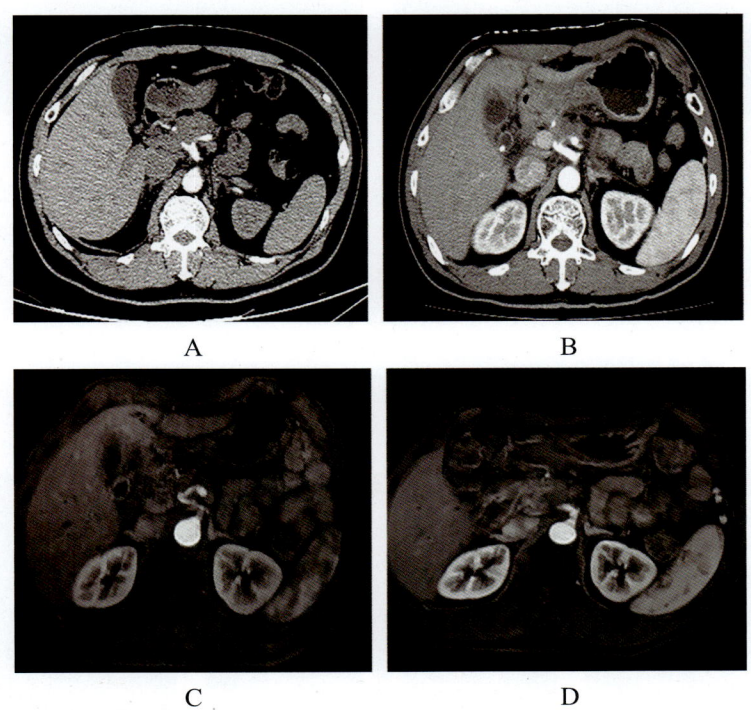

A.术前MRI检查；B.术后3个月MRI检查；C.术后6个月MRI检查；D.术后12个月MRI检查。

图9-2　不可逆电穿孔治疗前、后影像资料

病例3

患者，男，74岁，局部进展期胰腺癌，发现胰腺体尾部占位伴胃壁侵犯5个月余，为进展期胰腺癌合并远处转移，失去手术机会且一线化疗方案失败。进行了多学科讨论，并同患者和家属进行了充分沟通，制订治疗方案。麻醉医师术中进行心肺功能监测并及时处理异常情况，介入超声医师以及放射科医师在患者全身麻醉下对胰腺体尾部肿瘤行超声联合CT引导经皮不可逆电穿孔消融治疗（图9-3～图9-6）。

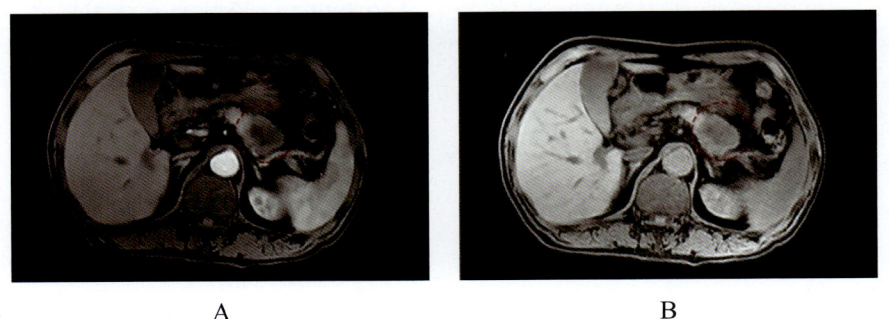

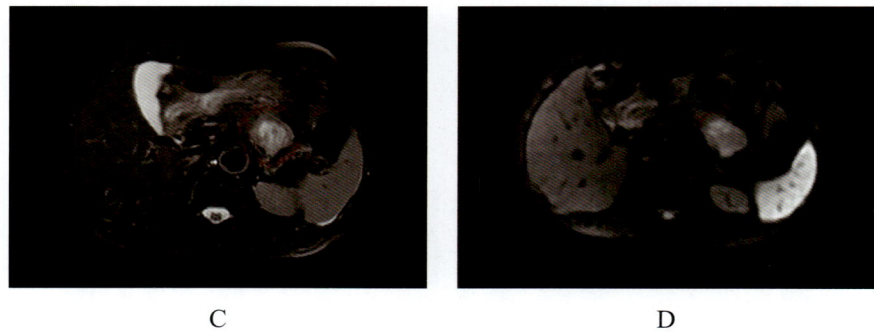

A.T₁加权像动脉期显示胰腺体尾部长 T_1 信号结节（红色圆圈），T_1 信号未见增强，与胃壁分界不清；B.T₁加权像门静脉期显示胰腺体尾部稍长 T_1 信号结节（红色圆圈），T_1 信号略增强；C.T₂加权像显示该病灶呈长 T_2 信号结节（红色圆圈）；D.DWI显像显示该病灶信号增高（红色圆圈）。

图9-3　术前MRI增强检查

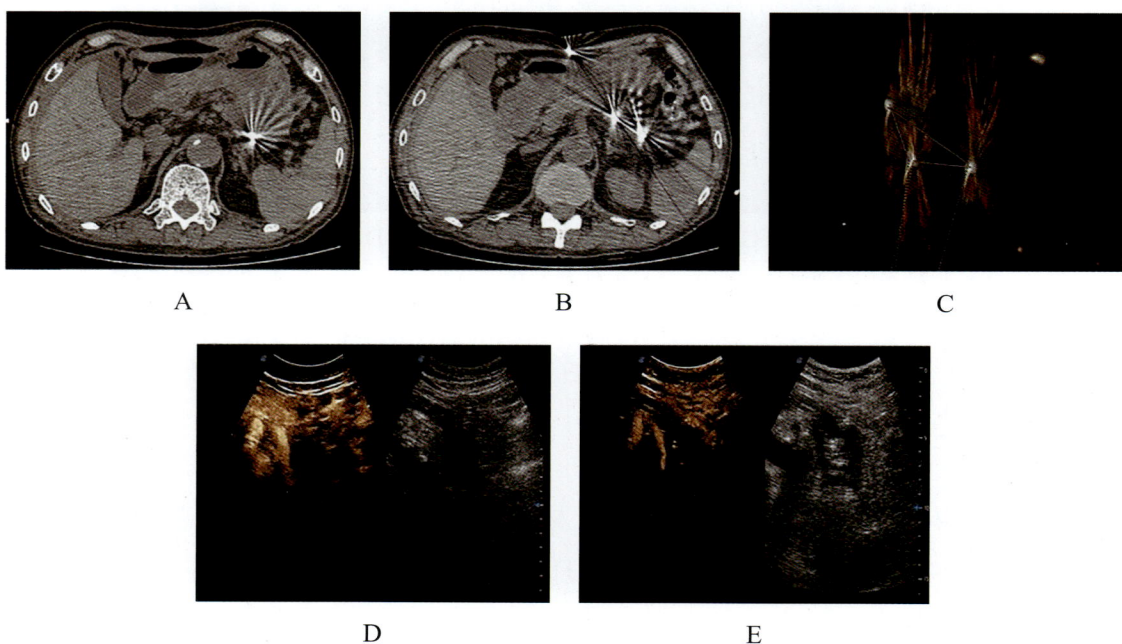

A.第一根不可逆电穿孔电极针位于病灶最上方；B.第二、三根不可逆电穿孔电极针位于病灶下方的两侧；C.CT三维重建检查显示3根电极针两两平行，同时保证了针间距保持在 12～24 mm，分别为 20.8 mm、12.9 mm、13.1 mm；D.术前超声造影检查显示胰腺体尾部病灶呈现出乏血供，符合胰腺癌的诊断；E.术后即刻超声造影检查显示胰腺体尾部大面积无强化区域，覆盖目标肿瘤，提示消融完全。

图9-4　术中CT监测布针联合超声造影检查判断消融范围

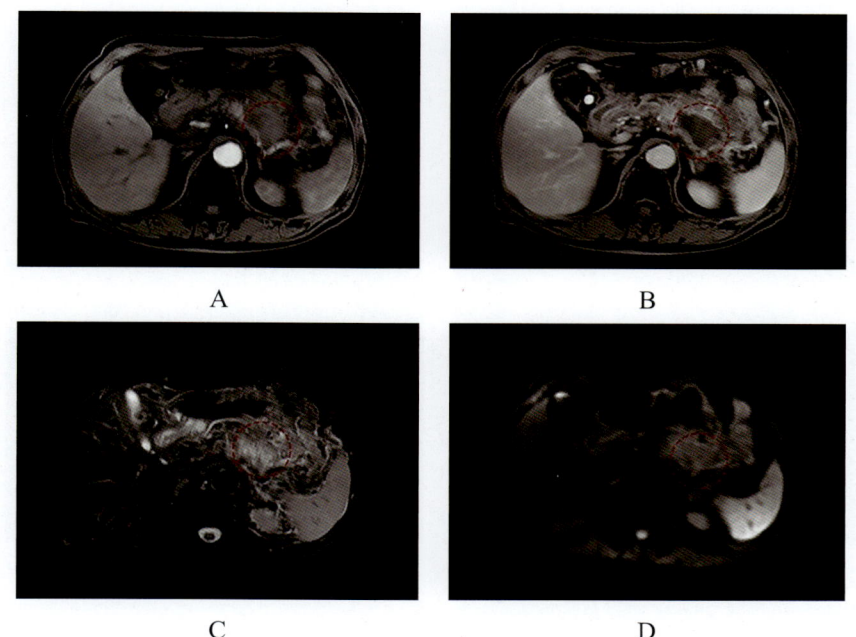

A.T_1加权像动脉期显示胰腺体尾部长T_1信号结节（红色圆圈），T_1信号未见增强；B.T_1加权像门静脉期显示胰腺体尾部长T_1信号结节（红色圆圈），T_1信号未见增强；C.T_2加权像显示该病灶呈稍长T_2信号结节（红色圆圈）；D.DWI显像显示该病灶信号未见异常（红色圆圈）。

图9-5　术后1周MRI增强检查

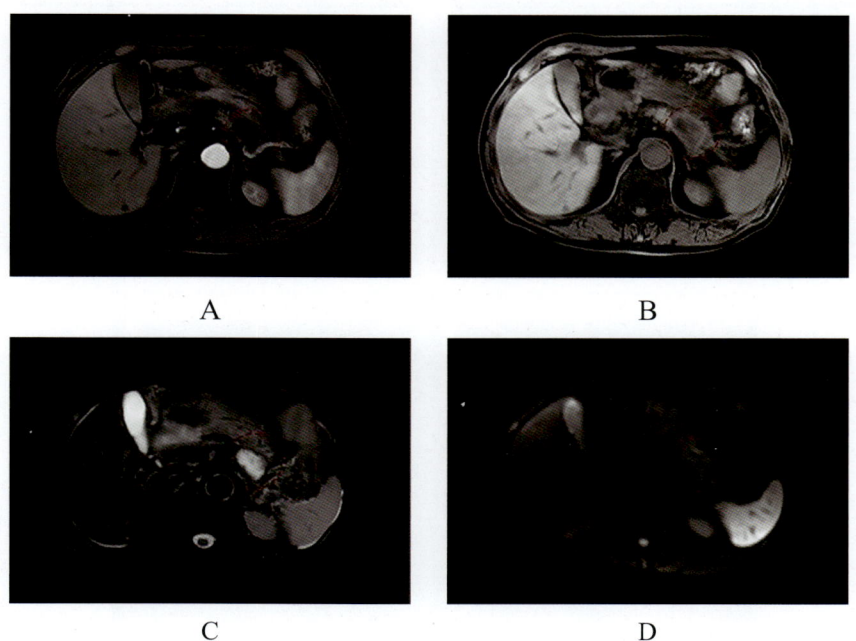

A.T_1加权像动脉期显示胰腺体尾部长T_1信号结节（红色圆圈），T_1信号未见增强，与胃壁分界不清；B.T_1加权像门静脉期显示胰腺体尾部稍长T_1信号结节（红色圆圈），T_1信号未见增强；C.T_2加权像显示该病灶呈长T_2信号结节（红色圆圈）；D.DWI显像显示该病灶信号未见异常（红色圆圈）。

图9-6　术后1个月MRI增强检查

病例 4

患者，男，63岁，消瘦 2 个月就诊，发现胰腺多发占位，术前 CT 增强检查提示胰腺体部及尾部占位，于 2022 年 4 月 22 日行超声联合 CT 引导下不可逆电穿孔消融治疗（图 9-7～图 9-9）。

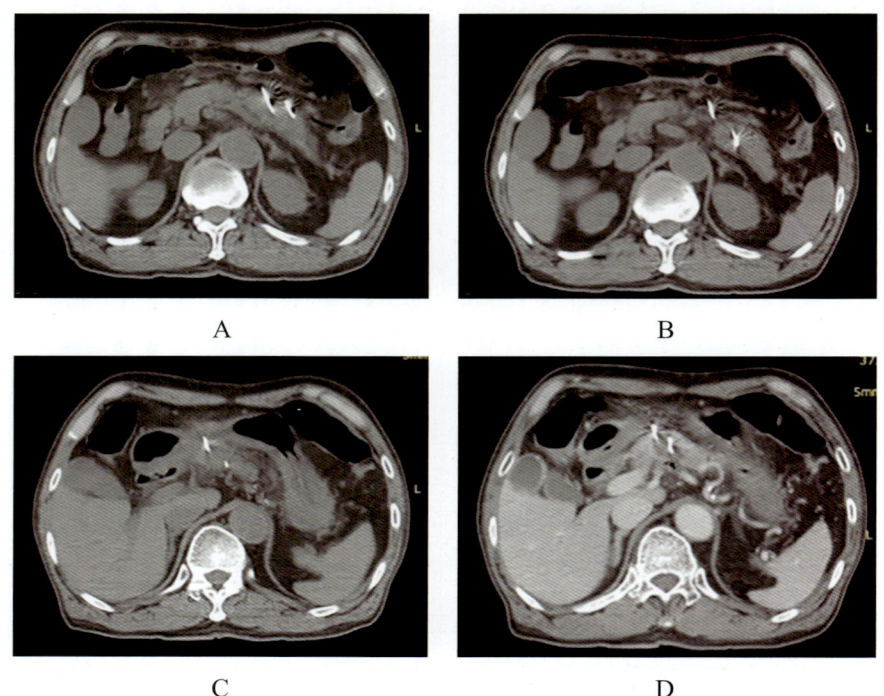

A、B.将两根电极针分别穿刺至胰腺尾部病灶两边，保持两针平行；C、D.将两根电极针分别穿刺至胰腺尾部病灶两边，保持两针平行，作用后 CT 增强检查显示消融区内无明显强化。

图 9-7　CT 引导胰腺癌不可逆电穿孔消融治疗

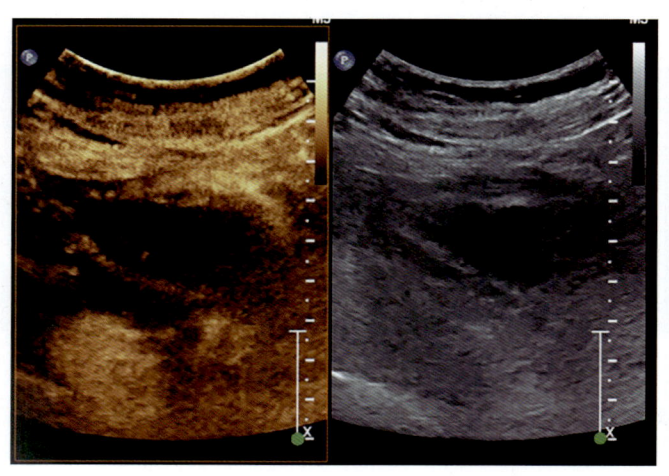

图 9-8　胰腺尾部术后即刻超声造影检查

注：术后即刻超声造影检查显示胰腺尾部消融区内无增强，周边重要血管保留。

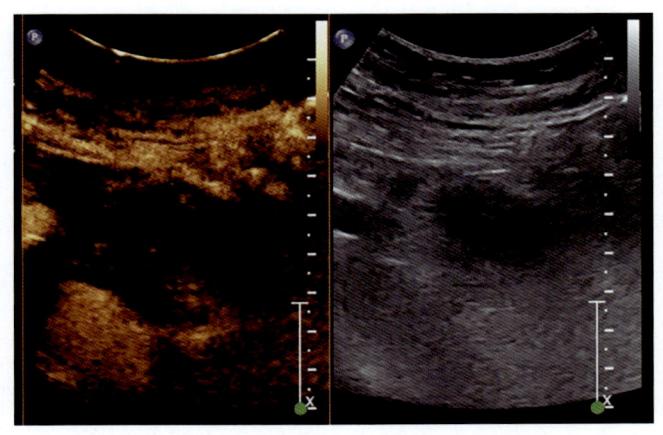

图9-9 胰腺体部术后即刻超声造影检查

注：术后即刻超声造影检查显示胰腺体部消融区内无增强，周边重要血管保留。

第六节 术后管理

患者麻醉复苏后如无不适，由麻醉师护送回病房，常规心电监测，静脉营养及抗生素预防感染治疗，根据患者情况酌情使用镇痛药物。常规禁食，待胃肠蠕动恢复，胃肠道排气后逐步恢复进食。根据引流管引流液量及淀粉酶数值决定拔除腹腔引流管时间。消融后会出现局部炎症水肿、胰漏及胃肠道应激反应等，所以术后可辅以消化道黏膜保护剂、生长激素释放抑制剂和蛋白酶抑制剂等。

术后24小时内应密切观察患者生命体征及自觉症状，术后第1天复查腹部超声或CT，可及时发现穿刺区是否有出血或积液，若有积液可做诊断性穿刺，必要时可放置引流管引流并对症治疗。对穿刺路径未经过胃肠道者，术后应持续给予胃肠减压、禁食水、全胃肠外营养、抑制胰酶分泌药物72小时，之后若患者胃肠道功能恢复，饮食可由清流食逐渐过渡到普食。对穿刺路径经过胃肠道者，术后还应加用抑制胃酸分泌药物，禁食水时间可适当延长。

第七节 并发症及其处理

胰腺癌不可逆电穿孔消融主要的并发症包括高血压、出血、术后感染、胰瘘、胆漏等。

一、高血压

不可逆电穿孔消融过程中常见患者的血压升高，有报道指出不可逆电穿孔放电过程中患者血压较平常血压的升高中位值为 5.9 kPa（44 mmHg）。术中应当行桡动脉有创血压监测，若术中患者出现血压升高，要注意麻醉过程中降压药物的使用和维持。消融过程中患者出现的血压升高常为一过性血压升高，消融过程结束后患者血压可恢复正常。

二、出血

胰腺癌不可逆电穿孔消融术后常见的出血原因：①电极针穿刺过程中造成的直接血管损伤，CT 检查或超声检查可以发现；②胰腺病灶侵犯血管壁全层，消融后肿瘤细胞毁损可以导致血管壁的完整性损坏，引起术后出血，常于术后 1～3 天内出现；③不可逆电穿孔消融造成原来肿瘤侵犯血管处的血管完整性遭到破坏，形成假性动脉瘤，常于术后 2～3 周出血；④不可逆电穿孔消融造成胰瘘及感染，使裸露的血管遭到侵蚀破坏从而导致出血，常于术后 2～3 周出现。

预防：严格掌握适应证。术前充分影像学评估明确肿瘤与血管、周围重要脏器的结构关系。电极针穿刺过程应在超声引导下进行，避免损伤血管。消融结束后应该再次行超声检查，观察有无出血，关腹前需反复确认有无明显活动性出血等。

治疗：积极扩容、输液、止血、输血、升压，必要时根据病情需要选择腹腔血管栓塞止血或手术探查止血。

三、术后感染

胰腺属于腹膜后位器官，胰头部位包绕于十二指肠内，胰腺癌穿刺及消融过程中，可能会损伤邻近肠壁，导致肠道穿孔，继而引起腹腔感染，特别是对于直径较大、邻近或侵犯十二指肠的肿瘤，消融过程中造成肠壁损伤穿孔，引起腹腔感染的概率增大。术后应密切观察腹部体征，适时行超声检查，观察是否有腹水，必要时可穿刺置管引流。

四、胰瘘

不可逆电穿孔消融过程中，电极针穿刺损伤胰管可导致术后出现胰瘘。虽然不可逆电穿孔消融不涉及热消融原理，但由于不同组织存在不同的阻抗，仍然会引起消融区域的温度变化，消融过程中贴近电极针暴露端处温度最高，热损伤也可能引起术后胰瘘。

预防：严格掌握适应证。电极针穿刺过程应于超声引导下进行，避免直接穿刺胰管；同时为了避免消融后胰瘘，布针时应尽量避免电极针暴露端紧贴主胰管。

治疗：术后引流管通畅引流，一般情况下 1～2 周内胰瘘会逐渐好转。

五、胆漏

不可逆电穿孔消融过程中，电极针穿刺损伤胆管或热损伤，均有可能引起术后胆漏。治疗：术后引流管通畅引流，一般情况下1～2周内胆漏会逐渐好转。

一般而言，对于直径较大、侵犯邻近肠管且消融范围比较大的肿瘤，容易引起上述并发症。对于直径较大且侵犯或邻近肠管全层的肿瘤，术前应充分评估肿瘤范围及需要消融的范围，慎重进行不可逆电穿孔消融治疗。

第八节 疗效评估

一般于不可逆电穿孔消融术后1～2周行第1次CT检查或MRI检查，综合患者体力状况、疼痛感变化、上腹部CT检查/MRI检查，以及糖类抗原19-9、癌胚抗原、糖类抗原12-5等肿瘤标志物检查评价治疗效果。肿瘤消融灶的变化采用术后改良实体瘤疗效评价标准，一般选取不可逆电穿孔术后2～3个月进行影像学评价。

建议不可逆电穿孔术前、术后均需要经过3～4个疗程的化疗，目的是术前筛选出生物学特性相对惰性或恶性程度较低的局部进展期胰腺癌病例，减少不可逆电穿孔术后肿瘤复发转移。化疗方案可以根据患者体力状况、肿瘤特点等选择mFOLFIRINOX方案，吉西他滨+清蛋白紫杉醇（AG方案），替吉奥、吉西他滨的单药或联合方案等。无并发症患者于术后6～8周开始执行。对于复发患者，可根据肿瘤情况行化疗和放疗等治疗。如消融不全或局部复发可再次行不可逆电穿孔消融。

胰腺癌不可逆电穿孔消融术后第1个月复查，若患者病情稳定，按术后辅助化疗方案随诊，随访频率：术后第1年，每3个月1次；术后第2～3年，每3～6个月1次；术后第3～5年，每6个月1次。复查内容包括体格检查、血常规检查、生化检查、肿瘤标志物检查、上腹部CT增强检查/MRI增强检查等。

参考文献

[1] CAMARA S N, YIN T, YANG M, et al. High risk factors of pancreatic carcinoma [J]. J Huazhong Univ Sci Technolog Med Sci, 2016, 36 (3): 295-304.

[2] ZHEN D B, RABE K G, GALLINGER S, et al. BRCA1, BRCA2, PALB2, and CDKN2A mutations in familial pancreatic cancer: a PACGENE study [J]. Genet Med, 2015, 17 (7): 569-577.

[3] SIEGEL R L, MILLER K D, JEMAL A. Cancer statistics, 2018 [J]. CA Cancer J Clin, 2018, 68 (1): 7-30.

[4] CHEN W, ZHENG R, ZHANG S, et al. Cancer incidence and mortality in China, 2013 [J] Cancer Lett, 2017, 401:63-71.

[5] MA C, JIANG Y X, LIU S Z, et al. [Trendand prediction on the incidence of pancreatic cancer in China] [J]. Zhonghua Liu Xing Bing Xue Za Zhi, 2013, 34 (2): 160-163.

[6] ZHANG Q H, NI Q X. Coordination group of the committee on pancreatic cancer. [Clinical analysis of 2340 cases of pancreatic cancer] [J]. Zhonghua Yi Xue Za Zhi, 2004, 84 (3):214-218.

[7] 中国抗癌协会胰腺癌专业委员会. 胰腺癌综合诊治指南（2018版）[J]. 中华外科杂志, 2018, 56 (7): 481-494.

[8] ROMBOUTS S J E, DERKSEN T C, NIO C Y, et al. Computed tomography findings after radiofrequency ablation in locally advanced pancreatic cancer [J]. Abdom Radiol (NY), 2018, 43 (10): 2702-2711.

[9] 胡效坤, 张福君, 肖越勇. CT介入治疗学 [M]. 3版. 北京: 人民卫生出版社, 2020.

[10] HE C, WANG J, ZHANG Y, et al. Irreversible electroporation after induction chemotherapy versus chemotherapy alone for patients with locally advanced pancreatic cancer: a propensity score matching analysis [J]. Pancreatology, 2020, 20 (3): 477-484.

[11] RUARUS A H, VROOMEN L G P H, GEBOERS B, et al. Percutaneous irreversible electroporationin locally advanced and recurrent pancreatic cancer (PANFIRE-2): a multicenter, prospective, single-arm, phase II study [J]. Radiology, 2020, 294 (1): 212-220.

[12] HE C, WANG J, ZHANG Y, et al. Comparison of combination therapies in the management of locally advanced pancreatic cancer: Induction chemotherapy followed by irreversible electroporation vs radiofrequency ablation [J]. Cancer Med, 2020, 9 (13): 4699-4710.

[13] MARTIN R C 2nd, KWON D, CHALIKONDA S, et al. Treatment of 200 locally advanced (stage Ⅲ) pancreatic adenocarcinoma patients with irreversible electroporation: safety and efficacy [J]. Ann Surg, 2015, 262 (3): 486-494.

[14] HE C, HUANG X, ZHANG Y, et al. Comparison of survival between irreversible electroporation followed by chemotherapy and chemotherapy alone for locally advanced pancreatic cancer [J]. Front Oncol, 2020, 10: 6.

[15] 李升平, 何朝滨, 王俊, 等. 开腹手术中超声引导下不可逆电穿孔联合化疗治疗局部进展期胰腺癌64例临床报告 [J]. 中华外科杂志, 2020, 58 (10): 787-792.

[16] NOVICKIJ V, Česna R, Perminaitė E, et al. Antitumor response and immunomodulatory effects of sub-microsecond irreversible electroporation and its combination with calcium electroporation [J]. Cancers (Basel), 2019, 11 (11): 1763.

[17] 中国医师协会放射性粒子植入技术专家委员会, 中国抗癌协会肿瘤微创治疗专业委员会粒子治疗分会. 放射性^{125}I粒子植入治疗胰腺癌中国专家共识（2017年版）[J]. 中华内分泌外科杂志, 2017, 11 (6): 444-450.

（李茂全，李升平，胡效坤，柴玮璐）

第十章
不可逆电穿孔在肾肿瘤中的应用

PULSED ELECTRIC FIELD IN
MEDICAL APPLICATIONS

第一节 总 论

一、流行病学

肾细胞癌（以下简称肾癌）是起源于肾小管上皮的恶性肿瘤，其发病率占成人肾脏恶性肿瘤的80%～90%，占成人恶性肿瘤的2%～3%。肾癌的组织病理类型中最常见的为透明细胞癌，乳头状肾细胞癌、肾嫌色细胞癌、肾集合管癌等较为少见。

临床上肾肿瘤并不少见，随着影像诊断的发展和普及，早期肾癌的发现率逐渐增长。据统计，目前确诊时即已属晚期的患者比例已由数年前的30%下降至17%。肾肿瘤的病因至今尚不清楚。有报道芳香族碳氢化合物、芳香胺、黄曲霉毒素、激素、放射线和病毒可引起肾癌；某些遗传性疾病如结节性硬化症、多发性神经纤维瘤等可合并肾癌；肾结石合并肾盂癌，可能与局部长期慢性刺激有关；Vecchia认为吸烟习惯加上其他危险因素如酗酒、职业接触等，可进一步增加发生肾癌的危险性。

在世界范围内，肾癌的分布具有明显的地域差异，北美、西欧等地区的发达国家发病率最高，而非洲及亚洲等地区的发展中国家发病率最低。根据全球癌症统计数据，2020年全球肾癌的发病率居恶性肿瘤第14位，低于泌尿系统的前列腺癌及膀胱癌，死亡率居第15位。

二、肾肿瘤治疗现状

（一）手术治疗

对局限性或局部进展性肾癌患者而言，外科手术仍然是首选。对于晚期肾癌患者，如果患者能够耐受手术治疗，在全身系统治疗的基础上施行减瘤性肾切除术和孤立性转移灶切除术也可能改善患者的生存质量。

根治性肾切除术作为局限性肾癌外科治疗的"金标准"，其切除范围包括患肾、肾周筋膜、肾周脂肪、同侧肾上腺、从膈肌脚到腹主动脉分叉处淋巴结以及髂血管分叉以上输尿管。但当前观念已发生变化，不推荐术中常规行肾上腺切除和区域淋巴结清扫。

根治性肾切除术后患者仅剩一侧肾脏，可能会导致肾功能下降，增加肾功能不全和透析的风险。对于局限性肾癌患者，如技术上可行，临床分期为T_{1a}的肾癌患者，推荐行保留肾单位手术，主要包括肾肿瘤剜除术、肾部分切除术、"工作台手术"+自体肾移植术。①开放性保留肾单位手术：最初用于孤立肾肾癌患者，近年已选择性用于非孤立肾肾癌患者，临床证实其是安全有效的，与肾癌根治术的预后无明显差异。Uzzo等总结近20年文献报道的1 833例保肾手术经验，发现局部复发率为0～10%，五年生存率72%～100%，多中心瘤灶发生率为15%。肿瘤的大小直接影响预后，如肾肿瘤直径≤4 cm时局部复发率为0～3%，直径＞4 cm时局部复发及远处转移率达16%。②腹腔镜下保留肾单位手术：是腹腔镜设备和技术共同发展的结晶，目前已从治疗浅表外凸的小肿瘤，发展到治疗紧邻集合系统或肾窦、靠近肾门、完全肾内型、孤立肾的肾癌，并取得了与开放手术同样的疗效，而失血量、住院时间，以及术中、术后并发症等方面显著优于开放性保留肾单位手术。然而，该手术施行难度大，要求医院具有良好齐全的腹腔镜器械，操作者具有熟练的腹腔镜操作技术。

肾部分切除术在技术上具有挑战性，并与固有的热缺血时间和围手术期并发症相关。因此，发展可弥补肾部分切除术不足或者是在某一程度上可完全代替肾部分切除术的消融等微创治疗技术迫在眉睫。

（二）微创治疗

微创治疗主要是在清除目标肿瘤的同时对剩余的肾实质产生最小的损害，包括冷冻消融和射频消融等热消融。此外，微波消融、高强度聚焦超声等技术正在兴起中。

1. 冷冻消融

近十几年陆续开展在超声、MRI引导下经皮、经腹腔镜或开放手术对小肾癌行局部冷冻消融治疗，多数结果令人满意，但缺少长期随访结果。Gill等报道了腹腔镜下冷冻消融治疗小肾癌32例，平均住院1.8天，完全康复时间2周，平均随访16个月（7～23个月）未见肿瘤复发，其中23例术后行残留肿块活检，结果均为阴性。目前认为冷冻技术及其温度调控仍需进一步研究提高。

2. 射频消融

射频消融是指在超声、CT等的引导下经皮穿刺或经腹腔镜将针状电极置入肿瘤内，利用射频能量产生高温，导致肿瘤细胞凝固、坏死。目前射频消融治疗小肾癌的研究已取得一定成果，如Pavlovich等应用射频消融治疗24例直径＜3 cm的肾癌，2个月后CT增强检查显示，19例患者肿瘤由2.4 cm缩小至2.0 cm，无残留肿瘤增强现象；其余5例因未达到足够治疗温度而失败；无严重并发症。然而也有射频消融后发现肿瘤残留64%～100%的报道，并因此对肾癌射频消融提出质疑。

3. 微波消融

微波消融可以有效地消融直径达5 cm的病灶，而射频消融的限制为3 cm。主要并发症发生率为4%，包括出血、感染、尿液渗漏、尿道狭窄和非目标消融。Guan等人通过前瞻性研究随机比较显示，微波消融与肾部分切除术相比，具有相似的并发症发生率和局部复发次数，可提供良好的临床治疗效果。

4. 高强度聚焦超声

高强度聚焦超声几乎无创，具有高温消融作用。Kohrmann 等于 2001 年报道了第 1 例应用高强度聚焦超声治疗肾癌。Paterson 等在腹腔镜下应用高强度聚焦超声探头对动物模型的肾脏进行研究，发现病变组织坏死完全，与正常组织界限清楚。然而，高强度聚焦超声作为一种新的微创手术应用于肾脏仍处在试验阶段，疗效有待进一步临床研究。

5. 其他微创治疗

放射性粒子植入治疗、乙醇注射疗法等用于肾癌治疗的也均有相关报道。由于其创伤小、操作简单，在小肾癌的治疗方面具有较好的应用前景。

三、不可逆电穿孔在肾肿瘤治疗中的进展

不可逆电穿孔的前期基础研究，对肾肿瘤治疗的安全性进行了评估。其中，动物安全性实验评估了不可逆电穿孔治疗对肾血管、集合系统和肾实质的影响。

对于肾血管来说，不可逆电穿孔治疗后影响较大的是富含血管平滑肌细胞的动脉血管，血管内膜细胞在治疗后 7 天内出现凋亡、脱落，但由于血管基质弹性纤维仍保持完整，血管壁框架结构未受破坏，因此血管内膜细胞和平滑肌细胞可迅速恢复。同时，血管内皮损伤和脱落，可促进血小板黏附，使小血管内形成血栓，进一步降低了出血的风险。

对于集合系统来说，消融 3 天后移行细胞出现凋亡、坏死和脱落，并有中性粒细胞浸润。但由于周围间质结构保存完整，细胞可迅速恢复和重构。肾盂、肾盏上支在消融 3 周后可完全再生，集合系统几乎无损伤。该组织病理学变化与传统热消融有着很大的差异，热消融后消融区域产生凝固性坏死，进而出现瘢痕性修复，瘢痕组织的收缩和牵拉可导致集合系统狭窄、肾盂积水甚至尿瘘。因而不可逆电穿孔相较于热消融更适于临近肾盂、肾盏和输尿管的肾肿瘤的治疗。

对于肾实质来说，不可逆电穿孔治疗 1 小时后，消融区域肾实质内的肾小球和肾小管细胞开始凋亡，但框架结构仍保持完整，3 周后消融区域被纤维组织所替代，其内可见少量再生的肾小管，在一定程度上保留了肾单位，同时治疗区域与周围正常组织间的边界清晰，这与传统消融的较为模糊的过渡带有很大区别，因而不可逆电穿孔对消融区域周围的肾实质结构几乎无影响。

不可逆电穿孔治疗肾肿瘤临床研究方面尚在起步阶段，相关的临床报道较少，样本量均不大，缺少大规模的对照研究。最早的临床研究由 Pech 等于 2011 年报道，主要评估了该治疗的安全性，证实了术中和术后患者的心功能、心电生理和血流动力学均未受影响，虽然术后部分患者肌酐有所升高，但肾脏功能未受到严重损害。之后的临床研究进

一步提示肌酐的升高对于多数患者来说是可逆的，其肾功能往往在术后 3 个月内能恢复正常，常见的并发症包括短暂性血尿和无症状肾周血肿。Diehl 等对 5 例孤立肾肾癌患者的 7 处病变进行不可逆电穿孔治疗，术后患者的肾小球滤过率均未受明显影响。疗效方面，Canvasser 等对 42 例 T_{1a} 期肾癌患者行不可逆电穿孔治疗的成功率为 93%，2 年无进展生存率为 83%。Jessica C Dai 等对 47 例肾癌患者共 48 处病灶进行不可逆电穿孔治疗，成功率为 91.7%，5 年期无复发生存率为 81.4%，局部无复发生存率为 81.0%，无转移生存率为 97.1%，总生存率为 90.6%，癌症特异性生存率为 100%。目前的临床研究提示多数患者可通过该治疗达到治愈肾肿瘤的目的，但这些研究的随访周期多为中短期，更长期的疗效则有待进一步评估和确认。

第二节　适应证与禁忌证

一、适应证

（1）影像学和病理学证实的肾脏原发肿瘤，TNM 分期为 $T_{1a}N_0M_0$ 者。

（2）单侧肿瘤直径 ≤ 4 cm，数目 ≤ 3 个者。

（3）卡诺夫斯凯计分 ≥ 50 分，体能状态评分 ≤ 2 分者。

二、禁忌证

（1）严重心律失常或心脏起搏器植入者。

（2）癫痫患者。

（3）严重心肺功能不全而不能耐受全身麻醉者。

（4）消融区域有金属植入物者。

（5）术前肾静脉或下腔静脉受侵犯者。

（6）肾肿瘤活动性出血者。

（7）肾动脉瘤者。

（8）1 周内服用过抗凝药物者或严重的凝血功能异常性疾病患者。

（9）泌尿系统感染、全身急性感染或慢性感染急性期患者。

（10）妊娠者。

（11）尿路梗阻肾盂积水者。

三、相对禁忌证

（1）肾动脉狭窄。

（2）肾功能不全。

第三节　术前准备

术前行腹部 CT 增强检查或 MRI 增强检查，详细了解病灶及其周围结构情况，有条件者可行 PET-CT 检查或 MRI 检查排除远处转移。完善血常规、尿常规、凝血常规、肝功能、肾功能、电解质、肿瘤标志物等相关实验室检查。测定估算肾小球滤过率以准确评估肾功能。还应进行心电图检查、心脏超声检查、肺功能检查及麻醉评估。术前 1 天常规进行全身麻醉前肠道准备，禁食水。

第四节　操作规范

患者需全身麻醉、气管插管、心电监护，由于术中患者血压波动明显，需实时监测其动脉血压。留置导尿管，防止尿潴留，也便于术中和术后观察尿液颜色，早期发现血尿。电极针可在 CT/超声引导下放置，选取的影像学引导方式需能清晰显示病灶及周围重要结构，并能明确电极针位置以及电极针与病灶间的空间关系。根据病灶部位、大小，以及选取的影像学引导方式确定患者体位、穿刺路径和电极针数目。目前不可逆电穿孔电极针规格为 19G，长度 15～20 cm，外附绝缘层，暴露端为 1.0～1.5 cm。进针时，电极针应尽可能与病灶的长轴平行，同时避开腹腔重要血管和脏器，术中增强检查有助于显示病灶周围的肾脏动脉血管分支，在穿刺时应尽可能避开。电极针需两两保持平行，且间距控制在 1.2～2.2 cm。电极针的暴露端最终应定位于肾肿瘤或周围肾实质内，避免放置于肾周脂肪组织中，以减少因消融区域组织导电率的异质性过大而造成消融不彻底。电极针到位后，根据电极针的间距调整电极针之间的电压，原则上使消融区域的电压差保持在 1 500 V。消融参数：脉冲数 100 个，脉冲宽度 70～90 微秒。以 10 个脉冲进行消融测试，根据所得的电流值，调整电压并正式消融，每对电极针进行 2 组各 100 次脉冲治疗，治疗后观察消融区域电流变化情况，如电流上升不明显则可考虑调整电压后再次消融。对于较大的病灶可调整电极针位置并进行多点多次消融，直至消融区涵盖全部瘤体和瘤体周围 5 mm 的安全边界。不可逆电穿孔消融术中患者的心率明显加快、血压升高，存在心律失常的风险，因而应严密监测术中患者心律和血压变化。应使患者心率保持在 60～110 次 / 分，达到心电同步的最佳心率区间；观察电脉冲是否在心脏不应期精准激发，以降低心律失常发生风险；控制动脉血压，使收缩压低于 20.0 kPa（150 mmHg）。不可逆电穿孔治疗过程中给予肌肉松弛药及神经阻滞药物以维持患者肌肉完全松弛，避免电脉冲刺激后肌肉过度收缩导致患者损伤和电极针移位。

第五节　病例展示

病例 1

患者，男，66 岁，左肾透明细胞癌术后 6 年，CT 增强检查显示右肾中部背外侧有一直径 2 cm 类圆形肿块，动脉期不均质明显强化，病灶部分突出于肾脏后部轮廓之外，内缘毗邻集合系统，穿刺活检证实为肾透明细胞癌，行不可逆电穿孔消融治疗（图 10-1～图 10-4）。

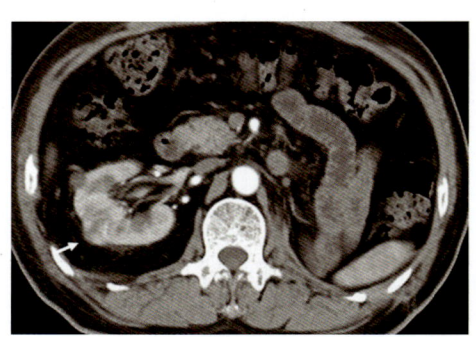

图 10-1　术前 CT 增强检查

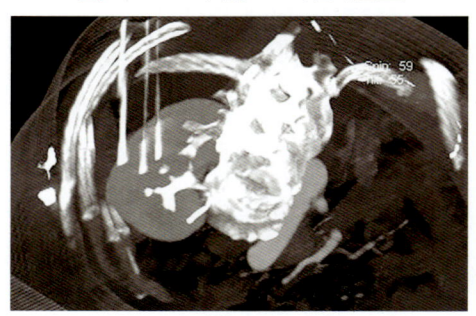

图 10-2　CT 重建图像

注：患者取俯卧位，CT 引导下将 3 根电极针经皮置于病灶内。CT 重建图像显示电极针两两保持平行，内侧电极针紧贴肾盖，针间距 1.5～2.0 cm，经多点多次消融，消融范围覆盖全病灶。

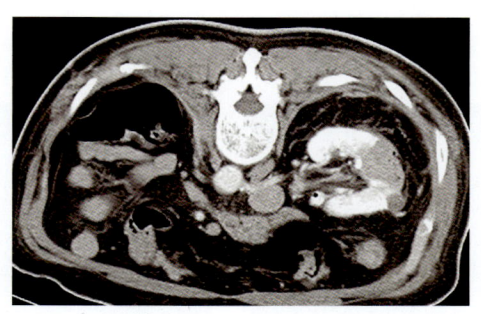

图10-3 术后即刻CT增强检查

注：术后即刻CT增强检查显示消融区呈楔形，局部密度减低且无明显强化，内见微小气泡。

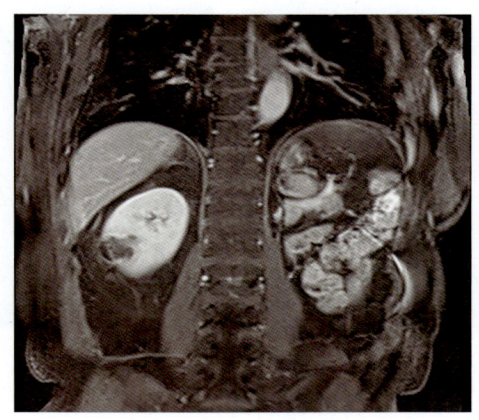

图10-4 术后3个月MRI检查

注：术后3个月MRI检查显示右肾消融区增强后未见异常强化，与正常组织间边界清晰，相邻肾盏未损伤。

病例2

患者，男，51岁，体检发现左肾占位4个月余，腹部CT增强检查显示病灶动脉期高增强，静脉期强化明显消退，提示左肾中部占位性病变、肾癌可能，行不可逆电穿孔消融治疗（图10-5、图10-6）。

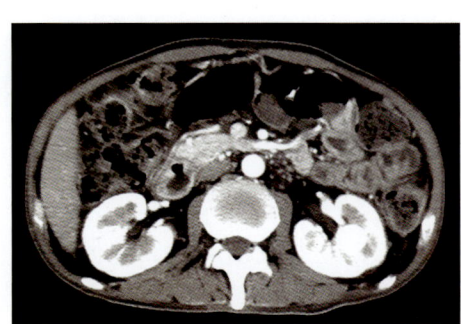 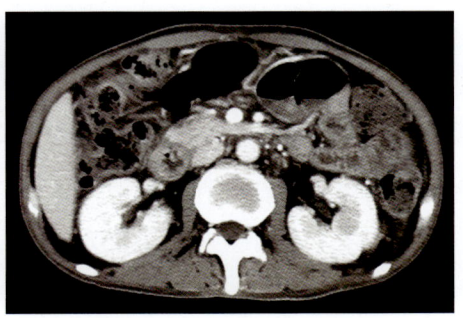

图10-5 腹部CT增强检查

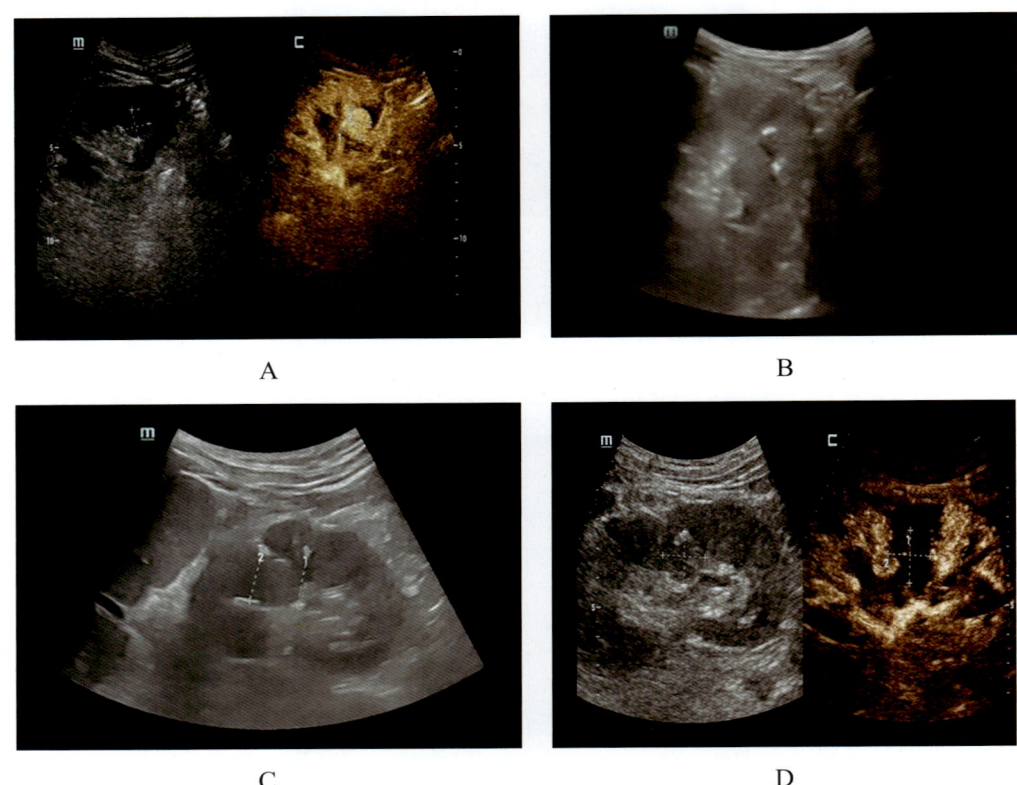

A. 术前超声造影检查显示病灶动脉期高增强，大小约2.0 cm×1.7 cm；B. 患者取俯卧位，超声引导下将2根电极针（箭头）经皮置于病灶两侧并保持平行；C. 超声检查显示电极针针尖位于病灶后缘，明确病灶位于电极针暴露端范围内，经多次消融，消融范围覆盖全病灶；D. 术后超声造影检查显示病灶区无灌注，病灶消融完全。

图 10-6　不可逆电穿孔治疗前、后影像资料

第六节　术后管理

术后当日应进行心电监护，观察尿液颜色变化，记录尿量，根据尿量情况调整补液量。术后次日进行血常规检查，观察红细胞和血红蛋白变化。部分患者不可逆电穿孔消融后出现肾区疼痛，可能与术区水肿、肾包膜张力升高有关，多数为自限性，术后2～3天可明显缓解。少数疼痛呈持续性或进行性加重者，需行CT检查或超声检查排除肾区血肿。

第七节　并发症及其处理

不可逆电穿孔治疗肾肿瘤的并发症发生率很低，多数为轻微并发症，包括出血、心律失常、急性肾功能损伤和尿潴留等，严重并发症的报道罕见。

一、出血

出血可分为早期出血（术后 24 小时内）和晚期出血（术后 24 小时后）。早期出血与穿刺损伤有关，表现为肾周血肿或血尿，多数情况下为自限性，无需特别干预或给予止血药物，当保守治疗无法控制出血时则可考虑行经动脉栓塞或手术治疗。晚期出血与消融后局部组织损伤有关，虽然不可逆电穿孔是非温度相关的消融手段，但在治疗过程中电极针周围的温度仍会有所升高，其中贴近电极针暴露端处温度最高，虽然该温度与常规热消融相比低很多，但仍有损伤血管的可能。因此，不可逆电穿孔治疗时尽可能使电极针与血管保持 5 mm 以上的间距，同时延长 2 组消融的间期，使电极针表面温度得到降低，即通过距离和时间双重防护减少血管热损伤。

二、心律失常

肾脏不可逆电穿孔消融术中可出现心律失常，以室上性心动过速为主，多为自限性，少数通过电复律恢复正常。因此，术中应常规备有除颤装置。

三、急性肾功能损伤

急性肾功能损伤多较轻微，文献报道的 1 例发生于孤立肾的肾肿瘤不可逆电穿孔治疗后，但呈自限性，多数患者肾功能在术后 1～3 天可恢复。术后碱化尿液有利于肾功能的保护。

四、尿潴留

尿潴留较为少见，可能与麻醉或前列腺增生有关，通过留置导尿管和功能练习多可缓解。

第八节　疗效评估

　　由于肾肿瘤和肿瘤周围组织导电性的差异、电极针的分布位置均可能会对不可逆电穿孔肾脏消融的疗效产生影响，因此术后定期随访显得尤为重要。建议于治疗后1周、1个月、3个月、6个月，以及之后每6个月对血常规检查、尿常规检查、肝功能检查、肾功能检查、肿瘤标志物检查和肾小球滤过率检查等进行随访；术后1个月、3个月、6个月和每年进行影像学随访。有文献报道认为CT检查可能会高估不可逆电穿孔消融范围，MRI增强检查应作为首选检测手段。

参考文献

[1] EDD J F, HOROWITZ L, DAVALOS R V, et al. In vivo results of a new focal tissue ablation technique: irreversible electroporation [J]. IEEE Trans Biomed Eng, 2006, 53 (7): 1409-1415.

[2] MILLER L, LEOR J, RUBINSKY B. Cancer cells ablation with irreversible electroporation [J]. Technol Cancer Res Treat, 2005, 4 (6): 699-705.

[3] GOLBERG A, YARMUSH M L. Nonthermal irreversible electroporation: fundamentals, applications, and challenges [J]. IEEE Trans Biomed Eng, 2013, 60 (3): 707-714.

[4] DEODHAR A, MONETTE S, SINGLE G W JR, et al. Renal tissue ablation with irreversible electroporation: preliminary results in a porcine model [J]. Urology, 2011, 77 (3): 754-760.

[5] SOMMER C M, FRITZ S, WACHTER M F, et al. Irreversible electroporation of the pig kidney with involvement of the renal pelvis: technical aspects, clinical outcome, and three-dimensional CT rendering for assessment of the treatment zone [J]. J Vasc Interv Radiol, 2013, 24 (12): 1888-1897.

[6] WENDLER J J, PORSCH M, Hühne S, et al. Short- and mid-term effects of irreversible electroporation on normal renal tissue: an animal model [J]. Cardiovasc Intervent Radiol, 2013, 36 (2): 512-520.

[7] CANVASSER N E, SOROKIN I, LAY A H, et al. Irreversible electroporation of small renal masses: suboptimal oncologic efficacy in an early series [J]. World J Urol, 2017, 35 (10): 1549-1555.

[8] PECH M, JANITZKY A, WENDLER J J, et al. Irreversible electroporation of renal cell carcinoma: a first-in-man phase I clinical study [J]. Cardiovasc Intervent Radiol, 2011, 34 (1): 132-138.

[9] DIEHL S J, RATHMANN N, KOSTRZEWA M, et al. Irreversible electroporation for surgical renal masses in solitary kidneys: short-term interventional and functional outcome [J]. J Vasc Interv Radiol, 2016, 27 (9): 1407-1413.

[10] TRIMMER C K, KHOSLA A, MORGAN M, et al. Minimally invasive percutaneous treatment of small renal tumors with irreversible electroporation: a single-center experience [J]. J Vasc Interv Radiol, 2015, 26 (10): 1465-1471.

[11] WENDLER J J, PECH M, FISCHBACH F, et al. Initial assessment of the efficacy of irreversible electroporation in the focal treatment of localized renal cell carcinoma with delayed-interval kidney tumor resection (irreversible electroporation of kidney tumors before partial nephrectomy [IRENE] trial-an ablate-and-resect pilot study)[J]. Urology, 2018, 114: 224-232.

[12] WAH T M. Image-guided ablation of renal cell carcinoma[J]. Clin Radiol, 2017, 72(8): 636-644.

[13] BEN-DAVID E, AHMED M, FAROJA M, et al. Irreversible electroporation: treatment effect is susceptible to local environment and tissue properties[J]. Radiology, 2013, 269(3): 738-747.

[14] WIMMER T, SRIMATHVEERAVALLI G, GUTTA N, et al. Planning irreversible electroporation in the porcine kidney: are numerical simulations reliable for predicting empiric ablation outcomes?[J]. Cardiovasc Intervent Radiol, 2015, 38(1): 182-190.

[15] WAH T M, LENTON J, SMITH J, et al. Irreversible electroporation (IRE) in renal cell carcinoma (RCC): a mid-term clinical experience[J]. Eur Radiol, 2021, 31(10): 7491-7499.

[16] DAI J C, MORGAN T N, STEINBERG R L, et al. Irreversible electroporation for the treatment of small renal masses: 5-year outcomes[J]. J Endourol, 2021, 35(11): 1586-1592.

[17] 中国医药教育协会介入微创治疗专业委员会. 影像学引导下不可逆电穿孔消融治疗肾癌专家建议（2023版）[J]. 中华医学杂志, 2023, 103（3）: 167-170.

（王忠敏，翟　博，谢晓燕，叶争渡）

第十一章
不可逆电穿孔在前列腺肿瘤中的应用

PULSED ELECTRIC FIELD IN
MEDICAL APPLICATIONS

第一节 总 论

一、流行病学

前列腺癌是泌尿生殖系统最常见的恶性肿瘤之一。在全国肿瘤登记地区中，前列腺癌位于目前中国男性泌尿生殖系统恶性肿瘤发病第一位，也是世界男性发病率第二及致死率第五的恶性肿瘤。近年来，随着人口老龄化及相关诊断技术的不断提高，我国前列腺癌的发病率呈逐渐上升趋势，严重影响了老年男性的生活质量和身心健康。

从世界范围看，前列腺癌发病率具有明显的地区及年龄差异，欧美地区高于亚洲地区，城市高于农村，经济发达地区高于落后地区。2017年全球超过70%的前列腺癌患者年龄＞64岁，＜55岁患者多有家族遗传背景，80%的前列腺癌死亡患者＞65岁。我国前列腺癌发病率增加的主要原因可能是人口老龄化、人们生活方式的改变，以及前列腺特异性抗原（prostate-specific antigen，PSA）等筛查方式的普及。

前列腺癌的病因及发病机制十分复杂，其确切病因尚不明确。病因学研究显示，前列腺癌与遗传、年龄、环境和生活方式等因素有密切关系，这些因素可分为可干预和不可干预2种类型，其中遗传和年龄等视为不可干预因素，环境和生活方式等视为可干预因素。早期诊治可显著改善治疗效果及预后，晚期患者通常预后不佳，当前可根据各地区不同特点开展PSA筛查，早诊、早治以改善生存预后。

前列腺癌好发位置在前列腺外周带（约占70%）、移行带和中央带。其中，约85%的前列腺癌呈多灶性生长。根据2022年世界卫生组织的最新分类，前列腺癌的病理类型包括腺癌、导管腺癌、导管内癌、鳞状细胞癌、前列腺腺样囊性等。其中，前列腺腺癌占主要部分。前列腺癌早期缺乏特异的临床症状，发生较隐匿，临床上主要表现为尿频、尿急、夜尿增多和尿流细弱，与前列腺增生症状相似；当出现明显的症状时，疾病多发展至中晚期。研究结果显示，大约54%的前列腺癌患者在首次诊断时已发生远处转移（包括骨转移和腹部器官转移）。发生远处转移的患者，其5年相对生存率从未转移患者的99%降至30%。

前列腺癌的临床诊断方法主要有直肠指诊、PSA检查、MRI检查、PET-CT检查和前列腺穿刺活检。前列腺癌好发于前列腺外周带，直肠指诊对前列腺癌的早期诊断和分期具有重要的参考价值。PSA在前列腺癌细胞表面特异性高表达，使其对前列腺癌的诊断具有较高的临床意义。MRI检查是诊断前列腺癌最重要的方法之一，还可显示转移病灶，对前列腺癌的临床分期具有重要的意义；此外，多参数MRI检查在前列腺癌诊断和分期中的应用越来越多，在前列腺癌发展的各阶段均可使用多参数 MRI 检查辅助临床诊疗。PET-CT 检查也是临床诊断前列腺癌的常用方法之一，已被用于检测和区分前列腺恶性和良性病变。前列腺穿刺活检是诊断前列腺癌的"金标准"，常在 MRI 或直肠超声引导下对可疑病灶进行取材，精确性最高。

二、前列腺肿瘤治疗现状

随着前列腺癌发病率的升高，对于前列腺癌患者治疗方案的选择至关重要。约 90% 的前列腺癌患者在初诊时肿瘤局限于前列腺或仅存在局部进展，对于局限性前列腺癌，我们通常采用根治性前列腺切除术或外放疗。根治性前列腺切除术的目的是彻底清除肿瘤，同时保留控尿功能，尽可能保留勃起功能。然而，前列腺周围拥有丰富的血管和神经结构，这些血管和神经对患者的控尿功能和性功能具有重要作用，给外科手术带来了巨大的困难和挑战。根治性前列腺切除术会导致控尿功能和性功能障碍，大大降低患者的生活质量。经典的泌尿外科教材《坎贝尔泌尿外科学》甚至将前列腺癌手术描述为泌尿外科最难的手术。从 1905 年，美国约翰霍普金斯医院的 Hampton Young 医师第一次报道根治性前列腺切除术开始，经过近一个世纪的创新发展，根治性前列腺切除术已经从最初的危重、巨创手术，发展为现在以达芬奇机器人手术为代表的新一代微创手术，创伤逐渐减少，但这些外科技术的进步并没有从根本上改变手术的流程，切除前列腺后造成前列腺周边控尿功能和性功能相关血管神经创伤的现状并没有从根本上改变。

根治性外放疗与根治性前列腺切除术类似，是前列腺癌患者最重要的治愈性治疗方法之一，具有疗效好、适应证广、并发症少及不良反应小等优点。其中，立体定向放疗是一种新兴的治疗方法。与标准放疗技术相比，立体定向放疗具有较好的无生化进展生存率。尽管放疗相关并发症的发生率比根治性切除术低，但仍然无法改变放疗对控尿功能、性功能和肠道功能的损伤作用，以及不能重复治疗的状况。特别是随着我国前列腺癌发病率的逐渐升高，患病人群年龄的逐渐降低，患者对术后生活质量的要求也逐渐提高。

为了解决这些问题，近些年国内外涌现了一系列新的局部治疗技术，包括冷冻消融、高强度聚焦超声、激光消融、微波消融、射频消融等，这些新技术的出现，让患者有了更多的治疗选择。其中，冷冻消融和高强度聚焦超声是局部治疗研究最多、进展最快的治疗方式。冷冻消融通过局部冷冻来破坏肿瘤组织。研究表明，冷冻消融和根治性前列腺切除术对于前列腺癌具有相似的肿瘤治疗效果。另有研究表明，在同时接受雄激素剥夺治疗的患者中，当冰球边缘超过 MRI 检查可见的复发性前列腺癌边界至少 5 mm 时，可以获得更好的局部肿瘤控制效果。一项回顾性配对队列研究显示，接受冷冻消融治疗的患者 PSA 水平下降了约 70%（冷冻前 PSA 为 5.9 ng/mL，冷冻后 PSA 为 1.6 ng/mL），表明冷冻消融确实限制了疾病的进展。高强度聚焦超声利用超声波通过机械作用和热作用损伤肿瘤组织以达到治疗目的。高强度聚焦超声目前已被用于前列腺癌的初始治疗以及放疗后复发治疗。Ganzer 等对单中心的 538 例局部前列腺癌患者行高强度聚焦超声治疗，经过 10 年的随访，患者 5 年和 10 年的无病生存率分别为 81% 和 61%，而患者 10 年的肿瘤特异性生存率高达 97%。但上述这些新方法都是以热、冷和机械作用为主要作用机制的消融方式，具有以下两方面缺点。①不具有选择性：在热力范围内包括控尿功能和性功能相关的血管神经在内的所有组织都被消融。②消融不彻底：肿瘤组织丰富的血流带走了部分热量，导致消融区域内热量与术前计算不符，因而达不到完全灭活肿瘤的目的。此外，上述前列腺癌的局限治疗方法缺乏长期随访及对照研究，在未来的研究中，需要更多的大规模、前瞻性和多中心临床试验进行验证，从而使得研究结果更具说服力。

三、不可逆电穿孔在前列腺肿瘤治疗中的进展

不可逆电穿孔是一种新兴的物理消融治疗方法，其通过电极之间的陡脉冲直流电作用于细胞膜，在细胞膜上形成不可逆纳米级孔道，从而导致细胞稳态失衡，诱导细胞凋亡。研究结果表明，不可逆电穿孔这种非热消融方法可导致前列腺肿瘤组织坏死，并且对主要的血管、尿道、直肠和神经等结构几乎没有损伤。因此，与其他的局部消融方法相比，不可逆电穿孔更适合前列腺肿瘤的消融治疗。

不可逆电穿孔的发展经历了两代。第一代不可逆电穿孔又叫纳米刀，是一种单极低频脉冲，其主要缺点是引发比较严重的肌肉收缩和消融不彻底。第二代不可逆电穿孔，使用的脉冲是高频复合陡脉冲，是针对上述 2 个缺点改进和发展出来的，肌肉收缩明显减轻，消融彻底性明显提高。

（一）实验研究

2007 年，Onik 等对狗的前列腺组织做了实验，结果显示消融区组织完全坏死，消融区与非消融区界限清晰；尿道、血管、直肠和神经等虽然暴露于高电场中，但结构没有损伤。2013 年，Kim 等使用大鼠前列腺癌模型进行不可逆电穿孔消融，结果显示消融组织出现界限明显的中心区及外周区，中心区细胞出现明显凋亡并且在消融后 24 小时达高峰，此后逐渐减低，作者分析减低原因可能是凋亡细胞自然降解或被吞噬。有研究评估了不可逆电穿孔消融对狗双侧前列腺勃起功能的影响，病理结果分析显示 12 只实验组的狗均无勃起功能障碍，主要的动静脉、神经血管束及其周围组织也没有明显的损伤。值得注意的是，不可逆电穿孔引起的热效应可以通过计算电脉冲量等控制，这是不可逆电穿孔消融独特的优势。此外，冷冻消融或热消融等局部消融治疗时有热沉效应。例如，当靠近主要大血管、尿道等位置消融时，热沉效应的存在会导致手术医师难以精确控制肿瘤的消融范围。

（二）临床研究

国外多个中心研究结果显示，不可逆电穿孔消融前列腺癌具有良好的安全性和有效性。多项研究表明，不可逆电穿孔消融术后组织病理学分析显示前列腺消融区内无残留肿瘤或存活组织，这表明不可逆电穿孔能有效地消融靶区内的肿瘤。一项早期（Ⅰ～Ⅱ期）临床试验纳入了 16 例低风险到高风险的前列腺癌患者，所有患者均放置 4 个电极，脉冲参数为 90 个脉冲，脉冲宽度 70～100 微秒，电场强度 1 500 V/cm。这些患者在行不可逆电穿孔消融术 3 周后进行了活检，结果显示消融区内没有残留肿瘤或活体腺体组织的证据。一项回顾性研究利用倾向评分匹配，评估机器人辅助根治性前列腺切除术与不可逆电穿孔消融术对患者的生活质量和早期肿瘤控制的影响。结果显示不可逆电穿孔在保护控尿功能和勃起功能方面明显优于机器人辅助根治性前列腺切除术。在术后 1.5 个月、3 个月、6 个月和 12 个月时，控尿功能的绝对差异分别为 44%、21%、13% 和 14%，勃起功能的绝对差异分别为 32%、46%、27% 和 22%。与机器人辅助根治性前列腺切除术相比，不可逆电穿孔在治疗 12 个月后控尿功能和勃起功能的保护效果更佳。然而，随着学者们对不可逆电穿孔研究的不断深入，也发现了不可逆电穿孔存在的一些问题，如会引发严重的肌肉收缩；在复杂的组织结构中，特别是血管周围，传统的不可逆电穿孔存在"electric field sinks"（电场沉降）而造成的肿瘤残留。

为了解决这 2 个问题，高频不可逆电穿孔这几年逐渐开始进入我们的视野。第一个临床研究在上海长海医院进行，首次在人体上开展高频不可逆电穿孔治疗前列腺癌的临床试验。研究结果令人鼓舞，14 例患者中有 14 例（100%）保留了性功能，40 例患者中有 40 例（100%）可以控制排尿，不需要垫尿垫，术中无一例出现尿失禁。术后病理的结果也表明，前列腺周围的神经和血管结构没有受到破坏，尿道结构保留完整，消融边界清晰。该临床试验取得了成功，为高频不可逆电穿孔治疗前列腺癌提供了重要证据。在此基础上，利用高频不可逆电穿孔治疗前列腺癌的多中心临床研究顺利开展，研究者采用单臂客观行为标准作为评估手段，纳入了从 2018 年 5 月到 2019 年 3 月的 117 例患者，其中 109 例接受了高频不可逆电穿孔消融治疗（平均年龄 67 岁）。研究结果表明，应用高频不可逆电穿孔局部消融治疗前列腺癌具有良好的肿瘤控制效果和较小的功能损害，随访 6 个月有临床意义的前列腺癌发生概率显著低于其他能量平台的历史对照组，且对前列腺各项功能的影响最小。研究还确定了高频不可逆电穿孔充分消融的一些关键参数，并建立了高频不可逆电穿孔治疗前列腺癌的具体步骤（图 11-1）。

目前不可逆电穿孔治疗引起的并发症较少，且大多数经短暂治疗后可恢复，集中表现为短暂的血尿、排尿困难、尿潴留、尿失禁和术后感染等。不可逆电穿孔治疗前列腺癌的临床研究如表 11-1 所示。

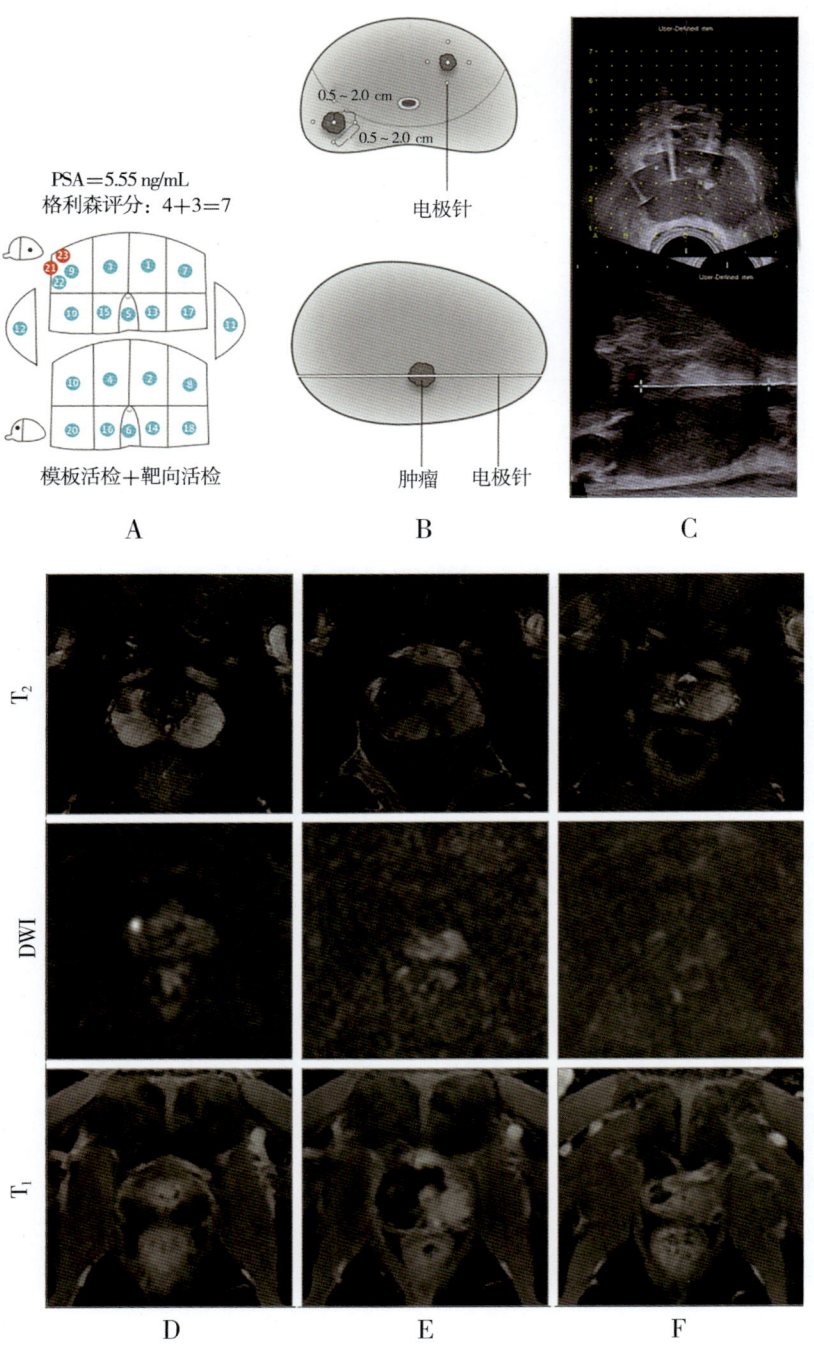

图 11-1　电极针的放置示意图和典型案例

注：A为代表性病例数据。蓝色圆圈表示活检部位未发现肿瘤细胞；红色圆圈表示活检部位已确认肿瘤细胞。B为电极针放置示意图。电极针的最大暴露长度覆盖前列腺的整个长度。C为经直肠超声显示引导电极针的位置。活检前（D）、消融术后1个月（E）和消融术后6个月（F）靶病灶MRI的T_2、DWI和T_1图像。PSA表示前列腺特异性抗原。

表11-1 不可逆电穿孔治疗前列腺癌的临床研究

研究人员	病例数	血尿	排尿困难	尿道感染	尿潴留	尿失禁	勃起功能障碍	治疗有效率
Neal 等	2	—	—	—	—	—	—	100.0%
Onik 等	16	—	—	—	—	—	—	93.7%
Valerio 等	34	14.7%	17.6%	14.7%	—	—	5.0%	—
Ting 等	32	—	—	—	—	—	—	76.1%
Murray 等	30	—	—	6.0%	10.0%	—	—	75.0%
Tomihama 等	130	—	3.0%	3.0%	13.0%	11.0%	4.0%	—

第二节 适应证与禁忌证

一、适应证

（1）病理确认前列腺癌。

（2）无前列腺外侵犯及转移。

（3）低、中风险前列腺癌：病理分期 ≤ T_2，格利森评分 ≤ 7 分（国际泌尿病理学会分级 ≤ 3 级）。

（4）靶病灶局限于一侧叶或局限于中线前 / 后。

（5）影像学可显示病灶。

（6）预期寿命 ≥ 10 年者。

（7）身体状况不适合放疗或者手术治疗者。

二、禁忌证

（1）严重心肺功能障碍或心律失常（电脉冲会潜在地导致心律失常，其严重程度与消融部位和心脏的距离相关。因此，脉冲的节律需与心电节律同步，Nano Knife 系统的协同装置可确保这种同步）。

（2）凝血功能障碍，有严重出血倾向者。

（3）急性感染期。

（4）不能耐受麻醉者。

（5）安装有起搏器者。

（6）尿道有金属支架者。

（7）本人及其家属不愿签署知情同意书的患者。

第三节　术前准备

一、医师准备

术前需全面评估患者身体状况和前列腺癌的分期和分级，制订合理的治疗方案。治疗决策主要基于疾病特征，如局部肿瘤生长（TNM 分期）、肿瘤影像学、病理特征、风险分级、PSA 水平和有无转移灶等，还应考虑患者的特征，如年龄、健康状况、共病（糖尿病、高血压、冠心病等）、患者意愿及医疗保险情况等。目前术前消融靶区的确认主要依赖多参数 MRI 检查和前列腺组织活检。^{68}Ga PSMA PET 近年来应用逐渐增多，特别是对放疗后复发的患者。前列腺癌不可逆电穿孔手术的主要目标：①实现与全前列腺根治性治疗（根治性前列腺切除术、放疗）相同的肿瘤控制疗效，同时提高生活质量；②将需要根治性治疗的患者转变为可积极监测的候诊患者。因此，制订的手术方案应尽可能实现靶病灶的完全消融，同时保留未受侵犯的前列腺组织和邻近结构。

术前医师应向患者介绍不可逆电穿孔的基本原理、手术过程、疗效，以及可能出现的并发症和相应的处理方法，消除患者对手术的顾虑和恐惧心理，并签署知情同意书。

术前麻醉医师应进行术前访视，签署麻醉知情同意书。

二、患者准备

（1）患者及家属（被委托人）与医师充分沟通并签署知情同意书，沟通内容包括患者病情、治疗的必要性、手术方式、相关并发症、预后及替代治疗方案等。

（2）术前 1 周停止服用具有抗凝和活血作用的药物。

（3）请麻醉科会诊，全身麻醉治疗前 8 小时禁食，前 4 小时禁水，肿瘤邻近肠道者需清洁肠道，女性患者避开月经期。

（4）建立静脉通道。

（5）术前胆道梗阻患者应行胆道支架或经皮穿刺胆道引流，当病变临近胆管狭窄处 1 cm 范围内时，应注意采用非金属支架植入，避免影响消融疗效。

三、设备与药物准备

准备超声仪器（配备超声造影功能）、不可逆电穿孔消融治疗仪、心电同步仪、消融电极针、生命体征监护仪、麻醉机及常规急救设备，建议必要时选配穿刺附加器和影像融合导航系统等辅助设备，确保上述设备和器械工作正常。准备麻醉药品及抢救药品等。

四、麻醉管理

超声引导前列腺癌不可逆电穿孔消融目前需要在气管插管全身麻醉，深度肌肉松弛，严密血流动力学（建议有创的动脉测压）及心电监测下完成。采用丙泊酚或依托咪酯诱导，可以静脉麻醉或静吸复合麻醉，术中镇痛以短效的瑞芬太尼为佳。术中联合应用非去极化型神经肌肉阻滞剂（罗库溴铵、顺式阿曲库铵等）来达到深度肌肉松弛（无肉眼可见的肌肉颤动或TOF1/4＝0）。深度肌肉松弛可消除高压脉冲电场引起的肌肉收缩，减少电极针移位对靶器官的创伤和血流动力学波动。消融过程中高频脉冲会引起血压增高或心率增快等现象，提高丙泊酚、瑞芬太尼的输注速度，减小血压升高的幅度，如效果不佳可用乌拉地尔控制血压。此外，对于有些穿刺困难部位的病灶，应控制患者的体位和呼吸来配合手术医师精准穿刺。不可逆电穿孔术后一般疼痛感不明显，无需常规给予强效镇痛药。

第四节 操作规范

患者气管插管全身麻醉并肌肉完全松弛成功后，取截石位消毒铺巾，常规不留置导尿管。消融电极针置入的图像引导方式通常选用经会阴或经直肠路径的双平面超声。其电极针设置方式因不同消融参数而有所差异，目前最先进的高频不可逆电穿孔的布阵原则：①前列腺水平截面上，2个消融电极针之间的距离在0.5～2.0 cm；②电极针的裸露部位必须完全处在前列腺包膜之内，不能穿破前列腺包膜或直肠；③消融靠近包膜的组织时，应将电极针布置在距离包膜5 mm的位置；④前列腺纵轴上尽量贯穿全程。

传统的不可逆电穿孔也就是纳米刀的布针原则：①电极与前列腺邻近重要结构的距离应＞5 mm，探针需平行放置，深度相同，间隔1.0～2.0 cm，以达到最大的消融效果。对于直径3 cm以下的肿瘤，建议使用4～5根电极针；对于较大的病灶，建议使用更多电极针。②治疗计划运算软件可模拟消融范围，消融边界应至少超过肿瘤边界5 mm，为尽可能达到肿瘤完全消融，建议消融边界应超过肿瘤边界10 mm。③通过超声等影像学检查明确电极针位置后，设置电场强度，纳米刀系统开始根据置入的电极针数量、间距、长度和针尖暴露情况自动计算消融的电流。④持续时间取决于使用的电极针数量，每对电极针之间的治疗时间在5～10分钟。⑤为达到肿瘤的完全消融并减少热损伤，理想的电流范围是20～40 A（图11-2）。⑥术中利用心电同步仪监测患者心电活动，确保脉冲处于心室不应期内，避免心律失常的发生。⑦先输入 1 组测试脉冲，验证在治疗区域产生的实际电场，调整电流在最佳范围内，继续输出余下脉冲完成一次循环。

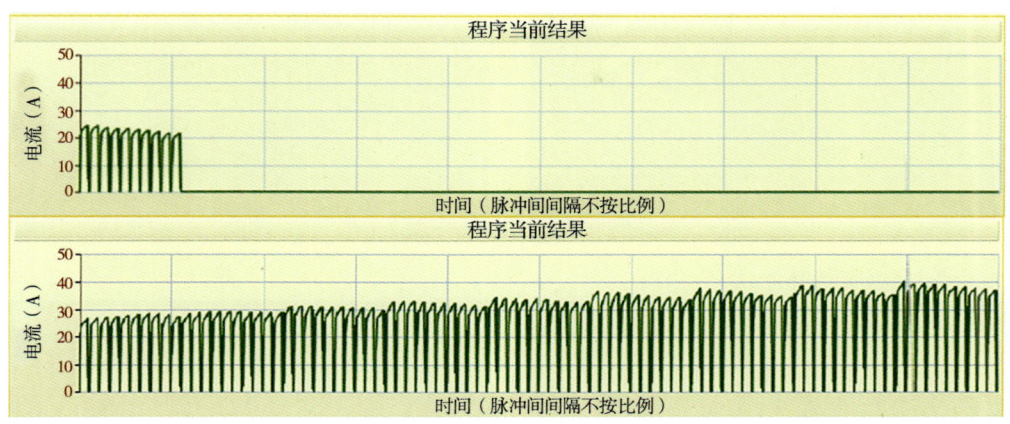

图 11-2　不可逆电穿孔消融时电流示意图

第五节　病例展示

病例 1

患者，男，71 岁，病理学检查结果证实为前列腺癌，格利森评分 3 ＋ 4=7 分，PSA ≤ 15 ng/mL。患者在全身麻醉并肌肉完全松弛成功后行 MRI- 经直肠超声融合成像引导下的不可逆电穿孔消融手术（图 11-3，图 11-4）。

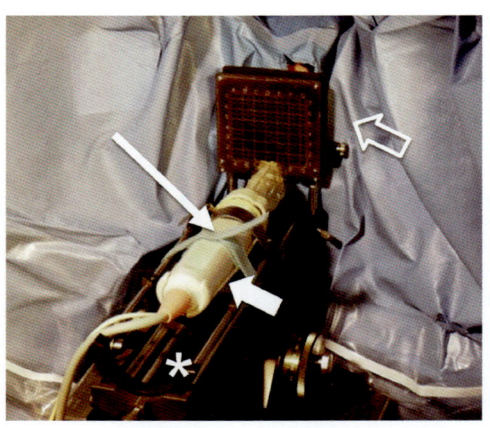

图 11-3　前列腺癌患者行不可逆电穿孔消融手术

注：带有位置传感器（长箭头）的经直肠超声探头（实心短箭头）安装在穿刺架（星号）上，该穿刺架可固定探头并确保精确定位。近距离网格（空心箭头）安装在穿刺架近患者会阴部处，经会阴将电极通过网格插入病灶。

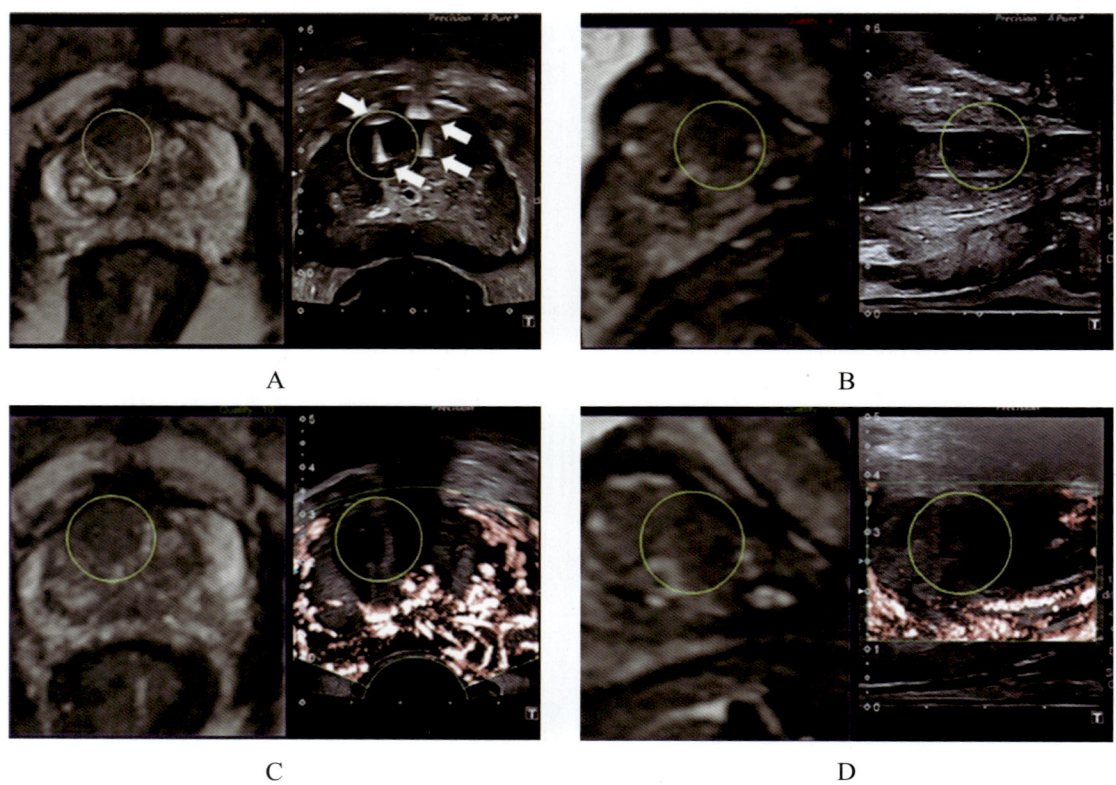

图 11-4　MRI-经直肠超声融合成像引导前列腺癌不可逆电穿孔消融

注：A、B、C、D 中左图为术前 MRI 检查的 T_2 加权图像，A、B 右图为术中 MRI-经直肠超声融合成像图像。A. 术中围绕靶病灶置入 4 个电极（白色箭头）轴位切面，在此平面可测量各个电极间距离；B. 术中电极矢状位切面，在此平面可测量电极的穿刺深度。C、D 右图为术后 1 天超声造影图像，消融区对应的灌注缺损可以被识别。

病例 2

一例 68 岁男性前列腺癌患者，格利森评分 3+3=6 分，使用不可逆电穿孔消融治疗（图 11-5～图 11-7）。

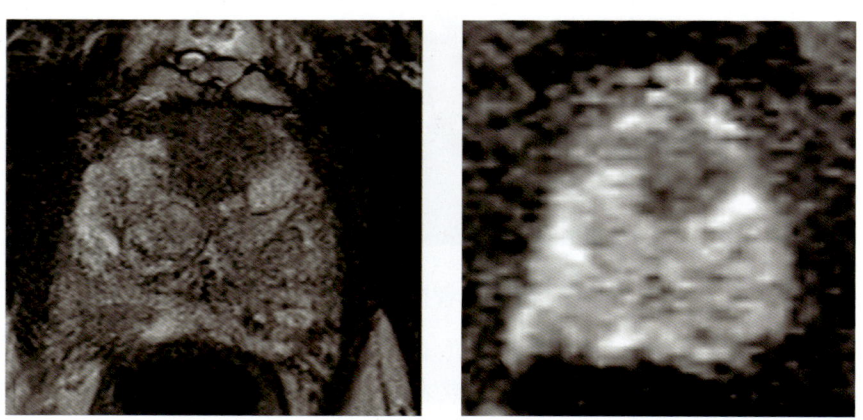

图 11-5　不可逆电穿孔消融术前前列腺癌 MRI 检查图像

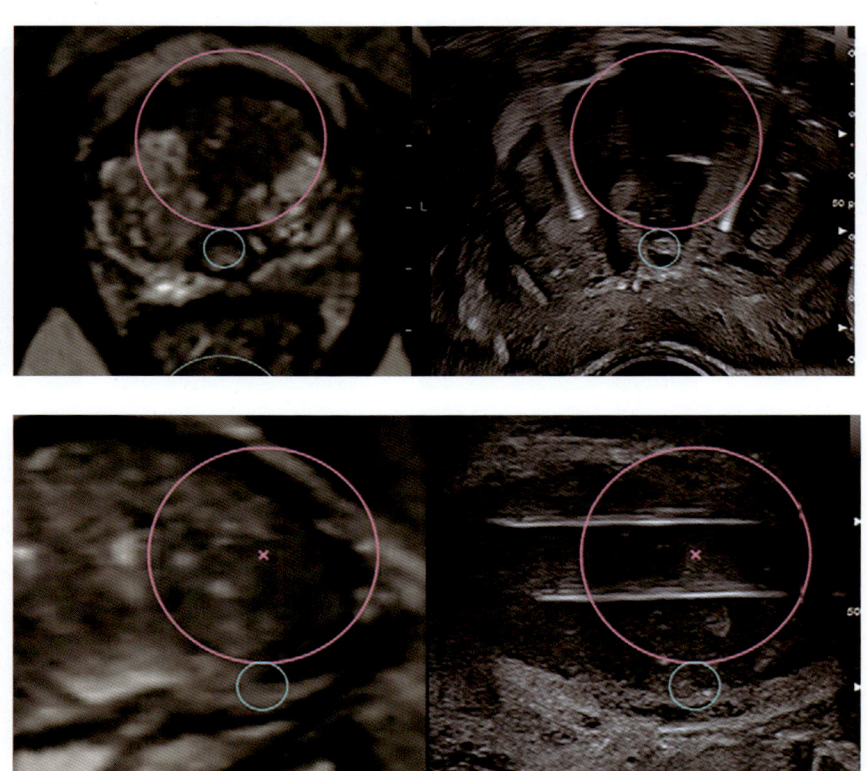

图11-6 不可逆电穿孔术中MRI-经直肠超声融合图像

注：粉色圆圈代表感兴趣的消融区，蓝色小圆圈代表尿道解剖学标志。

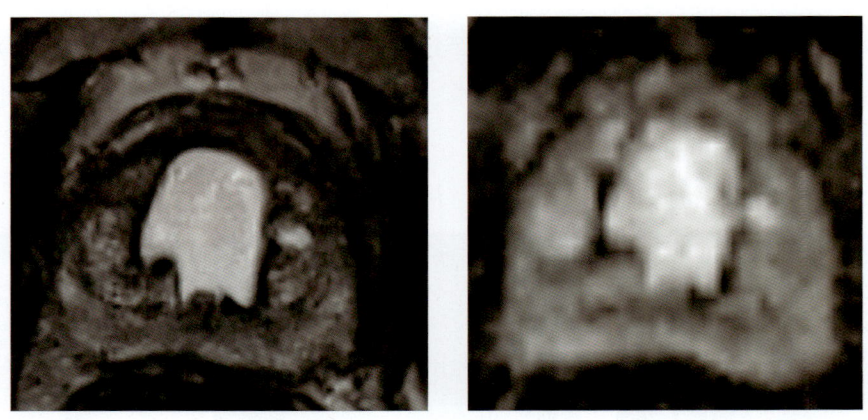

图11-7 不可逆电穿孔消融术后6个月随访的MRI检查图像

注：术后6个月随访的MRI检查图像显示无残余的肿瘤组织，穿刺活检证实没有残留肿瘤。

病例3

一例63岁男性前列腺癌患者，格利森评分3+4=7分，使用不可逆电穿孔消融治疗（图11-8）。

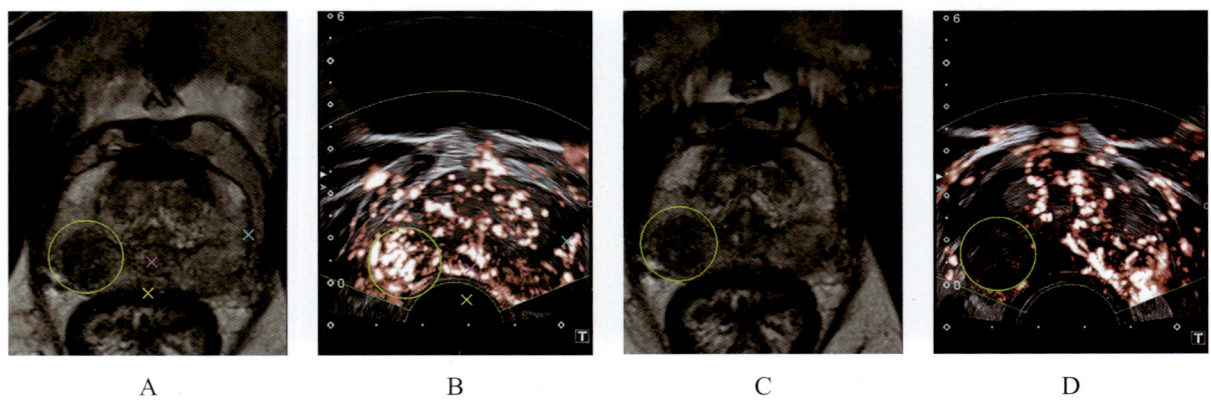

　　　　A　　　　　　　　　B　　　　　　　　　C　　　　　　　　　D

图11-8　不可逆电穿孔消融前列腺癌术前和术后1天代表性影像

注：在不可逆电穿孔消融术前和术后1天，使用MRI-经直肠超声融合成像技术进行超声造影的代表性影像，绿色圆圈代表感兴趣的消融区。3个×代表尿道、腺体的背侧边界和侧边界。A、B.术前超声造影显示右外周区肿瘤对应的高灌注病灶区。C、D.术后1天超声造影显示与消融区相对应的较大灌注缺陷区。在6个月的随访中，前列腺特异性抗原（PSA）水平降低了70%。多参数MRI检查和靶向活检均证实无残留肿瘤。

病例4

　　患者，男，63岁，2个月前检查发现PSA升高，MRI检查显示前列腺外周带左侧结节，PI-RADS评分3~4分，T_2低信号，DWI高信号。前列腺穿刺活检提示前列腺腺癌。经过浙江大学医学院附属第一医院超声科和泌尿外科联合会诊后，决定采取超声引导下经会阴前列腺癌不可逆电穿孔消融术，为了扩大消融区域，采取多针联合消融治疗方案（图11-9~图11-11）。

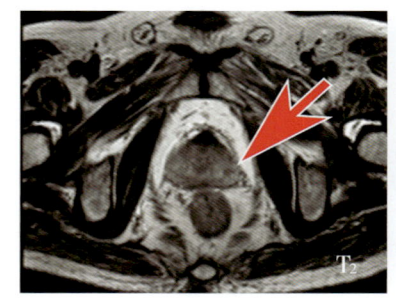 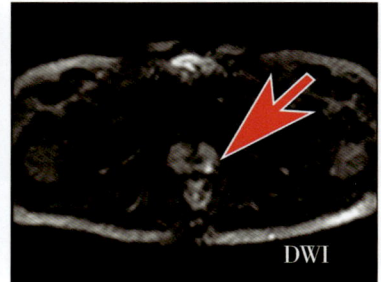 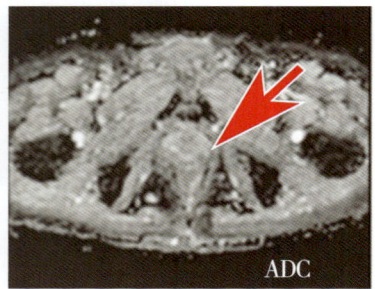

图11-9　患者术前前列腺MRI检查图像

注：病灶位于外周带左侧（红色箭头），T_2为低信号，DWI为高信号，表观弥散系数（apparent diffusion coefficient，ADC）为低信号。

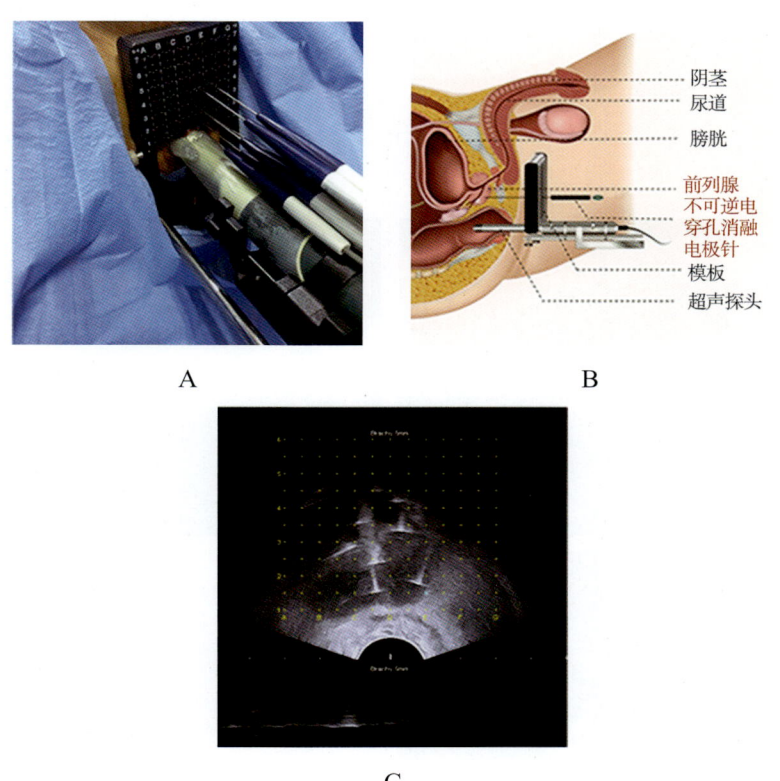

A.电极针布针实物图;B.超声引导下经会阴前列腺癌不可逆电穿孔消融术的示意图;C.电极针布针超声图。

图11-10　超声引导下经会阴前列腺癌多针联合消融

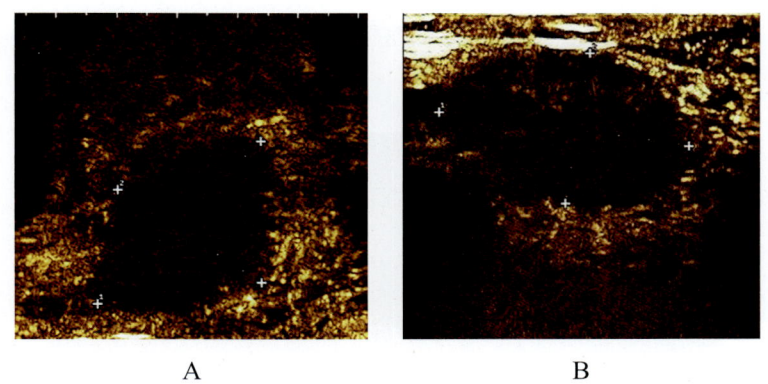

A.术后1天超声造影图像,消融区对应的灌注缺损可以被识别;B.术后1周超声造影图像,灌注缺损区持续存在,提示肿瘤区域消融完全。

图11-11　术后随访超声造影图像

病例5

患者,男,88岁,3个月前检查发现PSA升高,MRI检查显示前列腺移行带前上方小结节,DWI高信号,ADC低信号,T_2低信号,PI-RADS评分5分。前列腺穿刺活检提示前列腺腺癌，格利森评分 3+3=6 分。经过浙江大学医学院附属第一医院超声科和泌尿外科联合会诊后，决定采取超声引导下经会阴前列腺癌不可逆电穿孔消融术（图 11-12，图 11-13）。

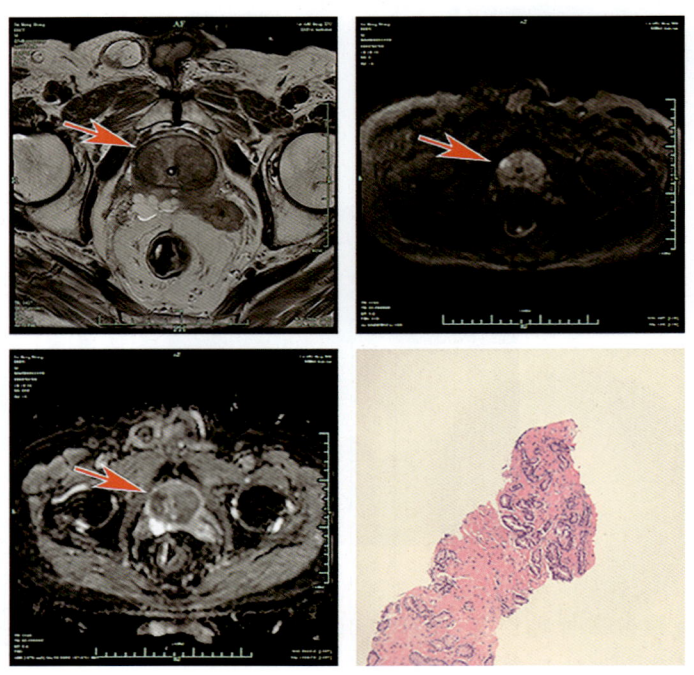

图 11-12　患者术前前列腺 MRI 检查图像

注：病灶位于右侧移行带（红色箭头），T_2 为低信号，DWI 为高信号，ADC 为低信号，病理提示前列腺腺癌。

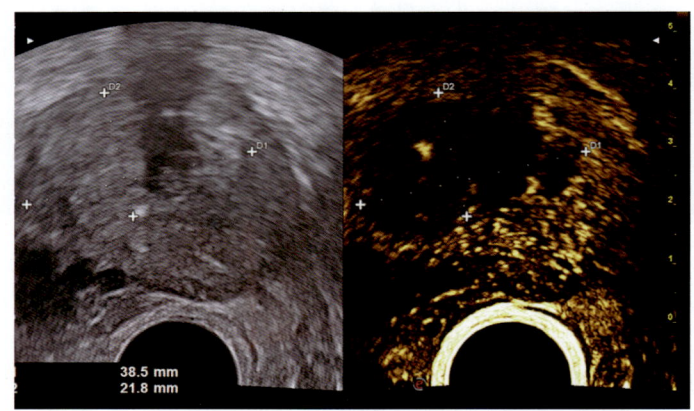

图 11-13　术后随访超声造影图像

注：术后 2 个月超声造影图像，灌注缺损区持续存在，提示肿瘤区域消融完全。

第六节　术后管理

术后给予一级护理并持续心电监测，加强预防感染、止血、补液及对症支持治疗。术后重点观察排尿情况及会阴区有无血肿等，术后 24 小时内复查超声观察有无盆腔积液。术后留置导尿管 3～7 天，期间注意导尿管清洁护理，拔出导尿管前应进行膀胱功能训练。

第七节　并发症及其处理

前列腺癌不可逆电穿孔术后并发症多为 Clavien-Dindo Ⅰ～Ⅱ级并发症，Clavien-Dindo Ⅲ～Ⅳ级并发症较罕见，仅少数文献报道了 Clavien-Dindo Ⅲ～Ⅳ级并发症。使用高频不可逆电穿孔治疗前列腺癌的研究表明，主要并发症为无症状血尿和白细胞计数升高，此升高属于治疗后反应性升高，这些并发症多为 Clavien-Dindo Ⅰ～Ⅱ级并发症，只有 1 例尿路结石因为经过局部麻醉下的膀胱镜治疗而被定义为 Clavien-Dindo Ⅲ级并发症，尿失禁和勃起功能障碍的发生率较低。

一、会阴部疼痛

随着麻醉作用的减弱，部分患者会出现会阴部疼痛，一般疼痛程度较轻，患者可耐受，必要时可给予口服镇痛药。若出现剧烈疼痛，应注意排查有无会阴部感染。

二、血尿

血尿一般程度较轻，与术中穿刺部分损伤及电极针粗细有关，多数不需要处理，可自愈。

三、排尿困难、尿潴留

拔出导尿管后可因尿道内疼痛、局部组织水肿、炎症或尿道损伤出现排尿困难甚至尿潴留，应视患者情况予以相应镇痛、消肿和抗感染等对症治疗，必要时可重新留置导尿管或行耻骨上膀胱造瘘术。

四、尿道狭窄

尿道狭窄较罕见，可视病情行尿道狭窄球囊扩张术、膀胱颈切开术和尿道切开术。

五、尿失禁

尿失禁较罕见，个别发生的是急迫性尿失禁，而不是压力性尿失禁。

六、尿路感染

术后留置导尿管，注意导尿管清洁护理。术前、术后可给予抗生素预防感染。对于已经出现尿路感染的患者，应进行细菌培养及药物敏感试验，根据检验结果调整用药。

七、勃起功能障碍

勃起功能障碍与术中神经血管束损伤有关。不可逆电穿孔消融术后一般只引起轻度勃起功能障碍，其发生率为9%。尽管前列腺癌患者多为老年人，对性生活要求下降，但术前应充分告知手术具有勃起功能障碍的风险。对于已出现术后勃起功能障碍的患者，可给予阴茎康复治疗。

第八节　疗效评估

疗效评估一般通过术后的随访及复查，主要评估指标包括血清PSA水平、多参数MRI检查、前列腺穿刺活检及功能评估等。

一、血清PSA水平

血清PSA被认为是随访中首选的非影像学生物标志物，并纳入不可逆电穿孔消融术后监测指标。虽然消融术后PSA水平具有监测的作用，但单独PSA水平不足以评价预后。不同于根治性前列腺切除术，局灶性不可逆电穿孔消融术后PSA水平并不会下降至测不出的水平。此外，治疗后血清PSA水平的变化趋势可受年龄、良性前列腺肥大等因素的影响。目前还没有足够证据证实血清PSA水平预测不可逆电穿孔预后的价值。放疗后生化复发与PSA最低点水平、到达最低点的时间以及随后的加倍时间相关。上述指标可能为不可逆电穿孔消融术后PSA的检测以及后续研究提供参考。建议术后第1年每3个月进行1次PSA

检测，包括总 PSA 及游离 PSA，此后每 6 个月 1 次。

二、多参数 MRI 检查

多参数 MRI 检查应包括常规 T_1、T_2 序列及 DWI、动态增强检查。多参数 MRI 检查对前列腺癌具有较高的敏感性和特异性，阴性预测值高，阳性预测值适中，是术后随访首选的影像学检查方法。术后 6 个月内应行术后首次影像学检查，此后每 12 个月复查 1 次，可根据患者病情进行随访方案调整。对于可疑复发、年轻、遗传易感、PSA 检测异常或直肠指检异常者，可适当增加影像学复查频率。

三、前列腺穿刺活检

对于局灶治疗后的监测，定期随访活检被认为是必要的。活检方式包括经直肠超声引导下 12 针活检法、经直肠超声引导下重复活检（＞20 针）、超声引导下经会阴定位模板的前列腺投影穿刺活检、MRI 或 MRI-超声融合成像引导的靶向活检。推荐穿刺方法为经会阴的模板穿刺＋消融区域穿刺＋MRI 检查可疑靶区穿刺。对于靶病灶治疗区域，应在术后 1 年内进行 1 次 MRI 检查或 MRI-超声融合成像引导的靶向活检，以评价治疗效果。若病理结果为阴性且病情稳定，应在 5 年后再次活检。若在术后影像学复查中怀疑肿瘤复发或进展，医师可根据经验判断适当增加活检次数。不可逆电穿孔消融术后血清 PSA 水平升高对前列腺癌复发或进展的评估价值有限，临床医师应谨慎参考 PSA 水平作为是否再次行穿刺活检的依据，避免过度穿刺。

四、功能评估

功能评估主要包括勃起功能评估及排尿功能评估，使用国际勃起功能问卷、国际前列腺症状评分问卷及尿流动力学指标等综合评估。建议术后 3～6 个月进行 1 次评估，直到达到稳定或基线水平。

参考文献

[1] BRAY F, FERLAY J, SOERJOMATARAM I, et al. Global cancer statistics 2018: GLOBOCAN estimates of incidence and mortality worldwide for 36 cancers in 185 countries [J]. CA Cancer J Clin, 2018, 68 (6): 394-424.

[2] QI D, WU C, LIU F, et al. Trends of prostate cancer incidence and mortality in Shanghai, China from 1973 to 2009 [J]. Prostate, 2015, 75 (14): 1662-1668.

[3] ZHAI Z, ZHENG Y, LI N, et al. Incidence and disease burden of prostate cancer from 1990 to 2017: results from the global burden of disease study 2017 [J]. Cancer, 2020, 126 (9): 1969-1978.

[4] BARSOUK A, PADALA S A, VAKITI A, et al. Epidemiology, staging and management of prostate cancer [J]. Med Sci (Basel), 2020, 8 (3): 28.

[5] HUMPHREY P A, MOCH H, CUBILLA A L, et al. The 2016 WHO classification of tumours of the urinary system and male genital organs-part B: prostate and bladder tumours [J]. Eur Urol, 2016, 70 (1): 106-119.

[6] CORNFORD P, VAN DEN BERGH R C N, BRIERS E, et al. EAU-EANM-ESTRO-ESUR-SIOG guidelines on prostate cancer. Part Ⅱ-2020 update: treatment of relapsing and metastatic prostate cancer [J]. Eur Urol, 2021, 79 (2): 263-282.

[7] RESNICK M J, KOYAMA T, FAN K H, et al. Long-term functional outcomes after treatment for localized prostate cancer [J]. N Engl J Med, 2013, 368 (5): 436-445.

[8] WHITMORE W F JR, HILARIS B, GRABSTALD H. Retropubic implantation to iodine 125 in the treatment of prostatic cancer [J]. J Urol, 1972, 108 (6): 918-920.

[9] KOGA H, NAITO S, ISHIYAMA H, et al. Patient-reported health-related quality of life up to three years after the treatment with permanent brachytherapy: outcome of the large-scale, prospective longitudinal study in Japanese-Prostate Cancer Outcome Study by Permanent I-125 Seed Implantation (J-POPS) [J]. Brachytherapy, 2019, 18 (6): 806-813.

[10] ERINJERI J P, CLARK T W. Cryoablation: mechanism of action and devices [J]. J Vasc Interv Radiol, 2010, 21 (8 Suppl): S187-191.

[11] OVERDUIN C G, JENNISKENS S F M, SEDELAAR J P M, et al. Percutaneous MR-guided focal cryoablation for recurrent prostate cancer following radiation therapy:

retrospective analysis of iceball margins and outcomes [J]. Eur Radiol, 2017, 27 (11): 4828-4836.

[12] ALBERTI C. Prostate cancer immunotherapy, particularly in combination with androgen deprivation or radiation treatment. Customized pharmacogenomic approaches to overcome immunotherapy cancer resistance [J]. G Chir, 2017, 37 (5): 225-235.

[13] VAN DEN BOS W, JURHILL R R, DE BRUIN D M, et al. Histopathological outcomes after irreversible electroporation for prostate cancer: results of an ablate and resect study [J]. J Urol, 2016, 196 (2): 552-559.

[14] ONIK G, RUBINSKY B. Irreversible electroporation: first patient experience focal therapy of prostate cancer [M]. Berlin: Springer, 2010.

[15] SCHELTEMA M J, CHANG J I, Böhm M, et al. Pair-matched patient-reported quality of life and early oncological control following focal irreversible electroporation versus robot-assisted radical prostatectomy [J]. World J Urol, 2018, 36 (9): 1383-1389.

[16] SCHELTEMA M J, VAN DEN BOS W, SIRIWARDANA A R, et al. Feasibility and safety of focal irreversible electroporation as salvage treatment for localized radio-recurrent prostate cancer [J]. BJU Int, 2017, 120 Suppl 3: 51-58.

[17] DONG S, WANG H, ZHAO Y, et al. First human trial of high-frequency irreversible electroporation therapy for prostate cancer [J]. Technol Cancer Res Treat, 2018, 17: 1533033818789692.

[18] TING F, TRAN M, Böhm M, et al. Focal irreversible electroporation for prostate cancer: functional outcomes and short-term oncological control [J]. Prostate Cancer Prostatic Dis, 2016, 19 (1): 46-52.

[19] MURRAY K, MUSSER J, MASHNI J, et al. PD47-08 irreversible electroporation (IRE) as a localized treatment for prostate cancer: a report on safety and outcomes [J]. J Urol, 2015, 193 (4): e964.

[20] TOMIHAMA R T, Günther E, KIM D, et al. Irreversible electroporation treatment for prostate adenocarcinomas: a safety outcome study [J]. Journal of Vascular & Interventional Radiology, 2015, 26 (2): S121-S122.

[21] SCHELTEMA M J, VAN DEN BOS W, SIRIWARDANA A R, et al. Feasibility and safety of focal irreversible electroporation as salvage treatment for localized radio-recurrent prostate cancer [J]. BJU Int, 2017, 120 Suppl 3: 51-58.

[22] BLAZEVSKI A, SCHELTEMA M J, AMIN A, et al. Irreversible electroporation (IRE): a narrative review of the development of IRE from the laboratory to a prostate cancer treatment [J]. BJU Int, 2020, 125 (3): 369-378.

[23] MOROZOV A, TARATKIN M, BARRET E, et al. A systematic review of irreversible electroporation in localised prostate cancer treatment [J]. Andrologia, 2020, 52 (10): e13789.

[24] LEBASTCHI A H, GEORGE A K, POLASCIK T J, et al. Standardized nomenclature and surveillance methodologies after focal therapy and partial gland ablation for localized prostate cancer: an international multidisciplinary consensus [J]. Eur Urol, 2020, 78 (3): 371-378.

[25] YARMUSH M L, GOLBERG A, Serša G, et al. Electroporation-based technologies for medicine: principles, applications, and challenges [J]. Annu Rev Biomed Eng, 2014, 16: 295-320.

[26] DAI Z, WANG Z, LEI K, et al. Irreversible electroporation induces $CD8^+$ T cell immune response against post-ablation hepatocellular carcinoma growth [J]. Cancer Lett, 2021, 503: 1-10.

[27] MEIJERINK M R, RUARUS A H, VROOMEN L G P H, et al. Irreversible electroporation to treat unresectable colorectal liver metastases (COLDFIRE-2): a phase II, two-center, single-arm clinical trial [J]. Radiology, 2021, 299 (2): 470-480.

[28] BREEN D J, LENCIONI R. Image-guided ablation of primary liver and renal tumours [J]. Nat Rev Clin Oncol, 2015, 12 (3): 175-186.

[29] HOPSTAKEN J S, BOMERS J G R, SEDELAAR M J P, et al. An updated systematic review on focal therapy in localized prostate cancer: what has changed over the past 5 years? [J]. Eur Urol, 2022, 81 (1): 5-33.

[30] AS N J V, TREE A, OSTLER P J, et al. PACE-A: an international phase 3 randomised controlled trial (RCT) comparing stereotactic body radiotherapy (SBRT) to surgery for localised prostate cancer (LPCa) —primary endpoint analysis [J]. J Clin Oncol, 2023, 41 (6): 298.

[31] ISHARWAL S, GREENE K L. Prostate cancer recurrence and persistence after irreversible electroporation focal ablation [J]. JAMA Surg, 2023, 158 (4): 349.

[32] WANG H, XUE W, YAN W, et al. Extended focal ablation of localized prostate cancer with high-frequency irreversible electroporation: a nonrandomized controlled trial [J]. JAMA Surg, 2022, 157 (8): 693-700.

[33] COLLETTINI F, ENDERS J, STEPHAN C, et al. Image-guided irreversible electroporation of localized prostate cancer: functional and oncologic outcomes [J]. Radiology, 2019, 292 (1): 250-257.

[34] MASONE M C. Irreversible electroporation in radio-recurrent prostate cancer [J]. Nat Rev Urol, 2023, 20 (2): 65.

[35] BAUR A D J, COLLETTINI F, ENDERS J, et al. MRI-TRUS fusion for electrode positioning during irreversible electroporation for treatment of prostate cancer [J]. Diagn Interv Radiol, 2017, 23 (4): 321-325.

（王海峰，于海鹏，杜端明，孟亮亮）

第十二章
不可逆电穿孔在腹腔及腹膜后肿瘤中的应用

PULSED ELECTRIC FIELD IN
MEDICAL APPLICATIONS

第一节 总 论

一、流行病学

腹膜后肿瘤的发病率为（0.5～1.0）/10万，包括原发性腹膜后肿瘤和继发性腹膜后肿瘤。原发性腹膜后肿瘤是指发生在腹膜后间隙的肿瘤，主要来自腹膜后间隙的脂肪、疏松结缔组织、肌肉、筋膜、血管、神经、淋巴组织等病变，并不包括原在腹膜后间隙各器官（肾脏、胰脏、肾上腺及输尿管等）的肿瘤，是一种较少见的肿瘤，以恶性居多，约占70%。良性肿瘤以畸胎瘤、神经鞘瘤、纤维瘤为多见，恶性肿瘤以脂肪肉瘤、纤维肉瘤、平滑肌肉瘤、胚胎癌、神经纤维肉瘤和恶性淋巴瘤为多。继发性腹膜后肿瘤大多来自肝脏、胆囊、胰脏、脾脏、肾脏、胃肠道、膀胱、子宫、卵巢等实质脏器原发肿瘤的腹膜后转移。腹膜后肿瘤通常发病隐匿，临床表现缺乏特异性，发现时常已体积较大或累及其他组织、器官。

二、腹膜后肿瘤治疗现状

由于腹膜后肿瘤在生物学特性、病理学类型、发生部位、有效治疗手段缺乏等方面的特殊性，腹膜后肿瘤一般需采用多学科诊疗模式进行综合治疗，其中手术切除仍是目前首选方法。由于腹膜后肿瘤复杂的解剖关系及肿瘤的易复发性，手术切除仍有较大的难度。近年来，随着对疾病认识的不断深入和治疗手段的不断发展，腹膜后肿瘤的治疗模式也在不断优化。目前，大家已经达成共识的是，通过术前对腹膜后肿瘤解剖关系的精确评估，多学科诊疗整体规划出最适合患者的个体化治疗方案，实现各专业的强强联合和优势互补，患者获得肿瘤治疗的效益最大化。

（一）外科治疗

对于腹膜后肿瘤的治疗，手术完整切除肿瘤几乎是此类患者获得潜在治愈的唯一机会。良性肿瘤以膨胀性生长为主，有较完整的包膜和边界，易于切除。对于周围粘连难以切除的良性肿瘤，可施行部分切除，以减轻肿瘤对邻近脏器的压迫症状。恶性肿瘤呈浸润性生长，易侵及邻近器官和大血管，发生远处转移，加之患者伴有营养状况差或恶病质，手术难度大。大部分原发性腹膜后肿瘤都是在肿瘤生长到一定程度压迫周围脏器后才发现，此时多已不能完整切除，术后易复发。复发性腹膜后肿瘤因其解剖变异较大、范围较广和前次手术引起粘连的影响，手术较前次难度更大，更为复杂。因而目前对复发性腹膜后肿瘤进行手术顾虑较大，临床上放弃手术治疗的较多。其实，复发性腹膜后肿瘤大多恶性程度较低，多为局部复发或种植转移，较少发生远处转移，多数对化疗、放疗不敏感，手术依然为主要的治疗手段。因此，对复发性腹膜后肿瘤应积极创造条件争取再次手术。如果情况允许，可多次手术，以解除压迫症状，提高生存质量和延长生存时间。本着尽可能完整切除的手术原则，依据肿瘤与周边脏器的关系合理选择术式。

（二）放疗

随着放疗设备的不断进步，有关辅助放疗、新辅助放疗和术中放疗临床研究的进行，通过放疗降低局部复发乃至改善生存质量的尝试越来越多。放疗包括术前外放疗、术后外放疗、术中放疗以及 ^{125}I 放射性粒子植入内放疗。术后外照射是指通过术中在肿瘤床上安置钛夹或其他定位装置，在术后根据影像学定位进行放疗。国内有学者认为术前外放疗可增加肿瘤的切除率，使原先认为无法切除的肿瘤缩小，甚至能完全切除。^{125}I 放射性粒子可持续地长期释放低能 γ 射线和 X 射线，使靶区的肿瘤细胞受到致命损伤，累积剂量超过根治剂量，因而靶区肿瘤细胞受到根治治疗。其照射范围为 17 mm，具有高度适形性，可以让肿瘤靶区获得相当高的根治剂量，而对周围正常组织损伤较少，具有操作的可重复性、安全、经济等特点。

（三）经动脉化疗栓塞

对于动脉血供丰富、瘤体巨大而解剖结构复杂的腹膜后肿瘤，可于手术前选择性栓塞肿瘤供血动脉，以降低手术难度和风险；对于不适宜永久性栓塞的重要动脉，可采用可控性较强的球囊阻断术。此种情况下，血管栓塞与手术间隔时间应尽量缩短，以减少血管再通或侧支循环的形成，并降低因炎性反应而增加的手术难度和风险。此外，对于无法手术切除或手术风险较高的病例，经动脉化疗栓塞和植入放射性核素载体等方式可能起到控制肿瘤生长甚至使肿瘤缩小的作用，并可能为进一步治疗创造条件。

（四）消融治疗

目前，临床上有多种微创消融方法用于治疗良恶性肿瘤，目的是既可最大限度消除肿瘤，又不影响正常组织。化学消融、射频消融、微波消融、冷冻消融、光动力疗法及间质性激光凝固治疗具有良好的短、中期疗效。然而，这些方法对治疗区域的组织破坏缺乏选择性，鉴于腹膜后肿瘤在部位、毗邻关系、瘤体常较大等方面的特殊性，治疗过程中可能损害肿瘤邻近腹膜后间隙的各器官及肌肉、筋膜、血管、神经、淋巴组织等，同时血液循环产生的热沉效应对局部治疗效果影响较大，故各种局部消融技术少见应用于腹膜后肿瘤的治疗。

（五）系统治疗

对于不适于手术切除的病例，可根据病理学结果，选用适当的方案进行化疗或包括分子靶向治疗及免疫治疗在内的其他治疗。化疗包括全身静脉化疗、腹腔内化疗以及新辅助化疗。由于缺乏高敏感性和高特异性的化疗药物，故国内外使用的化疗药物不尽相同，常用的有长春新碱、多柔比星、环磷酰胺等一些对软组织肿瘤相对敏感的药物，而恶性淋巴瘤治疗则多采用经典的CHOP方案。近年来，临床上开始鼓励对组织标本进行基因组学、转录组学和蛋白质组学等各种组学检测。推荐行PD-1表达、PD-L1表达、肿瘤突变负荷、微卫星不稳定、错配修复缺陷、间变性淋巴瘤激酶以及神经元生长因子受体等检测。结合检测结果，在合乎伦理标准并取得相关伦理和学术委员会批准下开展个体化试验性治疗。这些治疗包括单个或几种靶向药物的联合应用，靶向治疗与化疗、免疫治疗的联合应用等方式。此外，中医中药治疗对扶正固本、改善患者的一般情况和减轻抗肿瘤治疗的不良反应可能有一定的作用，可作为腹膜后肿瘤治疗的辅助手段，但不能作为根治性治疗的方式。

三、不可逆电穿孔在腹腔及腹膜后肿瘤治疗中的进展

不可逆电穿孔通过一系列电脉冲永久损害细胞膜脂质双分子层致使细胞凋亡，促进人体免疫系统通过细胞吞噬作用清除凋亡组织，利于正常组织的再生与修复。该技术具有组织消融选择性强，无热沉效应，消融区边缘锐利，不损害邻近治疗区域动脉、静脉、周围神经、尿道或肝内胆管等重要结构的特点，并可由超声、CT实时监测。自不可逆电穿孔于2011年10月获FDA批准应用于Ⅰ期临床试验以来，其已经在临床上被应用于肝脏、胰腺、肾脏、肺等多种器官的原发性恶性肿瘤及转移性恶性肿瘤的治疗中，越来越多的研究结果显示出其在恶性肿瘤治疗中的疗效，同时证明了其安全性。因此，不可逆电穿孔也逐渐被尝试用于治疗腹腔和腹膜后肿瘤。

不可逆电穿孔在腹腔和腹膜后肿瘤治疗中的应用目前主要有两方面：①直接消融灭活肿瘤，主要用于转移性淋巴结的消融。活体动物实验和临床应用都报道了不可逆电穿孔用于腹腔和腹膜后淋巴结的消融是安全的，但对其临床获益目前仍缺乏数据支持，因此需要在消融前通过多学科讨论综合评估消融的必要性。②作为手术切除的辅助手段，通过对肿瘤边界的消融，使R1能切除困难的肿瘤，实现局部控制，或能达到加强R1切除肿瘤的局部控制的目的。

原发性腹腔和腹膜后肿瘤病理类型复杂，建议在消融前获得肿瘤的病理以制订治疗方案。对大部分腹腔和腹膜后肿瘤患者来说，进行大部分或部分切除手术一般情况下无临床获益，仅部分患者可缓解症状，故对无确实把握完全消融的此类肿瘤，实施不可逆电穿孔消融应慎重。对于具有完整包膜的腹腔和腹膜后肿瘤，不可逆电穿孔消融立更易获得完全消融，且对周围组织的损伤极小，因此，对此类肿瘤行不可逆电穿孔消融或可提供根治性治疗的机会。由于应用较少，现阶段不可逆电穿孔在腹腔和腹膜后肿瘤治疗中的真正优势和应用价值仍有待进一步的研究。

第二节 适应证与禁忌证

一、适应证

（1）腹腔或腹膜后转移性淋巴结。

（2）不愿接受手术切除或无法手术切除的直径 ≤ 5.0 cm 的恶性或交界性腹腔或腹膜后肿瘤患者。

（3）不愿接受手术切除的良性腹腔或腹膜后肿瘤患者。

（4）辅助腹腔或腹膜后肿瘤的手术切除。

（5）作为局部姑息性减瘤术的补充。

二、禁忌证

（1）怀疑全身淋巴瘤者。

（2）心律失常、心肌梗死、有癫痫病史或心脏起搏器植入者。

（3）严重心、肺、肾功能不全或不能耐受全身麻醉者。

（4）距离消融区域 2.5 cm 内有金属支架、金属夹或其他金属物植入者。

（5）急性感染或慢性感染急性期者。

（6）术前血常规检查血红蛋白浓度 < 70 g/L 或血小板计数 < 50×10^9/L 者。

（7）1 周内服用过抗凝药物或严重凝血功能障碍者。

（8）身体状况极差，合并腹水者。

第三节 术前准备

一、医师准备

详细了解患者病史及身体状况，完善血常规、尿常规、大便常规、肝功能、肾功能、凝血功能、心电图、胸部 X 线及相关肿瘤标志物检查。详细查看 CT 检查和 MRI 检查影像，了解病灶的数目、大小、部位、形态以及与周围组织器官的关系，拟定穿刺点、穿刺路径、电极针数量、电极针布置方案，估计可能的并发症及处理措施。做好术前谈话，向患者告知术后可能出现的不良反应等。

稳定患者情绪，保证充足睡眠和休息。术前 1 天行肠道准备，要求患者术前 8 小时禁食、禁饮，术前 10 分钟给予镇静药物，术前 1 小时留置导尿管。

二、设备及物品准备

详细检查影像设备的工作状态。准备不可逆电穿孔治疗仪，检测是否正常运行。术前准备无菌治疗盘 1 套、无菌帽子、无菌口罩。无菌包内应含有消毒药棉、刀片、刀柄、洞巾、止血钳、纱布等。准备氧气装置、心电监护、气管插管各 1 套及必要的抢救器材和药品。

第四节　操作规范

患者全身麻醉，丙泊酚诱导及七氟烷维持麻醉，加适量镇痛药及肌肉松弛药，并进行气管插管、心电监护、血氧监测及体温监测。不可逆电穿孔消融腹腔或腹膜后肿瘤可由经皮、腔镜或开腹下穿刺完成。根据术前制订的治疗方案使患者体位摆放舒适并利于手术操作。扫查腹膜后肿瘤，穿刺路径的选择以避开肠管、胰管、胆管及大血管等重要组织结构为基本原则，根据肿瘤大小、形态及毗邻组织选择相应的电极针数目和电极针裸露长度，拟定进针次数、方向及深度，制订多针多点的消融方案。穿刺部位按外科手术要求进行消毒、铺巾。在影像引导下，根据病灶具体情况选择电极针数目、布置电极针位置。一般选用 2～4 根电极针平行放置于病灶边缘，病灶置于电极针中间。测量电极针两两之间的间距。当肿瘤较大时可采用后退消融和重叠消融。电极针放置完成后，可利用计算机模拟消融范围，设定相应消融参数，腹腔和腹膜后肿瘤一般采用和胰腺肿瘤类似的消融参数，电场强度 1 500 V/cm，脉冲宽度 70～90 微秒，脉冲数 90～180 个，电极针裸露长度 1.0～1.5 cm，电极针间距 1.2～2.4 cm。进行消融前需再次确认电极针位置无误，一次脉冲循环后，可根据电流变化及术中影像改变进行消融参数调整，重复消融。电流变化＞10 A 可认为肿瘤完全消融。消融结束后拔针，对穿刺点进行压迫止血，腔镜或开腹消融可在穿刺出血点电凝止血，确认无出血及脏器损伤后可结束消融。

第五节　病例展示

病例 1

患者，女，55 岁，肾上腺癌术后发现腹膜后淋巴结转移。CT 增强检查显示肿瘤紧贴下腔静脉、腹主动脉、胰腺体部（图 12-1），无法行外科手术切除，同时传统热消融极易造成损伤或残留，决定行不可逆电穿孔消融治疗。

超声扫查下确认病灶位置及消融路径，2 根电极针平行布于肿瘤周边（图 12-2）。消融治疗过程安全，治疗前、后无明显严重并发症。术后 6 个月 CT 增强检查及 PET-CT 检查随访显示消融区域肿瘤完全灭活，疗效确切（图 12-3）。

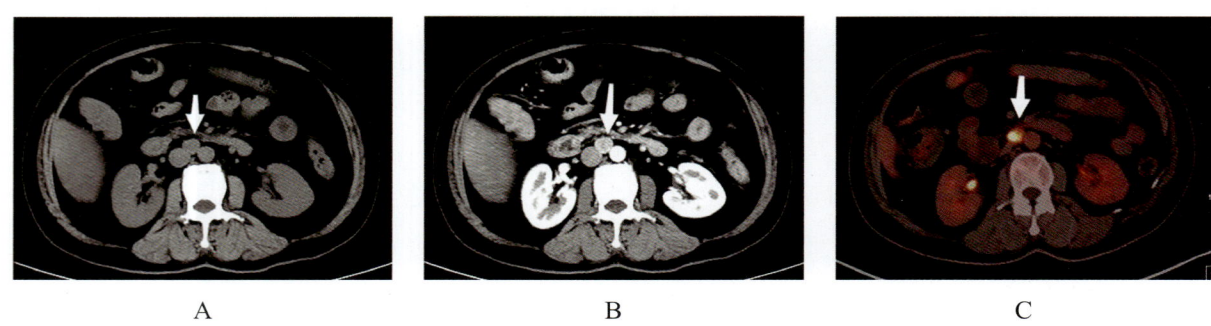

A、B.CT 增强检查显示肿瘤紧贴下腔静脉、腹主动脉、胰腺体部，动脉期强化；C.PET-CT 检查提示高代谢（白色箭头提示肿瘤）。

图 12-1　术前 CT 增强检查及 PET-CT 检查

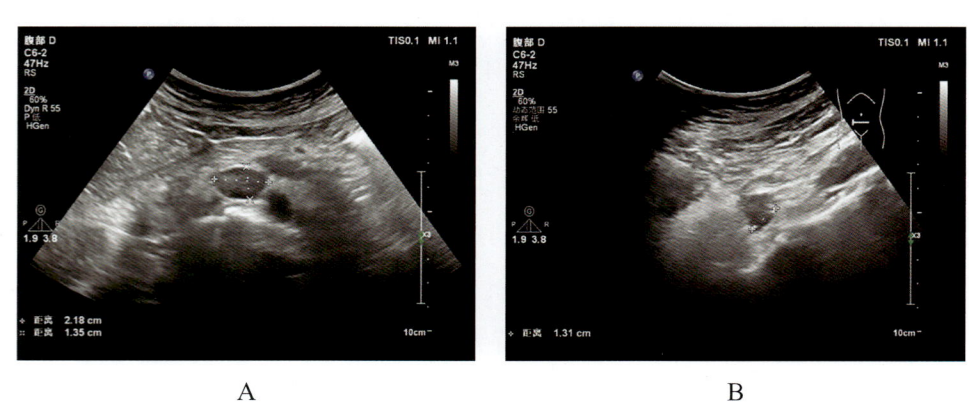

A.术中超声检查清晰显示病灶及周边大血管；B.超声图像中 2 根电极针平行置于肿瘤周边，测量针间距为 1.3 cm。

图 12-2　术中超声检查

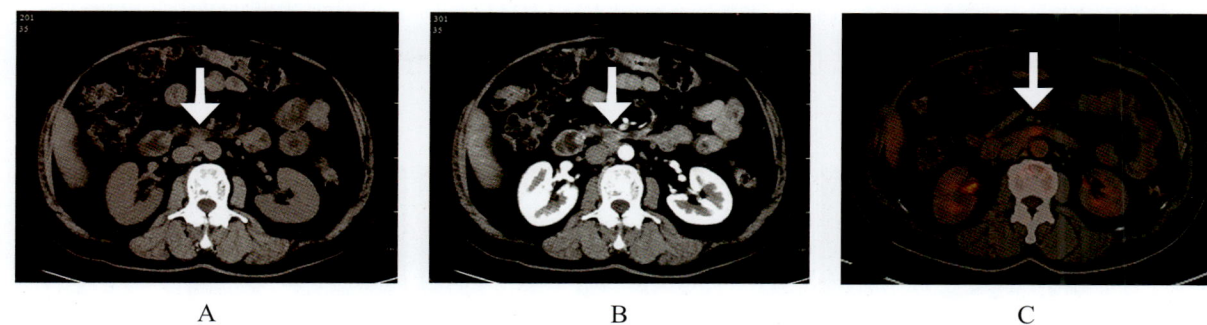

A、B.CT增强检查显示动脉期无强化,提示消融完全;C.PET-CT检查提示肿瘤无代谢,消融后改变(白色箭头提示肿瘤)。

图12-3 术后6个月CT增强检查及PET-CT检查随访

病例2

患者,女,67岁,右上腹不适2个月余,CT检查提示胆管细胞癌,紧贴第一肝门,伴后腹膜一枚肿大淋巴结,位于腹主动脉右前方,考虑转移性淋巴结。经皮穿刺活检组织学证实后,先行肝门部肿瘤不可逆电穿孔消融,再行后腹膜淋巴结不可逆电穿孔消融。

超声扫查下确认病灶位置及消融路径,2根电极针平行布于肿瘤周边。消融治疗过程安全,治疗前、后未出现出血等严重并发症(图12-4)。

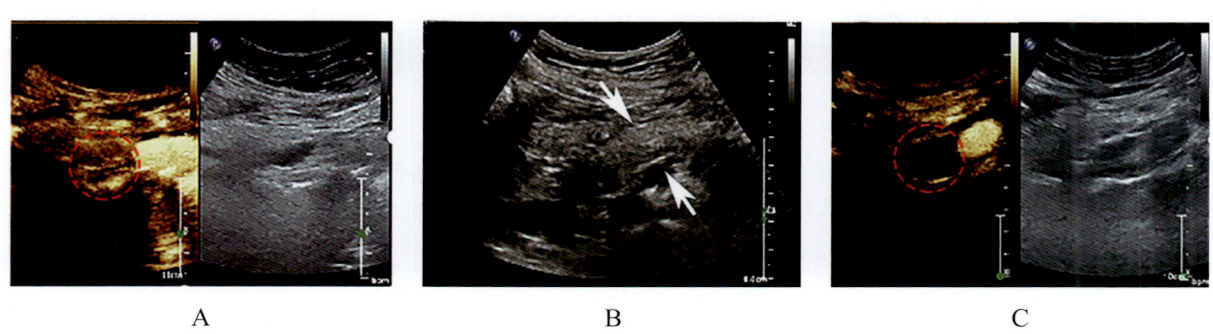

A.超声造影检查显示后腹膜转移性淋巴结呈等增强(红色虚线圆圈),毗邻腹主动脉;B.经皮超声引导下,采用2根电极针行不可逆电穿孔消融,图中显示2根电极针平行置于肿瘤周边(白色箭头);C.术后超声造影检查显示转移性淋巴结内未见血供(红色虚线圆圈)。

图12-4 不可逆电穿孔治疗后腹膜转移性淋巴结

病例3

患者,女,63岁,胰腺癌术后胰窝发现占位性病变。MRI检查和超声造影检查显示病灶横切面大小约3.0 cm×2.9 cm,肿瘤包绕腹腔干和肠系膜上动静脉,考虑转移性淋巴结(图12-5,图12-6)。肿瘤包绕多条重要血管,外科手术难以切除,传统热消融极易造成损伤或残留,无法对其进行治疗。经讨论后,决定使用不可逆电穿孔治疗。

超声扫查下确认病灶位置及消融路径，3根电极针两两平行布于肿瘤周边。消融治疗过程安全，治疗前、后无明显严重并发症。术后1个月超声造影检查随访显示消融区域无灌注，肿瘤较治疗前缩小，疗效确切（图12-7）。

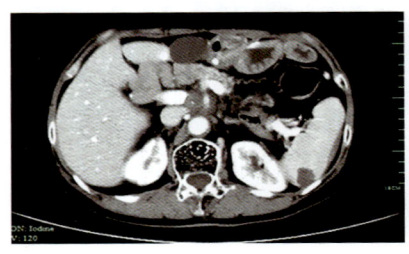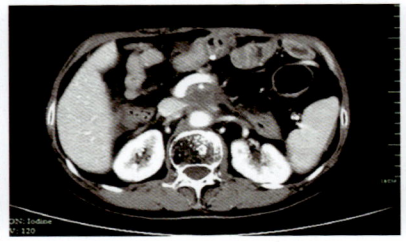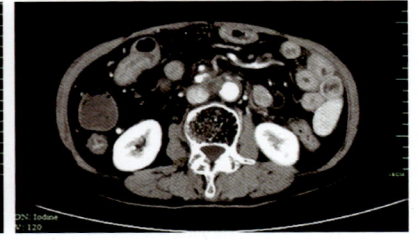

图12-5　术前MRI检查

注：肿瘤侵犯多条血管，包括腹腔干、肠系膜上动静脉等。

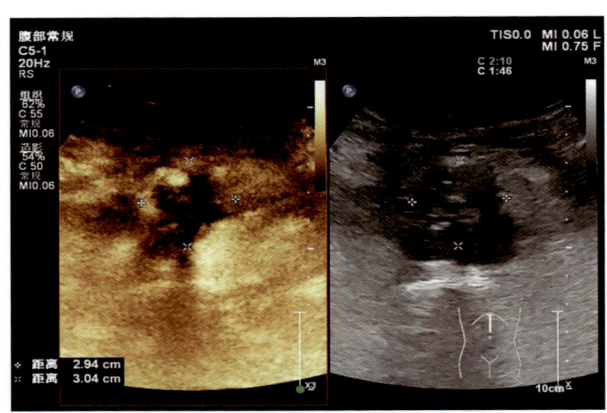

图12-6　术前超声造影检查

注：术前超声造影检查显示病灶呈低增强，内部造影剂灌注稀疏不均匀，病灶横切面大小为3.0 cm×2.9 cm。

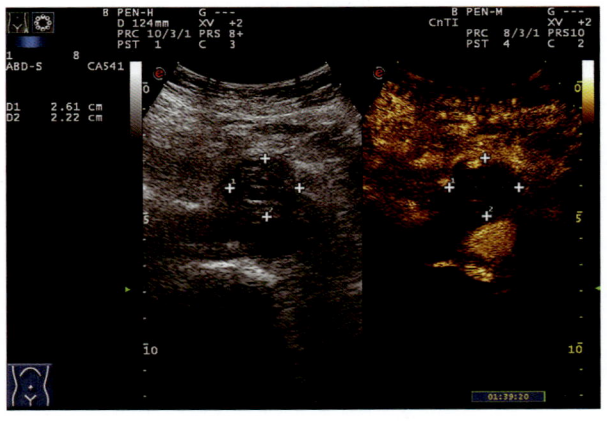

图12-7　术后1个月超声造影检查随访

注：术后1个月复查超声造影提示后腹膜病灶大小为2.2 cm×2.6 cm，较前缩小，全期无增强。

第六节　术后管理

术后患者意识恢复返回病房后应给予常规全身麻醉术后动态监测。术后1～3天记录24小时液体出入量，查血常规、尿常规和肾功能，根据尿量调整补液量。术后第1天复查超声，观察腹腔有无出血及腹膜后有无血肿。根据患者疼痛情况酌情使用镇痛药物，疼痛一般为自限性，若疼痛持续或进行性加重需进一步检查以排除其他并发症。消融区域靠近大血管的患者术后可给予低分子肝素抗凝，预防术后血栓形成。有感染高危因素，如血糖控制较差、肿瘤较大、术中大出血等的患者，术后可预防性使用抗生素。

第七节　并发症及其处理

一、腹腔或腹膜后出血

腹腔或腹膜后出血多为穿刺引起。不可逆电穿孔电极针规格为19G，引起大出血的概率较低，大多数出血为自限性，只需密切观察无需干预。少量腹腔出血可通过腹带加压、止血药处理，大量出血需急诊介入栓塞或手术处理。

二、血栓

不可逆电穿孔作用后血管内皮细胞受损易引起血栓，多在围手术期发生，对于消融区域有重要动静脉的患者，可术后皮下注射低分子肝素，预防术后血栓形成。

三、心律失常

在不可逆电穿孔电脉冲释放过程中可出现心脏相关并发症，以室上性心动过速和心房颤动最为常见，常为一过性无需处理。少数不可缓解的严重心律失常需药物对症处理，并密切观察，需要电复律的情况很少。

四、术后消化道出血

术后出现消化道出血的情况少见，一般为肿瘤侵犯消化道或术后应激性溃疡所致，可给予抑酸护胃等对症处理，必要时内镜下止血。

第八节 疗效评估

在围手术期、术后1个月、术后3个月、术后6个月，抽血检查生化及相关肿瘤标志物，术后1个月左右行超声造影检查、CT增强检查或MRI增强检查。病灶内无强化提示肿瘤完全消融，局部有强化提示肿瘤残留或复发可能，若病灶完全消融，以后每3个月复查1次。部分病例在病灶周边可出现不规则轻度强化区，可结合肿瘤标志物检查及随访检查进行疗效判定，必要时可行穿刺活检确认有无肿瘤残留。肿瘤标志物检查不能单独用来评价疗效，但肿瘤标志物持续升高可能提示肿瘤残留或局部进展。

参考文献

[1] 吴佩，黄鹤，方芳. 原发性腹膜后肿瘤的诊断策略和治疗对策［J］. 中国实用外科杂志，2003，23（4）：231-232.

[2] VAN ROGGEN J F, HOGENDOORN P C. Soft tissue tumours of the retroperitoneum［J］. Sarcoma, 2000, 4 (1-2): 17-26.

[3] THOMAS J M. Retroperitoneal sarcoma［J］. Br J Surg, 2007, 94 (9): 1057-1058.

[4] JONES N M, KIELY E M. Retroperitoneal teratomas—potential for surgical misadventure［J］. J Pediatr Surg, 2008, 43 (1): 184-186.

[5] STRAUSS D C, HAYES A J, THWAY K, et al. Surgical management of primary retroperitoneal sarcoma［J］. Br J Surg, 2010, 97 (5): 698-706.

[6] GROBMYER S R, WILSON J P, APEL B, et al. Recurrent retroperitoneal sarcoma: impact of biology and therapy on outcomes［J］. J Am Coll Surg, 2010, 210 (5): 602-610.

[7] TUFEK I, AKPINAR H, SEVINC C, et al. Surgical treatment of retroperitoneal leiomyosarcoma with adjuvant radiotherapy［J］. Urol J, 2007, 4 (3): 180-183.

[8] LEE S A, BAE S H, RYOO H M, et al. Primary retroperitoneal mucinous cystadenocarcinoma: a case report and review of the literature［J］. Korean J Intern Med, 2007, 22 (4): 287-291.

[9] RUBINSKY B, ONIK G, MIKUS P. Irreversible electroporation: a new ablation modality—clinical implications［J］. Technol Cancer Res Treat, 2007, 6 (1): 37-48.

[10] PAPAMICHAIL M, ALI A, PIZANIAS M, et al. Irreversible electroporation for the treatment of pancreatic neuroendocrine tumors［J］. Korean J Hepatobiliary Pancreat Surg, 2016, 20 (3): 116-120.

[11] SCHELTEMA M J, VAN DEN BOS W, WAGSTAFF P G, et al. Irreversible electroporation, a new modality in focal therapy for prostate cancer［J］. Arch Esp Urol, 2016, 69 (6): 337-344.

[12] NIESSEN C, BEYER L P, PREGLER B, et al. Percutaneous ablation of hepatic tumors using irreversible electroporation: a prospective safety and midterm efficacy study in 34 patients［J］. J Vasc Interv Radiol, 2016, 27 (4): 480-486.

[13] NARAYANAN G, DOSHI M H. Irreversible electroporation (IRE) in renal tumors［J］. Curr Urol Rep, 2016, 17 (2): 15.

（匡　铭，李戎利，黄　敏）

第十三章
不可逆电穿孔在肺肿瘤中的应用

PULSED ELECTRIC FIELD IN
MEDICAL APPLICATIONS

第一节 总 论

一、流行病学

国家癌症中心数据显示，2022年全国新发恶性肿瘤约482.47万例，其中男性253.39万例，女性229.08万例；恶性肿瘤总体发病率为208.58/10万，男性为212.67/10万，女性为208.08/10万；肺癌居恶性肿瘤发病首位，2022年肺癌新发病例约106.06万，约占全部恶性肿瘤新发病例的22.0%。

2012年全球癌症数据分析显示，在男性中，肺癌高发地区主要集中于欧洲、东亚和北美洲，而在撒哈拉以南非洲地区发病率较低。在女性中，肺癌发病率较高的是北美、北欧、西欧、澳大利亚、新西兰和东亚。同时，针对中国肺癌分布情况的一项研究还发现，我国东部地区肺癌的死亡风险明显高于西部地区，城市地区肺癌发生风险较农村地区肺癌发生风险更高。分析这种差异性，可能与工业发展不均衡导致环境污染程度不同，以及人们接触的致癌物质浓度及时间长短有关。此外，不同性别患者在城乡之间的分布也有所不同。1990—1992年中国城乡肺癌死亡情况的统计分析结果显示：在城市地区男性肺癌死亡率和女性肺癌死亡率分别为38.1/10万、16.2/10万；而在农村地区，男性肺癌死亡率和女性肺癌死亡率分别为19.1/10万、8.8/10万，此研究结果同时也证明了我国肺癌分布的城乡差异。

二、肺肿瘤治疗现状

（一）手术治疗

手术治疗是治疗肺癌的首选方法，根治性手术至今仍是首选且是有可能使肺癌患者获得治愈的治疗方式。在非小细胞肺癌中手术治疗适用于临床分期为Ⅰ期、Ⅱ期及可完全切除的Ⅲa期的病例；对于部分Ⅲb期及Ⅳ期（孤立性脑、肾上腺及肺内转移）病例，也可施行姑息性手术或以手术为主的综合治疗。

全胸腔镜肺癌手术兴起于20世纪90年代初，其在Ⅰ期肺癌手术中的应用亦已得到公认，并被写入肺癌的临床诊治指南。随着胸腔镜器械及影像系统的不断改进，以及胸腔镜手术操作技巧的逐步完善，胸腔镜手术已成为Ⅰ期及Ⅱ期肺癌的首选治疗方法。同时，由于胸腔镜手术具有创伤小、恢复快、对肺功能要求相对较低等优点，胸腔镜手术的适应证正不断扩大。同时手术机器人在肺癌手术中逐渐开始应用。但是，随着年龄的增加，高龄肺癌患者手术的风险也相对增加。特别是老年人心肺功能、肝脏储备功能和肾脏清除能力降低，骨髓造血功能减退以及合并多种老年性疾病等因素，导致老年肿瘤患者手术治疗耐受性低，治疗过程中出现复杂多样的临床状况。目前老年肺癌患者的手术治疗仍有争议，术后的死亡率和出现并发症的概率均较高，因此，高风险肺癌患者对非手术治疗等的需求越来越高。

（二）化疗

许多非小细胞肺癌患者在诊断时已为晚期，丧失了手术机会，需要进行化疗。即使手术切除的患者，除Ⅰa期外，化疗也有一定价值。对于小细胞肺癌，化疗更是其主要的治疗手段。经过大量的临床试验，肺癌化疗的效果得到了肯定。但受疗效、治疗费用等多方面因素的影响，目前第3代化疗药（多西他赛、吉西他滨、培美曲塞、紫杉醇、长春瑞滨）和铂类组合的两药方案（多西他赛＋顺铂、培美曲塞＋顺铂、吉西他滨＋顺铂、紫杉醇＋顺铂、长春瑞滨＋顺铂）成为治疗非小细胞肺癌一线方案的主流。对于局部晚期或晚期肺癌，如果患者体力状态评分≤2分，化疗可以延长生存期、提高生活质量。

（三）放疗

放疗是治疗肺癌的有效局部治疗手段，对于改善患者临床症状、提高生活质量、延长生存期具有积极意义，在国际上已被广泛研究和应用。放疗对不宜手术或不愿接受外科处理的非小细胞肺癌患者较合适，但生存情况不及外科手术。肺癌的放疗剂量应根据肿瘤的大小、分期而定。

（四）分子靶向治疗及免疫治疗

分子靶向治疗是近年肺癌治疗上的重大突破，对非小细胞肺癌有效的药物较多，主要为抑制表皮生长因子受体和血管内皮生长因子的药物，抗血管生成药物应用较为广泛，它是表皮生长因子受体酪氨酸激酶抑制剂，可以抑制肿瘤细胞的生长、促进其凋亡，对于已知有表皮生长因子受体基因敏感性突变或扩增，各种指南已推荐分子靶向治疗作为一线标准治疗。*ALK*、*Ret* 等少见基因突变也有对应的有效靶向药物治疗，抗血管生成药物有贝伐珠单抗、安罗替尼等与化疗药物联合或单用。

近年来肿瘤免疫治疗研究发现了一些与肿瘤免疫逃逸相关的监测点，针对这些监测点设计的免疫监测点抑制剂，如细胞毒性T淋巴细胞相关蛋白4和PD-1/PD-L1抑制剂在临床中观察到了抗肿瘤的效果，也为治疗非小细胞肺癌提供了一种新的方法。免疫检测点抑制剂给这些患者带来了生存的希望。针对负性调节因子的免疫检测点抑制剂可以克服由肿瘤上调负性调节蛋白所导致的肿瘤免疫逃逸，从而增强机体免疫系统对肿瘤细胞的杀伤作用。目前 PD-1/PD-L1 抑制剂已经被 FDA 批准用于非小细胞肺癌的治疗，并广泛用于无基因驱动肺癌的治疗。

（五）消融治疗

对于肺部肿瘤的治疗，微创治疗是未来的发展方向之一，尤其是影像学引导下的经皮消融技术在治疗肺部肿瘤方面具有创伤小、安全性高、疗效好、患者恢复快、操作简单等特点。这也是继手术治疗、放疗、化疗之后一种新的治疗模式。消融治疗目前主要包括射频消融、微波消融、冷冻消融、激光消融、高强度聚焦超声及不可逆电穿孔。

（六）其他治疗

肺癌的其他治疗方法包括姑息治疗、中医药治疗、光动力学治疗、基因治疗、支持治疗等，这些治疗都获得了长足的进步，虽然总体来说，疗效还不尽如人意，目前还不能和上述治疗方法相比，有些还在研究开发中，但它们也应成为肺癌综合治疗的一部分，甚至有可能成为将来攻克肺癌的重要方法。

三、不可逆电穿孔在肺肿瘤治疗中的进展

前期的细胞实验验证了不可逆电穿孔的相关原理及病理生理变化。通过动物模型的相关实验，初步看来，不可逆电穿孔消融不破坏消融区内血管和主支气管，其安全性和有效性尚可。关于肺癌的不可逆电穿孔在临床研究中也有一些少量报道。2012 年，在 Usman M 的一项病例报告中，2 例不可切除的肺肿瘤患者在 CT 引导下行经皮不可逆电穿孔消融术，1 例为 33 岁男性患者，肿瘤大小为 2.3 cm×2.4 cm×1.7 cm，术后 6 个月复查 PET-CT 显示转移灶增大，活性增强，提示进展，之后患者接受了其他治疗，并生存了两年半；另外 1 例为有多年吸烟史的 70 岁女性患者，肿瘤大小为 2.1 cm×1.9 cm×2.1 cm，术后 2 个月复查 CT 显示转移灶增大，提示进展，9 个月后复查 CT 显示转移灶侵犯气管，患者于术后 1 年死亡。作者认为不可逆电穿孔消融是不可切除肿瘤潜在的治疗方法之一，但对于肺组织，不可逆电穿孔存在着技术上的限制，如肺组织密度较低、含有空气、绝缘性强等，导致电流沉积不足及旁路电流，使消融不完全，诸如此类问题有待进一步研究和解决。

在一项针对肺部恶性肿瘤的前瞻性多中心 Ⅱ 期临床试验中，原发性肺恶性肿瘤患者、继发性肺恶性肿瘤患者和保留肺功能患者被纳入这个前瞻性的单臂试验，2 个中心 36 例患者行不可逆电穿孔消融术，结果发现 23 例患者中期分析时未达到预期疗效，提前停止。主要的肿瘤实体是结直肠肺转移（$n=13$）。肿瘤的中位直径为 16 mm（8～27 mm）。23 例患者中有 11 例观察到气胸，8 例（35%）需要放置胸管，经常观察到 CT 检查显示肺泡渗出血，而没有发生明显的咯血。14 例（61%）患者出现肿瘤进展，1 例（4%）患者肿瘤稳定，1 例（4%）患者部分缓解，7 例（30%）患者完全缓解，3 例（13%）患者出现针

道种植转移。

但也有另外一项研究对肺部肿瘤患者进行了不可逆电穿孔治疗，并取得了一定的疗效。Fanta J 等报道了 2 例中央型非小细胞肺癌患者，肿瘤堵塞了右侧主支气管，由于右肺切除术的高风险性，选用了开胸不可逆电穿孔治疗。第 1 例患者为右肺鳞状细胞癌，大小为 3 cm；第 2 例患者为右肺类癌，大小为 2 cm。不可逆电穿孔治疗在开胸直视下进行，手术顺利。2 例患者术后均未发现并发症。第 1 位患者在术后第 12 天出院，第 2 位患者在术后第 5 天出院。术后 CT 复查显示第 1 例患者肿瘤消退 98%，另一例患者肿瘤则完全消退。6 个月后，对第 1 例患者行支气管镜检查和细胞学检查，提示肿瘤 100% 凋亡，完全消退。2 例患者在使用不可逆电穿孔治疗后仍在随访中，均无任何肿瘤复发迹象。分析 2 例患者疗效明显的原因，可能是采用了开胸直视下不可逆电穿孔治疗，相对于影像学引导下微创治疗，电极分布和能量选择更加有优势。不可逆电穿孔在不切除肺部的情况下，既破坏了肺部肿瘤，又保留了肺实质和肺功能。

不可逆电穿孔作为一种新的肿瘤微创消融技术，在实体肿瘤的消融过程中效果可靠，并且不受周围血管及重要组织的热沉效应影响。但是由于不可逆电穿孔在肺肿瘤治疗中的研究相对较少，肺组织本身的介电特性、阻抗特性和生物电效应还有待明确，治疗中电极针的分布及参数选择未明确，其相关机制有待进一步研究，以提高消融治疗的效果。

第二节　适应证与禁忌证

一、适应证

（1）不适合手术或者拒绝手术的原发性肺癌或转移性肺癌患者。
（2）拒绝放化疗，或手术放化疗后复发者。
（3）病灶最大直径 ≤ 3 cm 的周围型肺癌或中央型肺癌。
（4）预计生存期在 6 个月以上者。
（5）体力状态评分 ≤ 2 分者。

二、禁忌证

（1）严重心律失常、有癫痫病史或心脏起搏器植入者，以及近期发生过大面积心肌梗死的患者。

（2）严重心、肺、肾功能不全或不能耐受全身麻醉者。

（3）严重肺气肿、肺大疱及间质性肺癌变者。

（4）对比剂过敏或无法进行增强CT检查者。

（5）术前1周内血常规检查血红蛋白浓度＜70 g/L或血小板计数＜80×10⁹/L者。

（6）1周内服用过抗凝药物或凝血功能异常者。

（7）肺部活动性感染者。

（8）妊娠、精神异常或有精神病史且不能自主配合者。

三、相对禁忌证

距离消融区域1 cm内有金属支架或其他金属物植入者。

第三节　术前准备

一、一般准备

术前1个月内行胸部CT增强检查，详细了解病灶大小、数目及其周围结构情况，必要时可行PET-CT检查、心电图检查、胸部X线检查、超声心动图检查。术前行血常规检查、凝血常规检查、血生化检查、血清术前八项检查、肿瘤标志物检查等相关血液学基线检查。术前签署知情同意书。

二、器械和药品准备

准备穿刺手术包、不可逆电穿孔消融系统、注射器、相关药品等。

三、术前麻醉

CT及超声引导下经皮穿刺不可逆电穿孔患者麻醉方式相同。不可逆电穿孔消融术需要患者全身麻醉，采用丙泊酚诱导，空气、氧气、七氟烷混合气体麻醉维持，芬太尼或瑞芬太尼术中镇痛，术中应同时行血压、心电、血氧饱和度监测。高压脉冲电场会引起肌肉收缩，导致靶器官位移或电极针的移位，因此术中应使用神经肌肉阻滞剂（维库溴铵、罗库溴铵等）来减少肌肉收缩。此外，不可逆电穿孔消融过程中发放电脉冲时，患者可出现心率增快、血压增高等现象，应及时调整。

第四节　操作规范

麻醉完成后，通过超声影像探测肿瘤的位置、大小及电极针放置的位置。术区皮肤常规备皮、消毒及铺巾。行胸部 CT 增强检查，根据肿瘤大小及位置确定电极针数（2～6 根）及进针路线，经皮、胸腔镜下或开胸直视下在预消融区置入电极针。以进针路径短、避免损伤胸部重要血管和脏器为原则，根据病灶位置和最佳穿刺路径进针。单极电极针至少使用 2 根，最多可使用 6 根，也可选用双极电极针。根据不可逆电穿孔发生器的治疗计划运算软件，判断消融区所需的电极针数目，控制电极针间的距离在 1～2 cm。在治疗计划系统中设置电场强度为 1 500 V/cm、脉冲宽度为 70～90 微秒、脉冲数量为 90～270 个。系统根据心电同步仪监测到的心动周期，自动控制电脉冲于心室绝对不应期释放，可有效防止严重心律失常或心脏骤停的发生。释放保护开关对高压脉冲发生器完成充电，先在消融靶区释放 20 个脉冲进行组织电导率测试，测试结束后通过电压及电流波形变化进行效果评估，确保测试电流在 20～35 A 范围时，即可正式开始消融。消融结束后以电流上升趋势来评估消融效果，若肿瘤体积较大或形态不规则，可在消融完成后退针 1.5～2.0 cm 或重新插入进行反复消融，并结合术中 B 超图像灰度变化观测结果，确保整个肿瘤病灶均被消融范围所覆盖。因为肺泡含气影响电流分布，常需要高压产生电流，多个脉冲循环，笔者常用 270 个脉冲，目的是前 90 个脉冲发射后造成肿瘤周围肺泡水肿出血突变，有利于后续 180 个脉冲电流分布，从而形成有效的消融范围。

第五节　病例展示

病例 1

患者，女，54 岁，肠癌肺转移后右肺单发转移病灶（大小为 3.0 cm），肿瘤包绕肺血管，行不可逆电穿孔消融（图 13-1）。

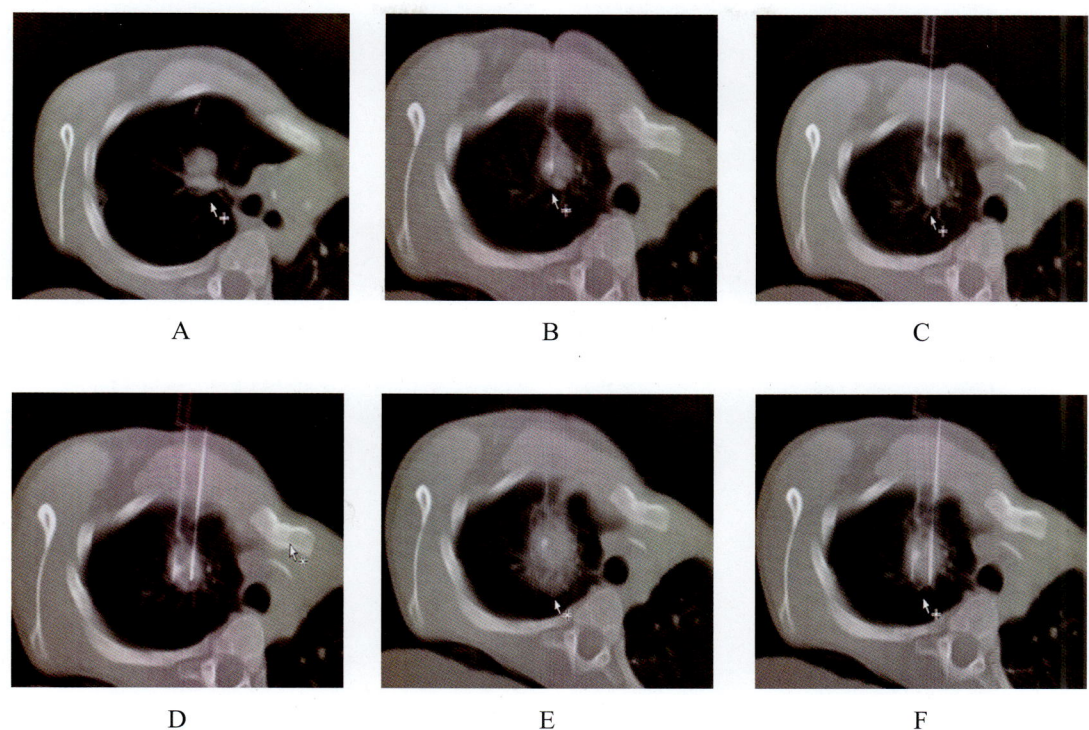

A. 不可逆电穿孔消融术前肺转移瘤包绕血管；B. 第1根电极针插入肿瘤外侧；C. 第2根电极针插入肿瘤内侧；D. 两根电极针插在肿瘤对侧；E. 不可逆电穿孔消融术中（电极针暴露2.0 cm，针距2.0 cm，脉冲宽度90微秒，脉冲数270个）；F. 拔针后CT检查显示消融边缘超过肿瘤边界0.5 cm。

图13-1　靠近血管肺转移瘤不可逆电穿孔消融

病例2

患者，男，66岁，原发肺鳞癌行手术切除、放疗、化疗及粒子植入后右肺复发性病灶，患者转移灶行冷冻消融后形成空洞及肺部感染，拒绝再行热消融，遂选择不可逆电穿孔消融（图13-2）。

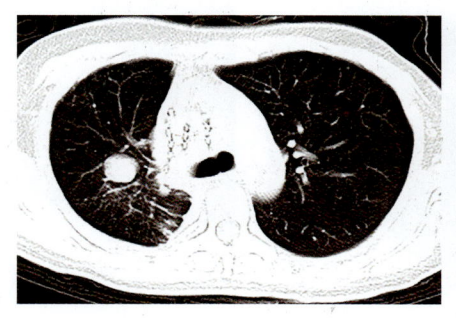
A

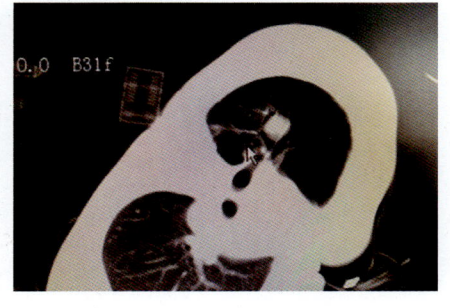
B

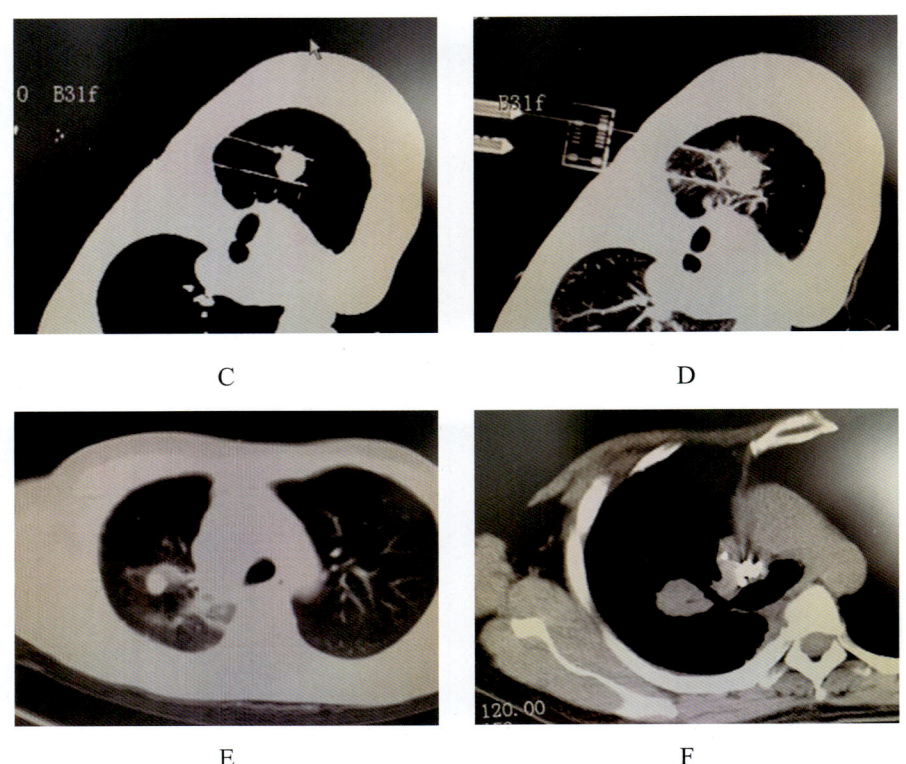

A. 右肺转移瘤直径为2.0 cm；B. 插入电极针至肿瘤边缘；C、D. 进针将肿瘤夹在两针之间，行不可逆电穿孔消融（电极针暴露2.0 cm，针距2.0 cm，脉冲宽度90微秒，脉冲数270个）；E. 不可逆电穿孔消融术后6个月CT复查显示肿瘤缩小，无活性；F. 不可逆电穿孔消融术后12个月复发。

图13-2　右上肺肿瘤不可逆电穿孔消融

病例3

患者，女，56岁，肝癌切除术后肝门部肿瘤复发伴左肺转移，同期行肝门及左肺肿瘤不可逆电穿孔消融（图13-3）。

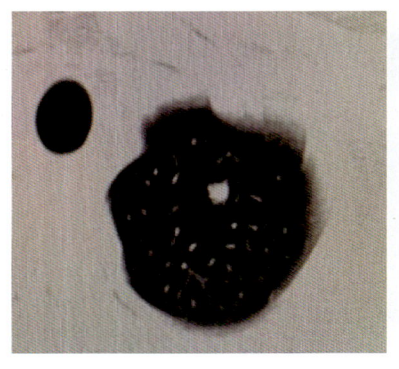

A

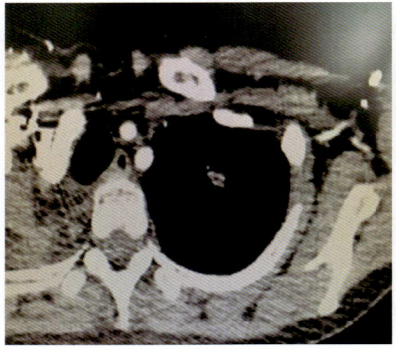

B

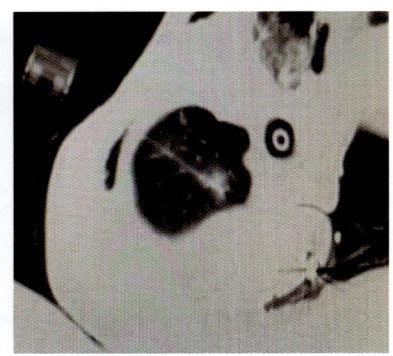

C

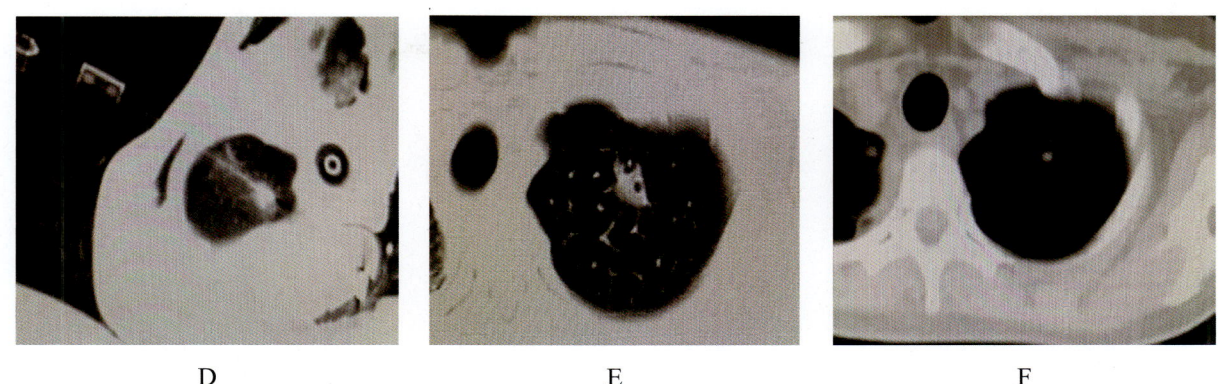

|　　　　D　　　　|　　　　E　　　　|　　　　F　　　　|

A.左肺转移瘤直径为1.5 cm；B.肿瘤纵隔窗；C.插入第1根电极针；D.插入第2根电极针（电极针暴露2.0 cm，针距2.0 cm，脉冲宽度90微秒，脉冲数270个）；E.不可逆电穿孔消融术后1个月复查CT显示左肺肿瘤完全坏死，无活性；F.术后18个月复查CT显示消融区坏死，无活性。

图13-3　肺转移瘤不可逆电穿孔消融

病例4

患者，男，63岁，原发性肺癌伴骨转移，行不可逆电穿孔消融（图13-4）。

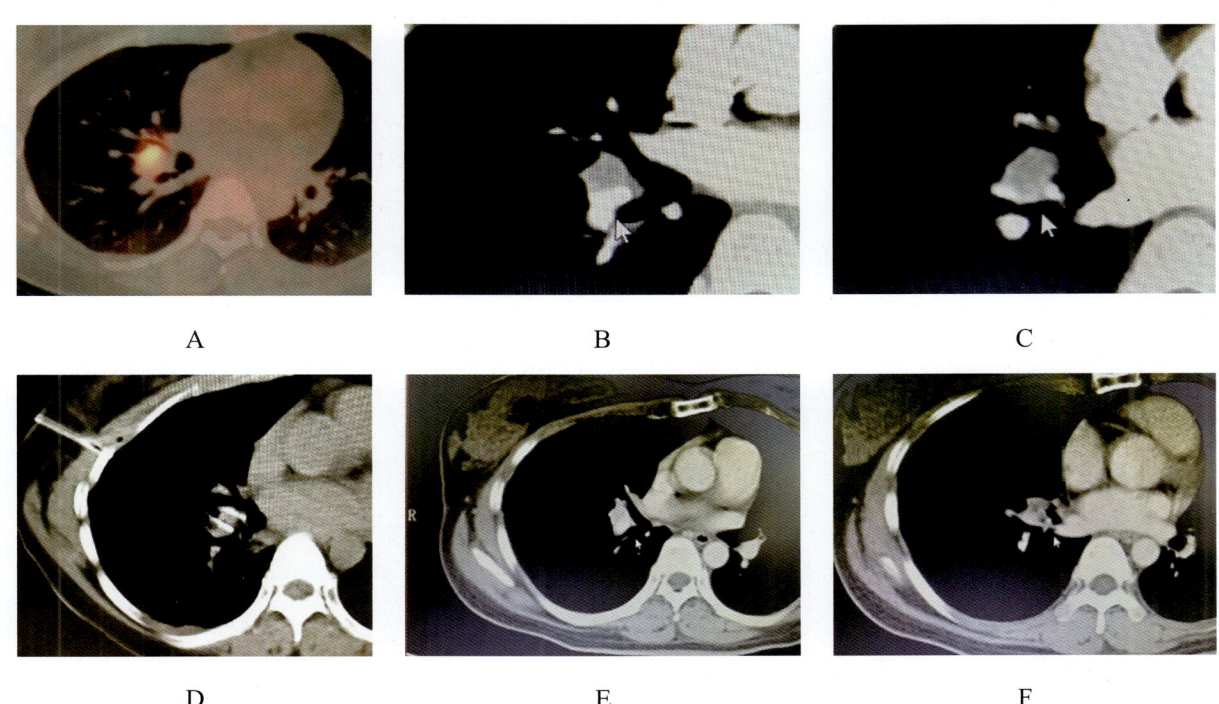

A.PET-CT检查显示右肺门转移瘤直径为1.5 cm；B.CT增强检查显示肿瘤包绕肺血管；C.肿瘤紧邻支气管；D.2根电极针插入肺门肿瘤（电极针暴露1.5 cm，针距1.5 cm，脉冲宽度70微秒，脉冲数210个）；E、F.不可逆电穿孔消融术后12个月复查CT显示肿瘤完全坏死，支气管及肺血管未受影响。

图13-4　原发性肺癌伴骨转移不可逆电穿孔消融

第六节 术后管理

患者麻醉复苏后拔出气管插管，清醒后由麻醉医师护送返回病房，行心电监护，常规给予静脉营养及抗生素预防感染治疗，根据患者情况酌情使用镇痛药物。术后 4 小时胸部 X 线检查观察有无出血、气胸等，必要时复查胸部 CT 并酌情对症处理。常规使用止血剂 1～3 天、碱化尿液，必要时进行抗生素预防治疗。若患者咳嗽剧烈，可酌情使用止咳药物。

第七节 并发症及其处理

一、气胸

气胸为常见并发症之一，一般于术中或术后迟发性出现。慢性阻塞性肺疾病患者气胸发生率较高。气胸量较少时患者多无症状，大量气胸时患者出现憋气、呼吸困难等症状，氧饱和度下降。Ricke J 等人的一项 Ⅱ 期临床试验发现，23 例患者中有 11 例（48%）患者出现气胸，其中 8 例（35%）患者需要插胸管。而气胸的发生率为 70%，主要原因是患者病灶大且病情不稳定。在全身麻醉下插管后，正压呼吸行穿刺易导致气胸形成。因此，在临床中应注意该并发症的预防及处理。气胸量 ≤ 30% 时可不予处理，对合并肺气肿患者可行抽气治疗；气胸量 > 30% 且持续性增长时，则需行穿刺置管胸腔闭式引流。

如图 13-5 的患者，男，63 岁，肝癌伴左肺转移，同期行肝癌及肺转移瘤的不可逆电穿孔消融，术后当天出现张力性气胸。

二、出血

不可逆电穿孔消融术后常见出血原因：①术中电极针穿刺血管损伤，术中及术后即刻出现，CT 检查和超声检查即可发现；②术前病变侵犯血管壁全层，消融引起肿瘤细胞坏死和血管壁完整性破坏，导致术后出血，常于术后 1～3 天内出现。没有发现特殊的高危因素，但也有人认为术后出血与病灶小、穿刺路径长，以及合并慢性阻塞性肺疾病、肺动脉高压有关。

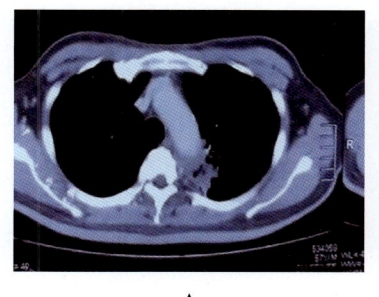 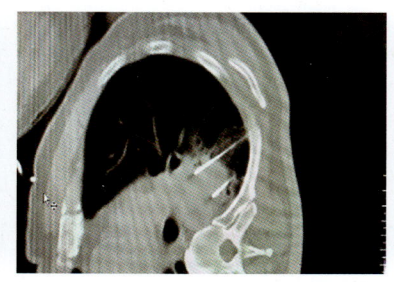 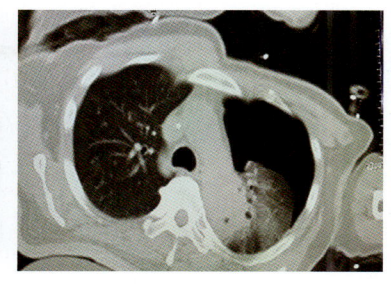

A B C

A.肺转移瘤靠近主动脉；B.2 根电极针插入后行不可逆电穿孔消融（电极针暴露 2.0 cm，针距 2.0 cm，脉冲宽度 90 微秒，脉冲数 180 个）；C.不可逆电穿孔消融后当天出现张力性气胸。

图 13-5　张力性气胸

预防：术前 CT 增强检查看清肿瘤与血管的关系，穿刺时避开血管走行区或者不张的肺组织等。术前要注意血小板计数、凝血功能和抗凝药的应用等。

治疗：术中出现咯血后立即消融有利于止血。肺内出血可自动吸收。术后血痰多具有自限性，可持续 3～5 天。如果术中发现少量胸腔积液，可以密切观察，保守治疗；如具出现中到大量胸腔积液，说明有活动性出血，需要行穿刺抽吸或胸腔闭式引流。文献报道约 10% 的患者需要行胸腔闭式引流，同时应用止血药物。血胸保守治疗无效者，可行介入栓塞治疗或剖胸探查。不可逆电穿孔的电极针比较细，规格为 19G，一般很少引起穿刺的血管损伤，出血发生率很低。

三、热损伤

由于不可逆电穿孔基本为常温物理消融方式，且消融过程不受热沉效应影响，故广泛应用于邻近血管或重要脏器的组织消融。但研究证明，由于不同组织存在不同阻抗，具有不同导电性，不可逆电穿孔在不同组织参数设定下仍会引起消融区域温度变化。消融过程中贴近电极针暴露端处温度最高，主要与距电极针暴露端长度、消融时间以及消融区为金属支架植入等相关。对于术前有金属支架植入的患者，可在手术取出支架后择期进行不可逆电穿孔消融治疗。为避免高温引起组织损伤，布针时应尽量避免电极针暴露端紧贴上述组织。

第八节　疗效评估

一般评价包括患者的症状、体征、肿瘤标志物检查、体力状态评分、肺功能检查、与活质量等。局部疗效评价常选择胸部 CT 检查，有条件者可选择 PET-CT 检查，主要月于评价靶肿瘤是否完全消融,有无局部进展、新发病灶等。术后 4～6 周行胸部 CT 增强检查,并以此为基线进行评价,术后 2 年内每 3 个月复查 1 次胸部 CT,2 年后每 6 个月复查 1 次。PET-CT 检查可以在消融后 3 个月或 6 个月第 1 次复查,以后每 6 个月复查 1 次,2 年后每年复查 1 次。PET-CT 检查判断疗效更准确,并有助于确定有无肺外转移。远期疗效评价包括无疾病进展生存期(即治疗开始至出现影像学进展或者死亡的时间间隔)和总生存期。技术效率和安全性评价至少随访 6 个月,近期疗效评价至少随访 1 年,中期疗效评价至少随访 3 年,长期疗效评价至少随访 5 年。

可依据世界卫生组织实体瘤疗效评价标准或改良实体瘤疗效评价标准评价治疗效果,主要通过术后影像学检查观察肿瘤大小及存活情况,主要时间节点为术后 1 个月、3 个月、6 个月、12 个月复查 CT,必要时复查 PET-CT。

根据世界卫生组织实体瘤近期疗效评价标准,近期疗效评价分为完全缓解、部分缓解、疾病稳定、疾病进展。远期疗效评价主要参考世界卫生组织的中位生存期、生存率、局部复发率、远处转移率评价标准,以患者死亡作为随访终点。

不可逆电穿孔对血管、胆管、胰管等组织结构不会造成损伤,因此不可逆电穿孔应用在肝门部胆管癌、门静脉肝癌等特殊部位的治疗。中央型肺癌同样存在包绕血管和支气管的问题,不适用热消融治疗,而不可逆电穿孔打破了热消融的限制,可对中央型肺癌的治疗发挥积极作用。对于周围型肺癌,热消融容易损伤肺纤维架构,造成肺空洞,容易引发感染、出血等严重并发症,而不可逆电穿孔可以避免这些问题。因此,未来随着研究的进一步深入,不可逆电穿孔在肺癌治疗中的应用会逐渐开展起来。

参考文献

[1] TORRE L A, BRAY F, SIEGEL R L, et al. Global cancer statistics, 2012 [J]. CA Cancer J Clin, 2015, 65 (2): 87-108.

[2] CHEN W Q, ZUO T T, ZHENG R S, et al. [Lung cancer incidence and mortality in China in 2013] [J]. Zhonghua Zhong Liu Za Zhi, 2017, 39 (10): 795-800.

[3] SHEN X, WANG L, ZHU L. Spatial analysis of regional factors and lung cancer mortality in China, 1973-2013 [J]. Cancer Epidemiol Biomarkers Prev, 2017, 26 (4): 569-577.

[4] ETTINGER D S, BEPLER G, BUENO R, et al. Non-small cell lung cancer clinical practice guidelines in oncology [J]. J Natl Compr Canc Netw, 2006, 4 (6): 548-582.

[5] SUGIMURA H, YANG P. Long-term survivorship in lung cancer: a review [J]. Chest, 2006, 129 (4): 1088-1097.

[6] USMAN M, MOORE W, TALATI R, et al. Irreversible electroporation of lung neoplasm: a case series [J]. Med Sci Monit, 2012, 18 (6): CS43-CS47.

[7] RICKE J, Jürgens J H, DESCHAMPS F, et al. Irreversible electroporation (IRE) fails to demonstrate efficacy in a prospective multicenter phase II trial on lung malignancies: the ALICE trial [J]. Cardiovasc Intervent Radiol, 2015, 38 (2): 401-408.

[8] FANTA J, Horák P, MARVAN J, et al. [The NanoKnife and two successful cases of intracavitary irreversible electroporation of main bronchus tumours] [J]. Rozhl Chir, 2012, 91 (11): 625-630.

（牛立志，马洋洋）

第十四章
不可逆电穿孔在甲状腺及乳腺肿瘤中的应用

PULSED ELECTRIC FIELD IN
MEDICAL APPLICATIONS

第一节 甲状腺肿瘤总论

一、流行病学

甲状腺结节是目前最常见的内分泌疾病之一，我国调查报告显示成人（≥18岁）甲状腺结节的患病率是20.43%（结节直径＞5 mm）。甲状腺结节的患病率随着年龄和体重指数增加而增加，女性更为常见。随着诊断技术的进步，甲状腺癌成为近些年发病率增长最快的实体肿瘤。全国肿瘤登记中心数据显示，我国城市地区女性甲状腺癌发病率位居女性所有恶性肿瘤发病率的第4位，并以每年20%的速度持续增长。

二、甲状腺肿瘤治疗现状

外科切除是甲状腺癌首选的治疗方法，但随着微创技术的发展和成熟，消融治疗成为近年来备受关注的替代疗法。消融治疗相对于手术切除，创伤小，不容易出现皮肤瘢痕，可以保存正常甲状腺组织，有利于维持甲状腺及甲状旁腺的正常功能。2012年韩国甲状腺放射学会和2015年意大利专家分别颁布相关共识指出：对于不适合手术及放射性碘治疗疗效不佳的复发性甲状腺癌患者，消融治疗可作为一种替代治疗方法，随后美国甲状腺学会也将此观点写入指南。2017年，韩国甲状腺放射学会对2012版指南进行更新，拓宽了消融的应用范围，指出：对于拒绝或不能进行手术的甲状腺微小乳头状癌及进展期甲状腺癌的姑息性治疗，也可考虑行消融治疗。2021年6月，欧洲甲状腺协会联合欧洲心血管和介入放射学会共同颁布了《甲状腺恶性病变的微创治疗指南》，更是呼吁"利用微创方法治疗甲状腺癌的时代已到来"。

目前主流的甲状腺癌消融方法为热消融，其利用热产生的生物学效应直接导致病灶中的肿瘤细胞发生不可逆性损伤或凝固性坏死，目前主要包括射频消融、微波消融、激光消融和高强度聚焦超声。然而，甲状腺周围具有丰富的神经组织，神经对热损伤较为敏感，因此近些年有喉返神经或变异的迷走神经消融后损伤的报道。不可逆电穿孔为一种非热的消融治疗方法，有望在灭活肿瘤的同时，减少并发症的发生。

三、不可逆电穿孔在甲状腺肿瘤治疗中的进展

不可逆电穿孔消融甲状腺肿瘤后，需要关注4个主要方面：消融效果、神经损伤、皮

肤损伤、甲状腺及甲状旁腺功能。例如，不可逆电穿孔消融后，喉返神经的损伤和修复情况如何呢？神经的膜结构是否得到维持？消融后的甲状腺能否再生？功能如何？针对上述问题，我们设计了一个动物实验，使用不可逆电穿孔消融大部分甲状腺，来研究甲状腺再生及喉返神经损伤等情况。我们在研究中定义 2/3 甲状腺体积为大部分甲状腺。之所以要消融大部分甲状腺，是为了模拟临床中消融甲状腺，放大可能出现的不良反应，消融范围越大，损伤邻近器官的风险就越大。实验动物采用 12 头小香猪。布置电极针时，不可逆电穿孔电极针靠近气管食管沟，根据纳米刀系统软件测算出消融范围，确保其覆盖甲状腺 2/3 以上的体积；消融后，观察甲状腺消融体积大小，是否实现了靶区的完全消融，消融后定期随访甲状腺的修复和再生情况；随访手段包括 CT 检查、穿刺活检和切除活检，对取得的甲状腺组织进行苏木精 – 伊红染色，在光学显微镜下进行观察（图 14-1）。

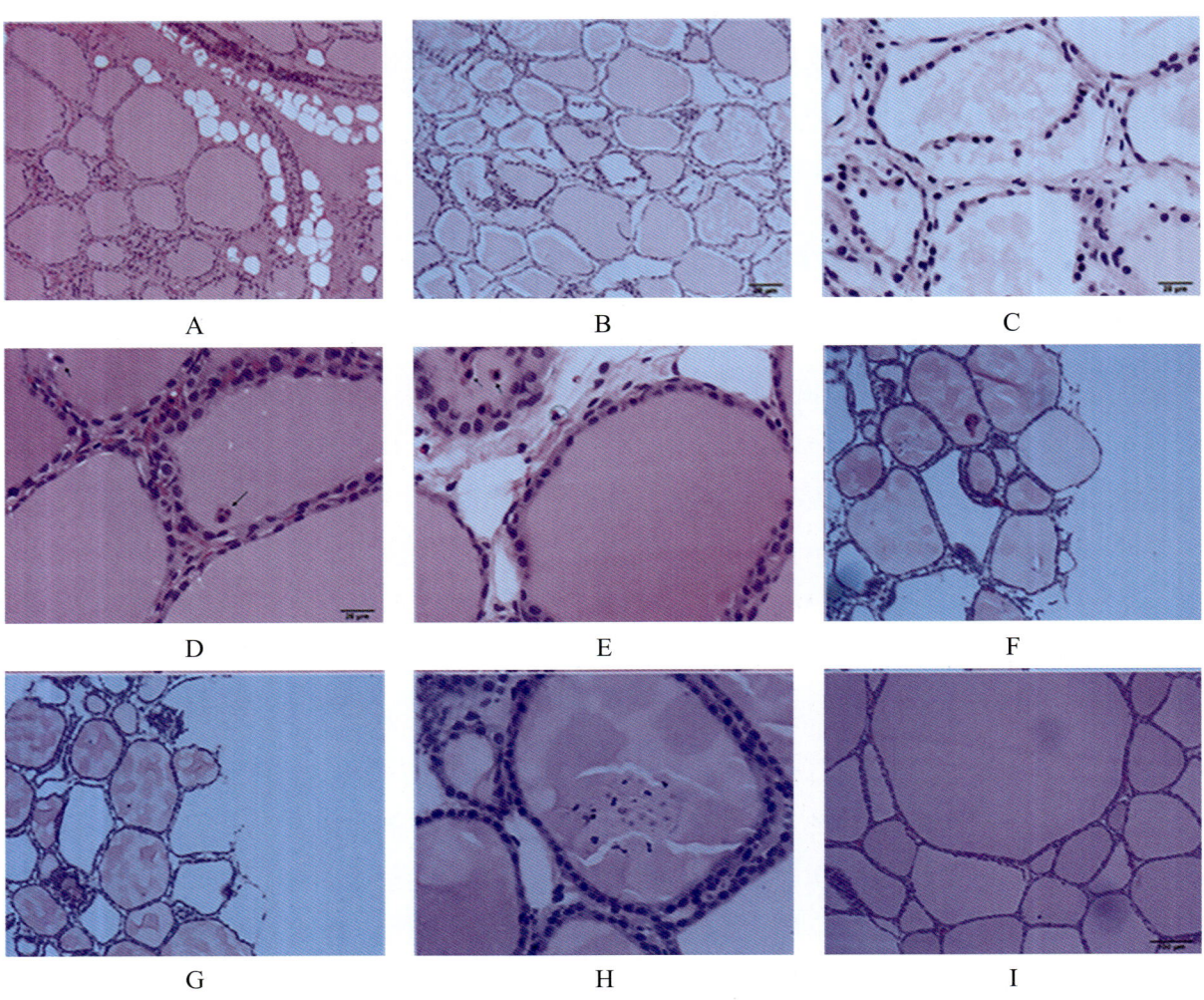

图 14-1　甲状腺癌不可逆电穿孔消融后病理表现

注：甲状腺癌不可逆电穿孔消融区滤泡上皮细胞损伤，可见核碎裂，并见凋亡细胞，滤泡结构得以维持；随后滤泡内胶质及凋亡的滤泡上皮细胞逐渐被吸收；2 个月后甲状腺滤泡恢复正常，但滤泡大小不一，类似结节性甲状腺肿的病理表现，抽血提示甲状腺及甲状旁腺功能未见异常。CT 检查显示不可逆电穿孔消融后目标消融区呈低密度，大部分甲状腺得以消融。

不可逆电穿孔消融 2 个月和 3 个月后，对喉返神经进行免疫组化检测，包括 Masson 三色染色、S100 染色和神经纤维染色，分别取神经的横断面及纵断面进行染色，未发现明显的神经损伤，神经内膜、神经束膜、神经外膜完整；不可逆电穿孔消融组未发现小香猪声音嘶哑及呼吸困难。喉返神经的横断面及纵断面免疫组化检测发现 S100 染色没有脱髓鞘，神经纤维染色未发现轴索肿胀，胶原染色发现神经内膜、神经外膜、神经束膜完整，苏木精 – 伊红染色显示神经结构正常。不可逆电穿孔消融后给小香猪录音，未见声音嘶哑，而直接用刀片损伤喉返神经的小香猪声音嘶哑。

实验结果表明，不可逆电穿孔能够完全消融小香猪甲状腺，并且保存喉返神经的结构和功能，正常甲状腺组织能够再生。不可逆电穿孔是一种选择性消融方式，不易损伤小香猪的喉返神经，但对人类喉返神经损伤情况还需要临床验证。此外，小香猪的皮肤跟人类皮肤存在差异，且更远离消融区，所以不可逆电穿孔进行动物实验研究和临床研究出现的不良反应可能不会完全一样。

第二节　乳腺肿瘤总论

一、流行病学

根据世界卫生组织国际癌症研究机构发布的 2020 年全球癌症负担数据，2020 年乳腺癌发病人数为 226 万，乳腺癌取代肺癌成为全球第一大癌；乳腺癌死亡人数居于第 5 位，为 68 万；乳腺癌居 2020 年全球女性癌症死亡人数的癌症首位，死亡率为 15.5%。在中国，乳腺癌发病人数居于第 5 位，约 42 万，发病率占 9.1%；2020 年乳腺癌死亡人数 12 万，占癌症死亡人数的第 7 位，发病率约 3.9%。乳腺癌为女性中最常见癌症，发病率占女性所有癌症的 19.9%。

二、乳腺肿瘤治疗现状

外科手术切除是目前乳腺癌治疗的首选方法，然而乳房不同于其他脏器，作为女性第二性征的外在器官，手术切除对大部分患者躯体、心理及生活质量造成较大的创伤，因此乳腺癌的治疗朝着更加微创的方向发展。并且，随着肿瘤筛查项目的开展，越来越多的乳腺癌被早期发现，早期乳腺癌的检出为微创治疗提供了契机。此外，由于部分老年患者存在多种伴发疾病无法耐受手术或病灶不可切除，微创治疗成为减轻肿瘤负荷的挽救性措施。在微创治疗中，最具特色的是消融治疗。

消融治疗是近些年涌现出的乳腺癌治疗新方法，目前应用于临床的多属于热消融，包括射频消融、冷冻消融、高聚焦超声和微波消融等。这些热消融方法利用冷/热效应原位灭活肿瘤细胞，相对于手术治疗，缩短了住院时间，减轻了局部创伤，减少了术后并发症，保持了乳房的美观性。然而，热消融后肿瘤组织发生凝固坏死、周围脂肪组织液化、炎症细胞浸润和纤维组织填充易形成包块，可长期存在，甚或与肿瘤局部复发难鉴别，部分患者需要反复检查甚至穿刺活检，患者对比感到不安、焦虑甚至恐惧。此外，部分亚洲女性由于乳房较小，消融后皮肤及胸壁损伤的并发症发生率较高。上述临床问题促进了消融技术的日趋完善和消融手段的不断进步。

不可逆电穿孔是一种新型的消融方法，它可使肿瘤组织暴露于高强度电场中，通过微秒至纳秒级脉冲作用于细胞膜脂质双分子层，在细胞膜上产生纳米级孔隙而诱导肿瘤细胞凋亡。近年研究发现，与传统的热消融术相比，不可逆电穿孔在灭活肿瘤细胞的同时，可保护血管、神经、胆道和胶原等骨架组织，现已被广泛应用于周边具有丰富血管及管道结构的肝癌、胰癌、肾癌等肿瘤治疗中。目前不可逆电穿孔在乳腺癌治疗中的报道较少，现有的体内试验和体外试验初步展现出其独特的应用优势。

三、不可逆电穿孔在乳腺肿瘤治疗中的进展

2009 年，Daniels 等研究发现异质性会显著影响乳腺组织的温度和电场分布，然而当周围组织经历高电场时，神经的轴突、血管内部和乳腺导管不受电场影响。同年，Neal 等对 MDA-MB-231 人乳腺癌细胞进行了体外试验，提出脉冲电场灭活肿瘤基线阈值为 1 000 V/cm，将该阈值纳入异构系统的三维数值模型模拟不可逆电穿孔治疗，发现不可逆电穿孔能够在大范围异质性上灭活目标组织，而不会引起显著热损伤，不可逆电穿孔有望成为乳腺癌治疗的新方式。

2010 年，Neal 等设计了一种单针电极对原位植入 MDA-MB-231 人乳腺癌细胞的雌性 Nu/Nu 小鼠进行不可逆电穿孔治疗，观察到肿瘤消退，首次在体内证实不可逆电穿孔治疗乳腺癌的可行性。

2016 年，我国中山大学肿瘤防治中心吴沛宏教授团队在五指山小猪和新西兰大白兔模型上研究了不可逆电穿孔应用于乳腺的安全性、有效性和皮肤反应。研究发现，在不可逆电穿孔消融期间，猪乳房皮肤的颜色可逆地改变，当皮肤与电极距离为 3 mm 时，乳房皮肤颜色明显改变，中心变白，周围变紫，消融后几天发现脓点；当皮肤与电极距离为 5～8 mm 时，乳房皮肤变红，但是后续病理学评估皮肤结构正常（图 14-2）。当皮肤与电极距离为 1 mm 时，不可逆电穿孔消融后兔胸部出现皮肤萎缩和枯黄；当皮肤与电极距离≥

5 mm 时，无论是否植入乳腺癌，兔模型均无皮肤损伤。在存活动物的消融乳房中，观察到正常皮肤和毛发的再生。

2017 年，牛立志教授团队研究了不可逆电穿孔治疗兔 VX2 乳腺癌的可行性，结果发现，不可逆电穿孔治疗组中的所有兔子都经历了成功的不可逆电穿孔，除胸大肌损伤外没有明显的并发症。

除了探索微秒级不可逆电穿孔对乳腺癌的治疗作用，2021 年浙江大学医学院附属第一医院蒋天安教授团队研究了纳秒脉冲电场对兔 VX2 乳腺癌治疗的安全性和有效性。结果显示，纳秒脉冲治疗后，肿瘤逐渐缩小，弹性超声提示肿瘤硬度逐渐减低；组织病理学及超微电镜提示消融区域呈现凋亡与坏死共存的改变，通过苏木精-伊红染色、TUNEL 检测及 Masson 三色染色可检测出肿瘤细胞被有效灭活，纤维组织及肉芽组织逐渐修复，展现出良好的有效性。治疗后，兔乳腺皮肤和胸大肌完好，无烧灼、焦痂及瘢痕形成，肿瘤周围乳腺小叶结构和乳房间质成分得到了很好保护，展现出良好的安全性和美观性。纳秒脉冲电场治疗后，IL-6 和肿瘤坏死因子-α 等细胞因子发生改变，在灭活肿瘤的同时，有效激活机体免疫系统（图 14-3～图 14-5）。

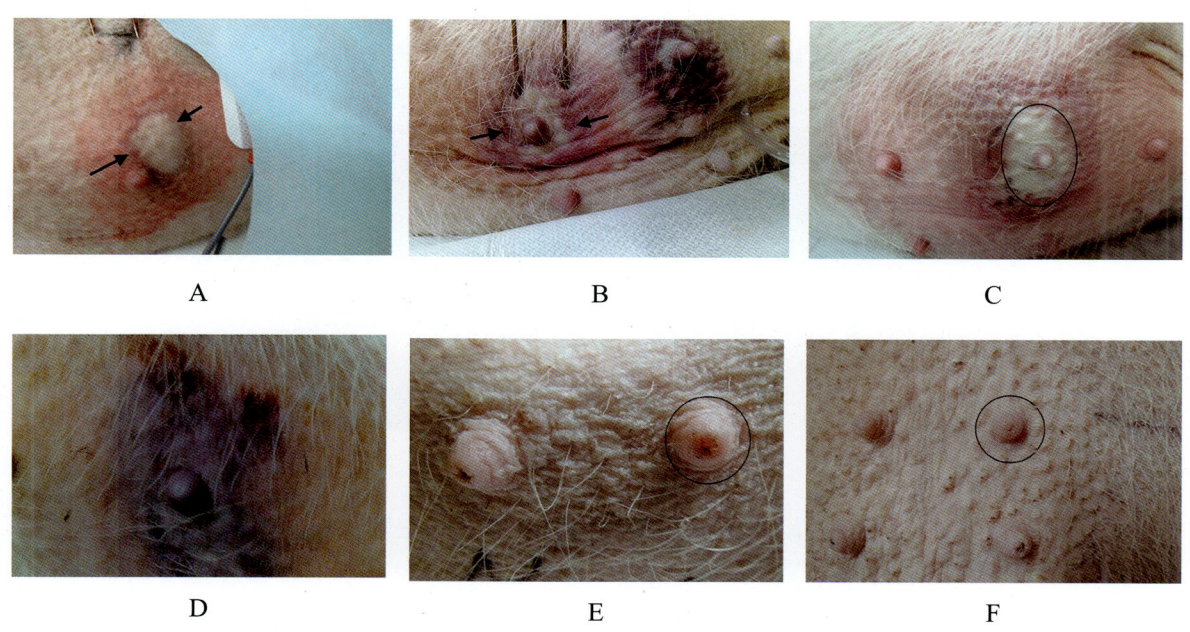

图 14-2 不可逆电穿孔消融后小猪乳腺皮肤颜色变化

注：A、B、C 为电极靠近皮肤不同距离时，不可逆电穿孔消融乳腺期间皮肤颜色的变化。大体观察可见乳腺皮肤短暂变红，再变紫，最靠近电极针部分变白，消融区中心部分皮肤变白（两黑箭头之间或椭圆形内）。D 可见贴近消融处（电极针距离皮肤最近为 3 mm）部分皮肤 1 天后仍充血变紫。E、F 可见不可逆电穿孔消融后 2 个月和 3 个月乳腺外观恢复正常（圆圈内）。

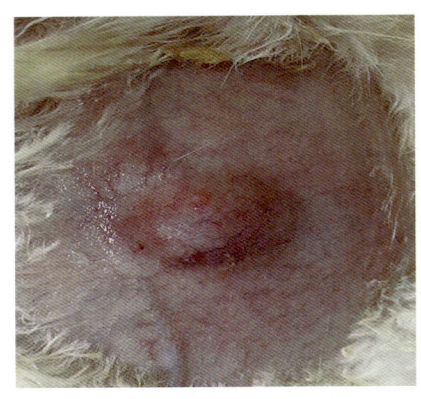

图 14-3　消融后即刻观察皮肤

注：皮肤充血，无烧灼、焦痂及瘢痕形成。

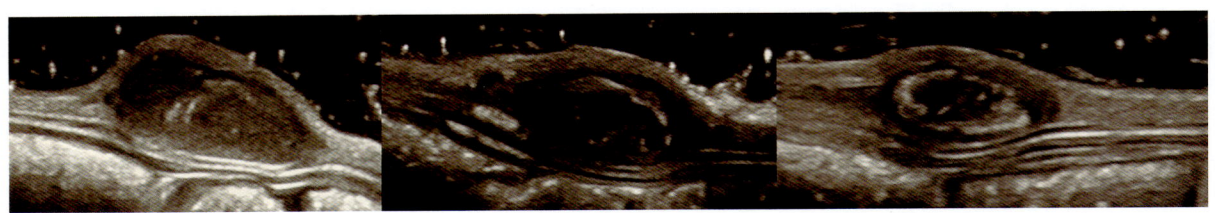

图 14-4　消融后超声检查

注：病灶体积逐渐缩小，内部纤维化及钙化形成。

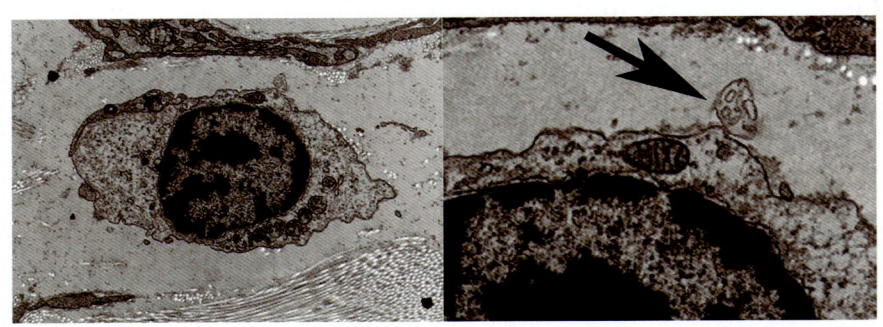

图 14-5　术区透射电镜结果

注：消融区细胞发生凋亡（箭头示凋亡小体）。

参考文献

[1] LIANG J, HUANG X, HU H, et al. Predicting malignancy in thyroid nodules: radiomics score versus 2017 American college of radiology thyroid imaging, reporting and data system [J]. Thyroid, 2018, 28 (8): 1024-1033.

[2] LEE D H, KIM Y K, YU H W, et al. Computed tomography for detecting cervical lymph node metastasis in patients who have papillary thyroid microcarcinoma with tumor characteristics appropriate for active surveillance [J]. Thyroid, 2019, 29 (11): 1653-1659.

[3] 刘隆忠, 刘颖, 黎升, 等. 术前超声联合增强CT对甲状腺乳头状癌中央区淋巴结转移的诊断价值 [J]. 中国耳鼻咽喉头颈外科, 2018, 25 (8): 411-414.

[4] CHO S J, SUH C H, BAEK J H, et al. Diagnostic performance of CT in detection of metastatic cervical lymph nodes in patients with thyroid cancer: a systematic review and meta-analysis [J]. Eur Radiol, 2019, 29 (9): 4635-4647.

[5] YANAGITA S, NATSUGOE S, UENOSONO Y, et al. Morphological distribution of metastatic foci in sentinel lymph nodes with gastric cancer [J]. Ann Surg Oncol, 2008, 15 (3): 770-776.

[6] TENG D K, LI W H, DU J R, et al. Effects of microwave ablation on papillary thyroid microcarcinoma: a five-year follow-up report [J]. Thyroid, 2020, 30 (12): 1752-1758.

[7] CASTRO M R, MORRIS J C, RYDER M, et al. Most patients with a small papillary thyroid carcinoma enjoy an excellent prognosis and may be managed with minimally invasive therapy or active surveillance [J]. Cancer, 2015, 121 (18): 3364-3365.

[8] DIONIGI G. Energy based devices and recurrent laryngeal nerve injury: the need for safer instruments [J]. Langenbecks Arch Surg, 2009, 394 (3): 581-586.

[9] HA E J, BAEK J H, LEE J H, et al. Clinical significance of vagus nerve variation in radiofrequency ablation of thyroid nodules [J]. Eur Radiol, 2011, 21 (10): 2151-2157.

[10] DIONIGI G. True incidence of recurrent laryngeal nerve injury: time to audit! [J]. Int J Clin Pract, 2010, 64 (4): 523.

[11] DIONIGI G, ALESINA P F, BARCZYNSKI M, et al. Recurrent laryngeal nerve injury

in video-assisted thyroidectomy: lessons learned from neuromonitoring [J]. Surg Endosc, 2012, 26 (9): 2601-2608.

[12] HAYWARD N J, GRODSKI S, YEUNG M, et al. Recurrent laryngeal nerve injury in thyroid surgery: a review [J]. ANZ J Surg, 2013, 83 (1-2): 15-21.

[13] MERCADAL B, ARENA C B, DAVALOS R V, et al. Avoiding nerve stimulation in irreversible electroporation: a numerical modeling study [J]. Phys Med Biol, 2017, 62 (20): 8060-8079.

[14] LI W, FAN Q, JI Z, et al. The effects of irreversible electroporation (IRE) on nerves [J]. PLoS One, 2011, 6 (4): e18831.

[15] SCHOELLNAST H, MONETTE S, EZELL P C, et al. The delayed effects of irreversible electroporation ablation on nerves [J]. Eur Radiol, 2013, 23 (2): 375-380.

[16] TAM A L, FIGUEIRA T A, GAGEA M, et al. Irreversible electroporation in the epidural space of the porcine spine: effects on adjacent structures [J]. Radiology, 2016, 281 (3): 763-771.

[17] LI S, YUN M, TIAN L, et al. The injury of recurrent laryngeal nerve and thyroid regeneration after irreversible electroporation ablation of most part of thyroid gland-an experimental study on swine model [J]. Endocr J, 2019, 66 (11): 1017-1027.

[18] MAURI G, SCONFIENZA L M, SARDANELLI F. Imaging-guided percutaneous ablation: a step forward to minimize the invasiveness of breast cancer treatment [J]. Radiology, 2019, 290 (3): 849-850.

[19] LI S, WU P H. Magnetic resonance image-guided versus ultrasound-guided high-intensity focused ultrasound in the treatment of breast cancer [J]. Chin J Cancer, 2013, 32 (8): 441-452.

[20] KEARNEY T J, MORROW M. Effect of reexcision on the success of breast-conserving surgery [J]. Ann Surg Oncol, 1995, 2 (4): 303-307.

[21] FISHER E R, SASS R, FISHER B, et al. Pathologic findings from the national surgical adjuvant breast project (protocol 6). II. relation of local breast recurrence to multicentricity [J]. Cancer, 1986, 57 (9): 1717-1724.

[22] LI S, CHEN F, SHEN L, et al. Percutaneous irreversible electroporation for breast tissue and breast cancer: safety, feasibility, skin effects and radiologic-pathologic correlation in an animal study [J]. J Transl Med, 2016, 14 (1): 238.

[23] 黎升, 曾奇, 钟锐, 等. 不可逆电穿孔与射频消融后猪肝脏再生的比较 [J]. 中华医学杂志, 2015, 95 (1): 66-68.

[24] YIN S, LIU Z, MASHAYEKH A S, et al. Ultrastructural changes in hepatocellular carcinoma cells induced by exponential pulses of nanosecond duration delivered via a transmission line [J]. Bioelectrochemistry, 2020, 135: 107548.

[25] QIAN J, CHEN T, WU Q, et al. Blocking exposed PD-L1 elicited by nanosecond pulsed electric field reverses dysfunction of $CD8^+T$ cells in liver cancer [J]. Cancer Lett, 2020, 495: 1-11.

[26] YIN S, CHEN X, HU C, et al. Nanosecond pulsed electric field (nsPEF) treatment for hepatocellular carcinoma: a novel locoregional ablation decreasing lung metastasis [J]. Cancer Lett, 2014, 346 (2): 285-291.

（许　敏，吴沛宏，黎　升，王宝华）

第十五章
不可逆电穿孔在骨骼及软组织肿瘤中的应用

PULSED ELECTRIC FIELD IN
MEDICAL APPLICATIONS

第一节 总 论

一、骨肿瘤

（一）概述

骨肿瘤是发生于骨骼或其附属组织的肿瘤。良性骨肿瘤易根治，预后良好；恶性骨肿瘤发展迅速，预后不佳，死亡率高。恶性骨肿瘤又分为原发性恶性骨肿瘤以及体内其他组织或器官的恶性肿瘤经血液循环、淋巴系统转移至骨骼的继发性恶性骨肿瘤。

其中，骨肉瘤是最常见的骨肿瘤，大约20%的患者在确诊时已伴有远处转移，肺是最常见的转移部位。目前早期根治方式以外科治疗为主，对于晚期患者以化疗（多柔比星、顺铂）为主。无转移患者的五年生存率为75%，有肺转移患者的五年生存率为50%。尤因肉瘤是第二大常见骨肿瘤，在青少年中发病率更高，主要发生于长骨和骨盆，常常出现肺转移和肝转移。约25%患者具有临床症状，80%～90%患者在确诊时伴有转移。通常会进行肿瘤切除，尽量达到手术切缘阴性。放疗主要用于外科风险高或无法得到手术切缘阴性的患者。如果肿瘤邻近重要的血管、神经丛或其他重要结构，可能无法进行手术或放疗，但可以通过姑息性手术、放疗或二者联合后序贯化疗的联合治疗对肿瘤进行局部控制，延长患者生存时间，提高生活质量。

（二）临床研究

Harris等为一例12岁股骨骨肉瘤患者的肺转移灶行不可逆电穿孔消融术。他们发现由于肺组织内充满气体，要达到有效消融需要更高的电压（2 200 V，而不是1 300 V）。此次术中，电极间距设置为1.2 cm，脉冲宽度约90微秒，脉冲数100个，术后肺部转移灶消失，患者并未出现咯血等并发症。他们认为不可逆电穿孔治疗是针对不可切除的骨肉瘤肺转移的一种可行有效的方法。

Steinbrecher等人利用不可逆电穿孔消融治疗了一例9岁尤因肉瘤复发患者。其病灶位于骶骨，这个病灶无法行外科手术切除。同时，在骨盆行质子放疗风险太大，病灶邻近骶神经丛，存在导致截瘫的巨大风险。经过4个周期的化疗，肿瘤无反应，患者在第5个化疗周期结束后决定选择不可逆电穿孔消融术局部控制肿瘤。在CT引导下利用5根1.1G同轴骨穿针置入目标区域，成功开展了不可逆电穿孔消融术。术后未出现并发症，随访影像也显示转移灶完全消失。该患者在术后成功进行了自体干细胞移植，3年后，患者仍保持完全临床缓解。

二、软组织肿瘤

（一）概述

软组织肿瘤包括原发性软组织肉瘤以及软组织转移瘤。原发性软组织肉瘤是不同组织成分形成的间叶源性肿瘤，约占所有恶性肿瘤的1%。原发性软组织肉瘤种类繁多，其中较为常见的是恶性纤维组织细胞瘤、平滑肌肉瘤、脂肪肉瘤、滑膜肉瘤等。不同的肉瘤类型，其预后不尽相同，取决于肿瘤的生物学侵袭性。软组织转移瘤较原发性软组织肉瘤少见，可发生于恶性黑色素瘤、恶性淋巴瘤、肺癌、乳腺癌、结肠癌等转移，在临床上肌肉内转移最为少见。其多来源于血行转移或淋巴转移，大多数软组织转移瘤可找到原发病灶，极少数软组织转移瘤找不到原发病灶。

外科手术是大多数软组织肿瘤的主要治疗方法，但对于无法手术治疗的患者，则可以选择放疗或化疗。大部分原发性软组织肉瘤五年生存率为50%～60%。而软组织转移瘤患者的中位生存期在过去20年间一直维持在1年，仅有少数软组织转移瘤患者可以长期生存。

局部消融治疗在近年来得到广泛发展，对于无法手术治疗或放化疗失败患者，局部消融治疗能够实现对局部肿瘤的控制。目前，局部消融包括射频消融、微波消融、激光消融、冷冻消融等。其中，射频消融与冷冻消融软组织肿瘤的临床报道较多，局部肿瘤控制效果理想。

然而，对于相邻危险结构的软组织肿瘤，不可逆电穿孔消融技术展现出上述其他消融方法所不具备的独特优势。临床前研究显示，其在小鼠、狗等模型上表现出来的结果令人鼓舞，不可逆电穿孔可以局部控制肿瘤，同时能保留消融区域内血管结构和神经功能。

（二）临床研究

2012年，Usman等人报道了一例不可逆电穿孔治疗滑膜细胞肉瘤肺转移的年轻男性患者。该患者在大腿滑膜细胞肉瘤手术后7年发现肺转移，接受了冷冻消融治疗，但是其中一个病灶靠近右侧肺门，无法行消融治疗。随后，该患者在CT引导下进行了肺转移瘤的不可逆电穿孔治疗，使用了3根电极针构成三角形布局，针间距1.5～2.0 cm，共释放90个脉冲，最高电压为2 800 V。手术过程顺利，但术后6个月随访发现病灶进展。2017年，Qin等人报道了一例不可逆电穿孔治疗腹膜后纤维肉瘤复发的74岁女性患者，肿瘤最大直径7.5 cm。术前CT检查提示肿瘤位置靠近下腔静脉、门静脉、胰头和肝左叶。Qin等人为了减少使用电极针的数目，决定采用"4步法"的策略。第一步，在CT和B超的引导下植入2根电极针，穿刺深度为15 cm、电极针暴露长度为2 cm，针间距为2 cm。消融参数为电场强度1 500 V/cm，脉冲90个。之后，每根电极针退回1 cm，以1 300 V/cm电场强度进行重叠消融。同样的，向右 2 cm 插入 2 根电极针，开始第二步。根据第一步的经验，电极针每后退 1.2 cm 进行重叠消融。随后，第三步和第四步按同样的方法进行。术后即刻进行了 CT 检查，显示消融区呈低密度，内含气泡，没有发生与操作相关的并发症。患者恢复顺利，术后第 4 天出院。2 个月后随访，CT 检查提示肿瘤完全缓解，肿瘤直径缩小至 5.2 cm。

目前关于不可逆电穿孔治疗软组织肿瘤仅有少量报道，尚不能得出安全性结论，但根据肿瘤缓解率和并发症发生率，结果还是值得期待的。但仍需要更多不可逆旦穿孔治疗的数据来评估生存率、缓解率和并发症发生率等。目前的数据表明不可逆电穿孔消融术可用于治疗无法外科切除、相邻结构风险大、术后复发以及放化疗失败的软组织肿瘤，并能够有效控制局部肿瘤进展，减少癌性疼痛，显著提高患者的生存质量，同时较大程度地保留正常血管结构及神经功能。不可逆电穿孔消融术在软组织肿瘤临床治疗中展现出独特优势，具有巨大的应用前景。

第二节 适应证与禁忌证

一、适应证

（1）肿瘤个数 3 个以下，年龄在 18～80 周岁，性别不限，心肺功能可耐受全身麻醉者。
（2）有明确的病理诊断者。
（3）肿瘤直径（术前 CT/MRI 检查扫描横轴位最大径测量）5 cm 以下者。
（4）病变无法进行外科手术切除或可进行外科手术切除但患者及家属意愿选择影像引导下不可逆电穿孔治疗者。
（5）预计生存期在 3 个月以上，卡诺夫斯凯计分 > 50 分者。

二、禁忌证

（1）严重心律失常、有癫痫病史或心脏起搏器植入者，以及近期发生过大面积心肌梗死的患者。
（2）严重心、肺、肾功能不全或不能耐受气管插管全身麻醉者。
（3）恶病质，预期寿命 < 6 个月者。
（4）术前 1 周内血常规检查血红蛋白浓度 < 70 g/L 或血小板计数 < $80×10^9$/L 者。
（5）1 周内服用过抗凝药物或凝血功能异常者。
（6）处于急性感染或慢性感染急性期者。

（7）妊娠、精神异常或有精神病史且不能自主配合者。

三、相对禁忌症

距离消融区域 2.5 cm 内有金属支架或其他金属物植入者。

第三节　术前准备

在骨骼及软组织肿瘤治疗中，不可逆电穿孔同样可在开放式治疗和经皮介入治疗 2 种方式下进行，2 种方式下患者术前准备相同。

一、术前检查项目

（1）术前 1 个月内行腹部 CT 增强检查或 MRI 增强检查，详细了解病灶及其周围结构情况，必要时可行 PET-CT 检查。

（2）实验室检查：术前血常规、凝血常规、血生化、血清术前八项、肿瘤标志物等检查。

二、术前常规准备

（1）确认手术部位无金属物植入。
（2）询问术前 1 周内是否使用过具有抗凝作用的药物。
（3）术前 1 周内行普通心电图、肺功能检查及麻醉评估。
（4）术前禁食禁水 12 小时，常规行清洁灌肠，留置导尿管，必要时留置胃管。
（5）术前签署知情同意书。
（6）治疗部位在颅脑、腹股沟等有毛发部位者，需术前 1 天备皮。

第四节　操作规范

一、麻醉

不可逆电穿孔消融术需要患者全身麻醉，术中采用丙泊酚诱导麻醉，并使用空气、氧气、七氟烷混合气体麻醉维持，芬太尼或瑞芬太尼术中镇痛，术中应同时行血压（桡动脉穿刺监测）、心电、血氧饱和度监测。同时，术中联合应用非去极化型神经肌肉阻滞剂（维库溴铵、罗库溴铵等）来减少肌肉收缩，以防止肌肉收缩引起电极针移位。此外，不可逆电穿孔消融过程中发放电脉冲时，患者可出现心率增快、血压增高等现象，术中麻醉团队应时刻检测各个指标并及时调整药量。在不可逆电穿孔治疗过程中，心电同步技术的应用非常重要。术前，心电同步设备必须检测到稳定且速度适中的心率，方能启动不可逆电穿孔脉冲发射，如果心率快于 120 次 / 分或是慢于 60 次 / 分，将无法发动电流，此时麻醉团队可使用药物干预，进行心率控制。在整个治疗过程中，应密切监测体温、尿量、血压、血氧饱和度、呼气末期二氧化碳浓度和心电图变化。

二、选择布针引导方式

临床医师根据实际情况及经验，可以选择不同的术中布针引导方式，通常包括 CT 引导、超声引导、开放性外科方式。这 3 种方式各有自身优缺点，操作者可以灵活选用或多种引导方式结合使用。

（一）CT 引导

根据术前患者 1 周内影像学资料选取适合体位及穿刺路径，体表贴定位栅定位或机器人辅助导航定位。建立双静脉通道，行桡动脉血压监测。麻醉完成后，行消融部位 CT 增强检查扫描（扫描层厚 5 mm），根据肿瘤大小及位置确定电极针数（最少 2 根，最多 6 根）及进针路线，以进针路径短、避免损伤重要血管和脏器为原则，设计最佳穿刺路径。

（二）超声引导

患者选取合适体位，行常规超声检查，确定病灶位置后，行术前超声造影检查，明确病灶边界、微循环灌注、周围血管关系及病灶前方血管分布情况，在造影相测量病灶大小。根据病灶大小、位置选择电极针数，并制订进针方案，于超声引导下将不可逆电穿孔电极针穿刺到病灶，进针原则同 CT 引导。

（三）开放性外科方式

根据术前患者 1 周内影像学资料选取适合体位及穿刺路径，建立双静脉通道，行桡动脉血压监测。麻醉完成后，切开暴露消融部位。根据肿瘤大小及位置确定电极针数（最少 2 根，最多 6 根），进行穿刺，手术过程中可辅助超声引导进行穿刺。

三、布针规划及调整

由于骨骼及软组织肿瘤种类繁多，不同类型的肿瘤组织导电率千差万别，目前尚无公认的初始治疗参数。因此，术前及术中布针规划根据测试电流进行及时调整，在此类肿瘤治疗中非常重要。初始参数可以设定在电极针暴露 1.5 cm、电场强度 1 500 V/cm、脉冲宽度

70～90微秒，电极间距依肿瘤大小而定，以 1.5～2.0 cm 为宜。电极针应尽量确保两两平行，沿病灶长轴进针，涵盖全部病灶，贴近血管布针时电极针应尽量沿血管长轴走行，避免与血管距离 < 0.5 cm 或直接垂直于血管方向进行穿刺布针。布针完成后，需先释放 10 个脉冲来进行组织导电率测试。测试脉冲完成后，操作者立即观察电流走势图，以确保每对电极针起始电流水平在 20～35 A 范围内。如果任何电极针间的电流强度超出此范围，则应进行调整，具体调整方式可参考本书第三章第二节部分，然后使用上述的组织导电率测试进行重新测试。

当一组脉冲释放完成时，每对电极针间的电流比起基准状态至少增加 12 A，最大不超过 50 A 代表消融理想。如果电极针间的电流没有增加至少 12 A，则建议为该对电极针增加 90 个脉冲。当然，不可逆电穿孔消融过程中的组织特性变化取决于多种因素，因此是否给予特定的电极针间额外的脉冲序列，可由治疗医师决定。为了确保消融完全，治疗医师可以将电极针退出一段距离，进行浅部肿瘤消融，使消融范围超过肿瘤最大截面。此外，当不可逆电穿孔完成肿瘤部分治疗后，医师可以重新布置电极针，以治疗肿瘤其他部位。医师应评估电极针在轴线方向上的肿瘤深度及消融的安全范围是否足够，如果无需继续治疗，可简单地从患者身上拔出电极针而结束治疗，并压迫伤口止血。

四、复苏后送回病房

不可逆电穿孔治疗完成后，将患者送至复苏室监测，等候患者苏醒后，再送回普通病房。

第五节　病例展示

患者，女，48 岁，行甲状腺癌术后，现右侧颈部软组织转移瘤，提示甲状腺癌复发，压迫颈部神经丛寻求治疗。肿块包绕神经，无法行外科手术切除及常规热消融，现行不可逆电穿孔消融治疗。

术前运用超声扫查结合 CT 影像资料确定肿瘤位置及大小，并规划进针位置及方向。

首先，在超声引导下行 2 针消融布针，进针后 CT 检查显示 2 根电极针分别平行于肿瘤周边（图 15-1），电极间距约 1.8 cm，消融参数：电极针暴露长度 2.0 cm，总电压 3 000 V，脉冲宽度 90 微秒，脉冲数 90 个。术后电流趋势图显示消融成功。

其次，考虑到肿瘤较大，继初次消融后重新布置 3 根电极针来产生一个叠加的消融区域（图 15-2），此技术对消融较大范围的软组织十分有用。消融参数：三根电极针两两距离分别为 1.3 cm、1.5 cm 和 1.4 cm。

最后，布置4根电极针继续对肿瘤区域进行叠加消融（图15-3），消融参数同3针消融布针。

根据电流趋势图（图15-4），上升电流＞10 A，肿瘤电阻最终趋于稳定，提示不可逆电穿孔消融成功。同时术后超声造影检查显示消融区域无灌注。治疗过程安全，术后2周随访超声造影复查显示病灶缩小，持续无灌注，治疗效果满意（图15-5）。

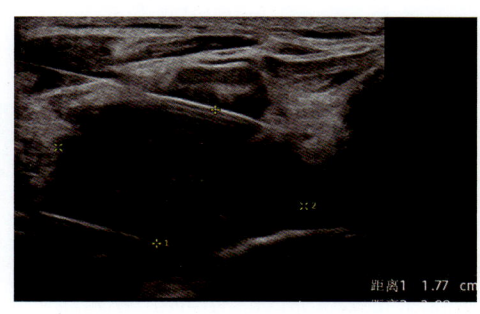 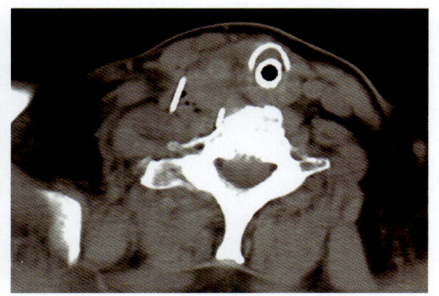

A. 超声引导下将2根电极针呈平行关系置入肿块；B. 植入电极针后的CT检查显示电极针呈平行关系，并位于同等深度，避开周边大血管等重要组织。

图15-1　2针消融布针

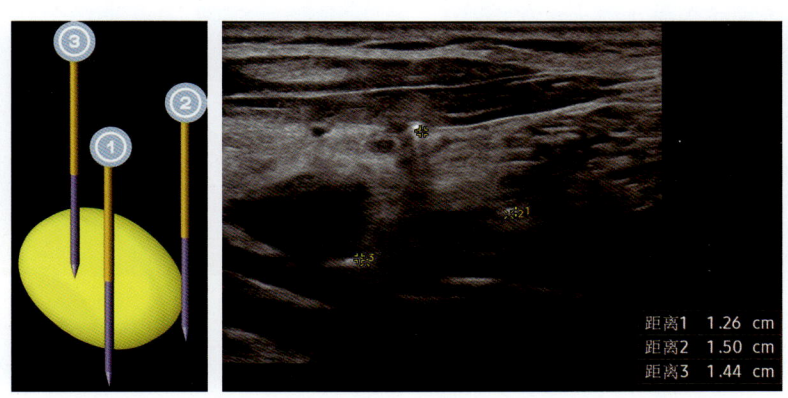

图15-2　3针消融布针

注：超声引导下将3根电极针呈等边三角形关系置入肿块。

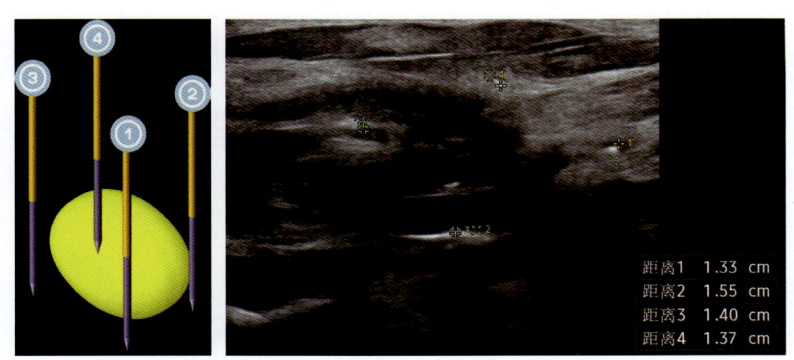

图15-3　4针消融布针

注：超声引导下将4根电极针呈菱形关系置入肿块。

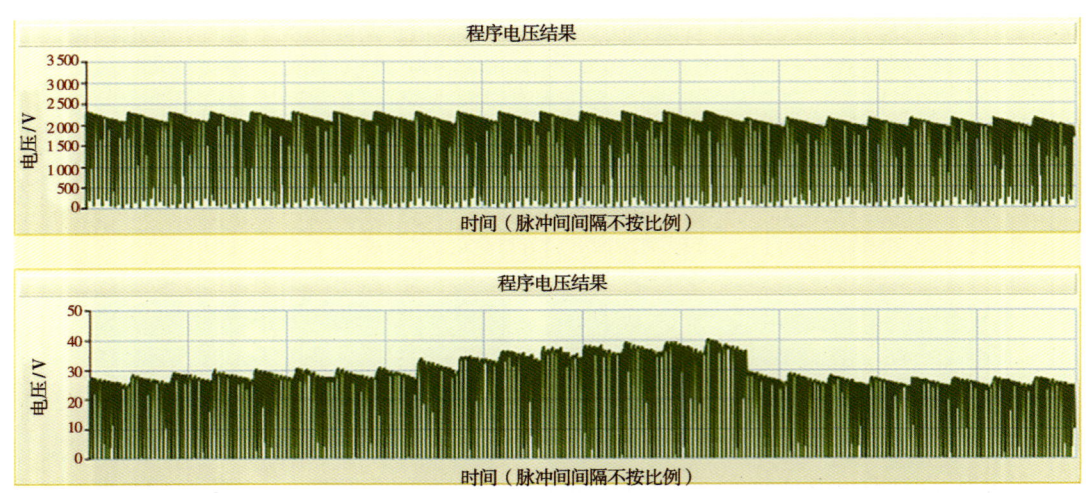

图15-4　电极间电压及电流随时间变化趋势图

注：前半段消融过程中，可以观察到脉冲电流最大值高达40 A，最小值为25 A，电流呈整体上升趋势，差值15 A，反映了在脉冲输出过程中肿块电阻逐渐下降，是消融成功的标志。后半段消融过程中，随着组织电阻趋于稳定，电流生成趋势保持平稳。

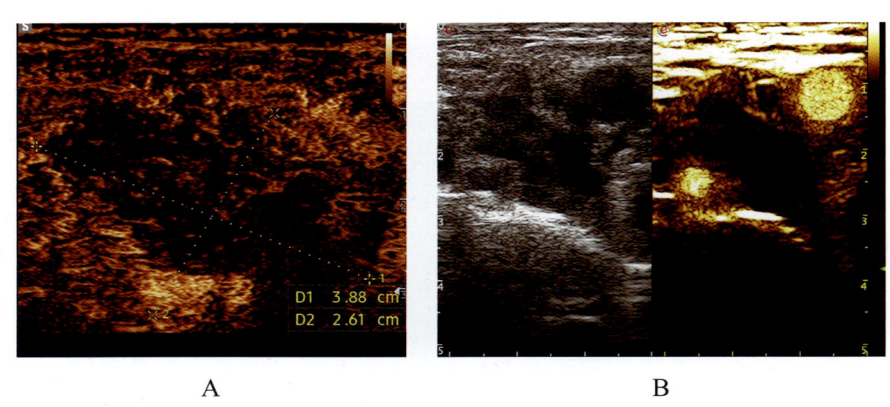

A.不可逆电穿孔消融术前，呈现低灌注；B.不可逆电穿孔消融术后2周，肿瘤呈现持续无灌注。

图15-5　颈部软组织转移瘤不可逆电穿孔消融术前及术后2周超声造影对比

第六节　术后管理

患者麻醉复苏后如无不适，由麻醉医师护送返回病房，行心电监护，常规给予静脉营养及抗生素预防感染治疗，根据患者情况酌情使用镇痛药物。如患者无出血，术后6小时开始给予低分子肝素皮下注射，预防血栓形成。术后禁食24小时，化验血常规及生化后，如无明显异常，可逐渐由流食过渡至正常饮食。

第七节　并发症及其处理

不可逆电穿孔消融主要并发症包括静脉血栓、术后感染、周围神经功能一过性损伤等。

一、静脉血栓

不可逆电穿孔消融过程中，虽不会对血管结构造成不可逆破坏，但电脉冲释放可对血管内皮细胞造成可逆性损伤，使血管内膜不光滑和血流减慢，术后可引起血管内血栓形成。因此，不可逆电穿孔消融术后应常规使用抗凝药物，预防血栓形成，抗凝应以短期预防为主要目的。

二、术后感染

术后应积极行抗感染治疗，对于软组织肿瘤和骨肿瘤的不可逆电穿孔消融以预防感染治疗为主，术后使用抗感染药物静脉滴注。

三、周围神经功能一过性损伤

由于不可逆电穿孔对细胞膜产生损伤，因此不可逆电穿孔消融临近周围神经的肿瘤时会造成神经细胞的细胞膜损伤进而对细胞造成损伤，但神经纤维不受影响，导致产生一过性神经功能障碍，一般在术后7周左右恢复功能。

第八节　疗效评估

骨骼和软组织肿瘤不可逆电穿孔治疗疗效评估采用世界卫生组织改良版实体瘤疗效评价标准。①完全缓解：术后即刻病灶轮廓消失，病灶呈无强化的低密度/信号影，消融区域可见散在气体影分布。随访显示所有靶病灶消失、肿瘤标志物恢复至正常水平。②部分缓解：术后3个月肿瘤较术前体积趋向缩小，或与基线影像学检查比较≥70%肿瘤病灶坏死呈低密度/信号无强化。③疾病稳定：介于部分缓解和疾病进展之间。④疾病进展：病灶坏死不明显或出现新发病灶。

不可逆电穿孔消融术后1周、1个月、3个月、6个月定期随访，之后以1年为随访周期。复查项目包括超声造影检查、CT增强检查或MRI增强检查，术后3个月行PET-CT检查。血液学检查包括血常规检查、肿瘤标志物检查等。

参考文献

[1] STEVEN DEVLEESCHOUWER.Glioblastoma[M]. Australia：Codon Publication，2017.

[2] KWON J H，KIM M D，KIM S H，et al. Effects of irreversible electroporation on femoral nerves in a rabbit model[J]. Minim Invasive Ther Allied Technol，2022，31（2）：306-312.

[3] LUO X，QIN Z，TAO H，et al. The safety of irreversible electroporation on nerves adjacent to treated tumors[J]. World Neurosurg，2017，108：642-649.

[4] VAILAS M，SYLLAIOS A，HASHEMAKI N，et al. Irreversible electroporation and sarcomas：where do we stand？[J]. J BUON，2019，24（4）：1354-1359.

[5] STEINBRECHER K，ARSLAN B，NASSIN M L，et al. Irreversible electroporation in the curative treatment of Ewing's sarcoma[J]. BMJ Case Rep，2016，2016：bcr2016216585.

[6] MARTIN R C，SCHWARTZ E，ADAMS J，et al. Intra-operative anesthesia management in patients undergoing surgical irreversible electroporation of the pancreas，liver，kidney，and retroperitoneal tumors[J]. Anesth Pain Med，2015，5（3）：e22786.

[7] HARRIS J C，CHEN A，MACIAS V，et al. Irreversible electroporation as an effective technique for ablating human metastatic osteosarcoma[J]. J Pediatr Hematol Oncol，2016，38（3）：182-186.

[8] NEUMANN E，SCHAEFER-RIDDER M，WANG Y，et al. Gene transfer into mouse lyoma cells by electroporation in high electric fields[J]. EMBO J，1982，1（7）：841-845.

[9] IVORRA A，AL-SAKERE B，RUBINSKY B，et al. In vivo electrical conductivity measurements during and after tumor electroporation：conductivity changes reflect the treatment outcome[J]. Phys Med Biol，2009，54（19）：5949-5963.

[10] WALSH N，JONES A J，GABLE J K，et al. Early results of irreversible electroporation（IRE）for tumor ablation in soft tissue tumors[J]. Am Surg，2018，84（11）：e445-e447.

（杨　坡，何晓锋，胡　瑛）

第十六章
不可逆电穿孔在医学应用中的进展与展望

PULSED ELECTRIC FIELD IN
MEDICAL APPLICATIONS

第一节　最新进展

一、高压脉冲电场的应用场景不断拓宽

随着电工材料和生物技术的发展，生物电的应用扩展到生命科学研究中，高功率脉冲技术可以将脉冲电场压缩到微秒、纳秒、皮秒水平。高功率脉冲技术包含非平衡等离子体研究、高压脉冲电场研究、高压静电场研究等，它们的实际应用与生物电磁场密不可分。高电压、强电场是高电压技术最根本的特征。除原本应用于国防武器外，目前高压脉冲电场在生产生活实践中获得广泛深入的应用，如种子处理生长促进、作物病害防治、农产品清洗消毒、农产品储藏和货架期延长、脉冲电场污水灭菌净化处理、脉冲电场加速农作物生长、电脉冲基因直接导入、癌症的电化学疗法、电化学控制药物释放、生物分子的电化学行为、血栓和心血管疾病的电化学研究、骨骼的电生长、心电图和脑电图的研究、生物电池等诸多领域。

二、高压脉冲电场的临床应用范围不断拓宽

不可逆电穿孔可应用于热损伤敏感的组织结构，如肝门，保留胆管和肝血管。在不可逆电穿孔消融后，动脉也出现了类似的组织学效应。虽然血管壁平滑肌细胞数量减少，但血管结缔组织基质保存。这种独有的特征，与热消融方式机制不同，因此，目前不可逆电穿孔主要应用于肝门区、胰头部等高危区域的肿瘤治疗。随着不可逆电穿孔技术的进一步提升，以及临床对本技术的深入探索，不可逆电穿孔将会逐步扩大其临床应用范围。

已经有不少学者在拓展应用范围方面进行了研究，如将不可逆电穿孔用于除肝癌、胰腺癌领域之外的前列腺癌、肾癌、肺癌、神经肿瘤、后腹膜肿瘤等实体肿瘤患者，表明不可逆电穿孔是一种安全有效的、可不断拓展应用的治疗手段。

不可逆电穿孔利用电场非热效应治疗实体肿瘤已经显示出良好效果，具有对肿瘤毗邻血管和神经低损伤的优点，是一种很有前途的局灶消融技术。

不可逆电穿孔应用于心律失常治疗领域亦是最新发展方向之一，目前欧洲已有产品上市，国内也有多个研发和临床研究正在开展进行，不可逆电穿孔在心脏领域应用的安全性、

有效性有待进一步的研究，颇具前景。

当然，目前不可逆电穿孔仍然存在一些不足，如心电安全、肌电刺激，且肿瘤、肿瘤组织、实质器官、尿液、血液、组织液、空气之间的电导率差异，使不可逆电穿孔消融边界的精准控制具有一定难度。目前全球有多个前瞻性临床研究或随机试验正在开展，需要有更多的长期数据验证其长期效果。因此，精确的电场仿真技术辅助以人工智能、智慧医疗等多学科交叉研究，将是未来不可逆电穿孔消融值得关注的进展方向之一。

三、不可逆电穿孔和其他疗法联合应用进展

当细胞暴露在足够强的电场中时，TMV 将会增加，这会引发细胞膜结构重排，从而导致细胞膜通透性增加，进而允许通常无法穿过细胞膜的分子进入细胞。这一被称为电穿孔或电通透的现象，正被广泛应用到抗肿瘤治疗中。其中一种治疗方案就是广为熟知的电脉冲化疗。

电脉冲化疗是一种通过施加局部电脉冲，增加细胞通透性，将通常情况下无法进入细胞内部的药物送入细胞内，从而达到杀死肿瘤细胞目的的治疗方法。配合博莱霉素和顺铂使用电脉冲化疗治疗皮内和皮下肿瘤的研究已经进入临床阶段。第一次博莱霉素电脉冲化疗于 1991 年在法国 Gustave Roussy 研究所实现，第一次顺铂电脉冲化疗则于 1995 年在斯洛文尼亚卢布尔雅那肿瘤研究所实现。其后，来自全球多个国家（爱尔兰、澳大利亚、奥地利、比利时、保加利亚、丹麦、德国、法国、美国、墨西哥、尼加拉瓜、波兰、葡萄牙、日本、瑞士、斯洛文尼亚、西班牙、希腊、匈牙利、意大利、英国）的多名患者接受了电脉冲化疗。为了治疗体内肿瘤，开发了通过外科手术、内窥镜、皮下穿刺等方法到达患处的新的电脉冲化疗方法。

电脉冲化疗对全身或局部引入不通透或低通透的细胞毒素药物。然后，当肿瘤区域药物浓度达到峰值时直接对该区域施加脉冲电场。脉冲电场可以在细胞膜上产生纳米级缺陷，从而方便药物进入细胞。在施加电场期间以及电场消失后的一段时间内，药物分子可以自由扩散进入细胞质，从而实现抗肿瘤效果。如果药物浓度足够，可以通过在不同的地方插入电极针和施加多次电场来治疗整个肿瘤。如果首次治疗时因肿瘤太大而无法对整个肿瘤施加电脉冲化疗，也可以在几周或几个月后继续治疗。目前临床试验已经证实电脉冲化疗对黑色素瘤、Kaposi 肉瘤、鳞状细胞癌、基底细胞癌、腺癌、乳腺癌均有一定疗效。

电脉冲化疗所使用的药物浓度比普通化疗所使用的更低，因此可以减弱常规化疗所引起的不良反应。适当的麻醉可以减轻电脉冲引起的不适症状，从而可以把疼痛感控制在患者可以接受的范围内。除了电脉冲引起的疼痛，脉冲期间的肌肉收缩也会引起患者的不适。脉冲同时会引起短暂的缺血，在治疗区域内，正常组织内的血液循环会被打断几分钟，但是由于时间短暂，所以并不会产生缺血反应；相反，肿瘤组织内部的缺血时间会更长，从

而对抑制肿瘤也有一定帮助。电脉冲化疗在多个欧洲国家（波兰、丹麦、德国、葡萄牙、斯洛文尼亚、希腊、意大利和英国）都已经获得认可并进入临床。

由电场和化疗联合应用获得启发，目前细胞免疫、PD-1疗法、仿生载药脂质体靶向治疗等新型治疗方法和脉冲电场也在进行联合应用，进入更深领域和更广泛的联合研究阶段，相信不久的将来必可摸索出合适的手段真正应用于临床治疗之中。

此外，控制得当的脉冲电场对细胞膜的影响可以是暂时的，并且可以将脉冲电场控制在细胞膜能可逆的电穿孔水平。可逆电穿孔发展为电融合技术，用于诱导细胞融合，主要应用于生产抗体的杂交瘤技术；另一个应用是电转移将DNA转移到细胞中，通过应用短电脉冲到小鼠溶瘤细胞，可以把质粒DNA转移到细胞中。

第二节　技术展望

随着脉冲功率技术的发展，最近10多年来，高功率超短电脉冲可以把脉冲压缩到纳秒、皮秒、飞秒级别，这样的短脉冲可以短于细胞膜充电时间，将能量送入细胞内部，不引起细胞膜穿孔。细胞膜在如此短的时间内也来不及积蓄热量，导致超高能量引起细胞内非热生物效应。利用脉冲电场进行生物电医药转化研究目前已经成为一个崭新独立令人兴奋的研究领域。这一独特的前沿交叉研究领域采用高功率脉冲技术制造出超短脉冲发生装置，制作出自然界原本不存在的高功率超短脉冲电场，并将其作用于有电活动的生物细胞，观察二者相互作用产生的各种生物学效应，研究作用规律，并将其转化应用在医药领域。

在Karl H Schoenbach教授的带领下，从2002年开始形成了国际生物电联盟，促进了这一新兴研究领域的蓬勃发展。例如，美国Old Dominion大学的Frank Reidy研究中心、日本熊本大学的脉冲功率科学团队、德国卡尔斯鲁厄大学Forschungszentrum技术研究所的脉冲功率团队，一直走在研究的前列，推动了生物电领域广阔的国际研究合作，形成了一个具有知名度和影响力的联盟，加强了世界各地从事生物电研究的团队之间的合作，建立了跨学科的卓越研究团队，开展了面向生物尤其是医学应用的基础研究。后来越来越多的研究团队在这一交叉学科领域加强合作，例如，美国哥伦比亚密苏里堪萨斯大学、德国格赖夫斯瓦尔德低温等离子体物理学院、美国南佛罗里达州大学分子靶向治疗中心、法国巴黎第十一大学古斯塔夫研究院、法国路易斯米尔领导的基因转移载体团队、巴黎的维勒瑞夫大学、法国图卢兹大学/法国国家科学研究中心的细胞生物物理组。新成员们带来了丰富的生物电化学的应用。位于捷克共和国布拉格的捷克共和国科学院等离子体物理研究所和位于斯洛文尼亚卢布尔雅那的斯洛文尼亚研究所的实验肿瘤学团队在此方面已经积累了相当丰富的研究经验。卢布尔雅那学院则是以生物医学应用研究而著名。位于意大利弗拉斯卡蒂的意大利国家新技术、能源和可持续经济发展局的辐射实验室，能够进一步提升脉冲的电压，缩短超短脉冲持续时间。

2005年以来，生物电国际联盟在全球发展壮大，在该领域也出版了专业杂志，折射出世界各国对这个新研究领域越来越大的兴趣。我国学者亦开展了卓有成效的基础研究和临床应用研究，不仅能够自主研发仪器，并且已开展多学科交叉和转化医学研究，形成从基础到应用的完整的研究体系。国际生物电磁学会和欧洲生物电磁学会已经联合，2017年国际生物电磁学会学术年会在中国杭州的浙江大学举办，这是首次在中国举办国际生物电磁学会学术年会，促进了我国生物电磁学领域的科学研究和学术交流，提升了我国生物电研究的国际影响力。随着安全性、有效性、可行性临床试验不断推进，脉冲电场消融被证明安全可靠，各种基于脉冲电场技术的创新医疗器械正在研发之中。

脉冲电场技术在临床应用中已经显示宝贵价值，如突破实体肿瘤的消融禁区，缓解冷、热消融术的温度损伤问题，为临床医师提供新的诊疗手段，可以提高肿瘤治疗效率，提升介入手术精准度。此外，可穿戴脉冲电场设备、内镜通道的柔性电极针等也在积极探索中。

今后的技术发展需要制订治疗计划，把握"破"和"立"的平衡点。应用脉冲电场治疗和其他介入治疗一样，需要根据病灶的类型、位置、大小、电导率等特性，确定合适的参数、充分的电场覆盖，将电场施加在靶向区域，同时尽可能减少对健康细胞的损伤，给予外加脉冲电场的时候需要注意减少对心电活动的影响。

今后的技术发展需要解决治疗精准问题。应用脉冲电场技术进入临床消融的前提和关键在于"有效电场"的形成，而决定电场形成的一个重要因素就是排布在靶向病灶组织周围的治疗电极针。治疗电极针的间距、排布形式、接触组织深度、覆盖面积等，都会直接影响治疗效果。因此，在治疗前需要精确规划，并且术者还需在排布电极针时将其精准地插入预先计算好的位置。除上述因素外，引入人工智能辅助系统、精准机械臂导航等新技术，或是未来具有广阔前景的研究领域之一。

今后的技术发展需要解决治疗个性化问题。针对不同组织类型的病灶，其导电特性不同，所需的有效治疗电场强度也就有所差异，在治疗时需要特异性地设置脉冲参数。因此，在应用高压脉冲电场技术进行治疗时，治疗前精准地规划电极针排布形式、确定治疗参数是非常重要的。未来在临床应用中，利用不可逆电穿孔治疗恶性肿瘤的技术关键将是根据患者个人影像资料和肿瘤生物学行为而量身打造的个性化治疗方案的设计。

今后的技术发展应着眼于利用数值方法仿真模拟脉冲电场对生物组织效应结果的研究，包括肿瘤组织和健康组织，器官包括肝脏、脑、肺、肾脏、前列腺、胰腺、心脏等。采用数值模型应该涵盖一维模型到三维模型；生物组织内电学特性的仿真模拟结果应该包括临床可能遇到的各种变化和参数，如电场分布、温度分布、电流变化、热损伤等，为脉冲电场在临床介入消融中的扩展应用奠定实验和理论基础。

目前脉冲电场技术临床应用发展面临挑战，临床基础研究需要科研人员从基础生物物理效应迈向临床效应，医师从临床应用场景和技术等不同角度提出促进临床应用与发展的解决方案，共同助力脉冲电场技术的医学转化落地应用。如由肌电刺激引起的肌肉颤动，目前患者多采用全身麻醉加肌肉松弛药的方式。随着技术革新，不可逆电穿孔将显著改进肌电刺激等不足，从而满足临床局部麻醉下进行更微创、便捷的肿瘤消融等。

总之，不可逆电穿孔是目前新兴的、极具前景的领域，相信随着科学技术的进一步发展，必将会迎来更加广阔的未来。

参考文献

[1] VALERIO M, CERANTOLA Y, EGGENER S E, et al. New and established technology in focal ablation of the prostate: asystematic review [J]. Eur Urol, 2017, 71 (1): 17-34.

[2] NOLLET J A. Recherches sur les causes particulieres des phenomenes electriques [M]. Paris: Chez H. L. Guerin &L. F. Delatour, 1754.

[3] IVORRA A, RUBINSKY B. History review of irreversible electroporation in biomedical engineering [M]. Berlin: Springer, 2010.

[4] JEX-BLAKE A J. The goulstonian lectures on death by electric currents and by lightning: delivered before the royal college of physicians of London [J]. Br Med J, 1913, 1 (2725): 601-603.

[5] FULLER G W. Report on the investigations into the purification of the Ohio River Water at Louisville Kentucky [M]. New York: Van Nostrand Company, 1898.

[6] SALE A J, HAMILTON W A. Effects of high electric fields on micro-organisms. 3. Lysis of erythrocytes and protoplasts [J]. Biochim Biophys Acta, 1968, 163 (1): 37-43.

[7] HAMILTON W A, SALE A J. Effects of high electric fields on microorganisms. 1. Killing of bacteria and yeasts [J]. Biochim Biophys Acta, 1967, 148 (3): 781-788.

[8] DEIPOLYI A R, GOLBERG A, YARMUSH M L, et al. Irreversible electroporation: evolution of a laboratory technique in interventional oncology [J]. Diagn Interv Radiol, 2014, 20 (2): 147-154.

[9] Kandušer M, Ušaj M. Cell electrofusion: past and future perspectives for antibody production and cancer cell vaccines [J]. Expert Opin Drug Deliv, 2014, 11 (12): 1885-1898.

[10] NEUMANN E, SCHAEFER-RIDDER M, WANG Y, et al. Gene transfer into mouse lyoma cells by electroporation in high electric fields [J]. EMBO J, 1982, 1 (7): 841-845.

[11] MIR L M, ORLOWSKI S, BELEHRADEK J JR, et al. Electrochemotherapy potentiation of antitumour effects of bleomycin by local electric pulses [J]. Eur J Cancer, 1991, 27 (1): 68-72.

[12] Piñero J, López-Baena M, ORTIZ T, et al. Apoptotic and necrotic cell death are

both induced by electroporation in HL60 human promyeloid leukaemia cells [J]. Apoptosis, 1997, 2 (3): 330-336.

[13] DAVALOS R V, MIR I L, RUBINSKY B. Tissue ablation with irreversible electroporation [J]. Ann Biomed Eng, 2005, 33 (2): 223-231.

[14] DEODHAR A, MONETTE S, SINGLE G W JR, et al. Renal tissue ablation with irreversible electroporation: preliminary results in a porcine model [J]. Urology, 2011, 77 (3): 754-760.

[15] EDD J F, HOROWITZ L, DAVALOS R V, et al. In vivo results of a new focal tissue ablation technique: irreversible electroporation [J]. IEEE Trans Biomed Eng, 2006, 53 (7): 1409-1415.

[16] WENDLER J J, GANZER R, HADASCHIK B, et al. Why we should not routinely apply irreversible electroporation as an alternative curative treatment modality for localized prostate cancer at this stage [J]. World J Urol, 2017, 35 (1): 11-20.

[17] VAN DER POEL H G, VAN DEN BERGH R C N, BRIERS E, et al. Focal therapy in primary localised prostate cancer: the European associationof urology position in 2018 [J]. Eur Urol, 2018, 74 (1): 84-91.

[18] CANNON R, ELLIS S, HAYES D, et al. Safety and early efficacy of irreversible electroporation for hepatic tumors in proximity tovital structures [J]. J Surg Oncol, 2013, 107 (5): 544-549.

[19] MARTIN R C 2nd, MCFARLAND K, ELLIS S, et al. Irreversible electroporation therapy in the management of locally advanced pancreatic adenocarcinoma [J]. J Am Coll Surg, 2012, 215 (3): 361-369.

[20] ELLIS T L, GARCIA P A, ROSSMEISL J H JR, et al. Nonthermal irreversible electroporation for intracranial surgical applications. Laboratory investigation [J]. J Neurosurg, 2011, 114 (3): 681-688.

[21] SCHEFFER H J, NIELSEN K, DE JONG M C, et al. Irreversible electroporation for nonthermal tumor ablation in the clinical setting: a systematic review of safety and efficacy [J]. J Vasc Interv Radiol, 2014, 25 (7): 997-1011.

（陈新华，陆林国，陈　强）